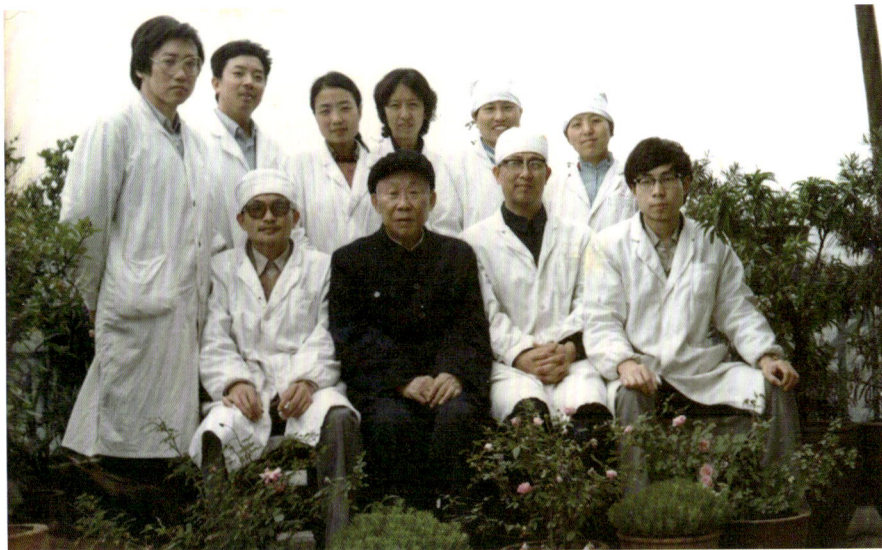

▲ 1983 年，青年杨志波（前排左一站立者）与
肖梓荣老师（前排左三）及同事合影

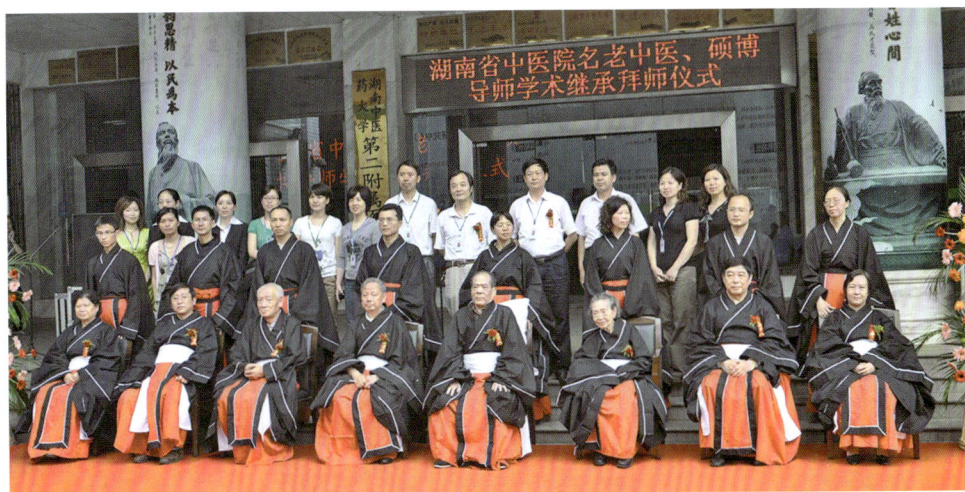

▲ 杨志波教授（第一排左起第二位）入选
第五届全国名老中医师承指导老师

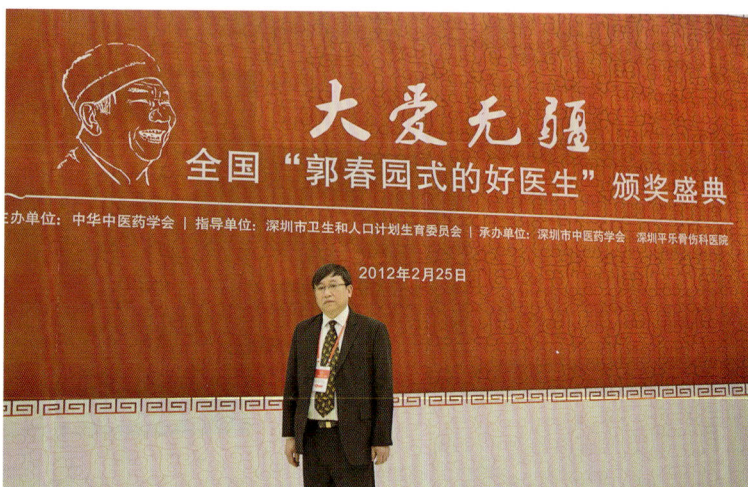

▲ 2012 年，杨志波教授被评为"郭春园式"好医生

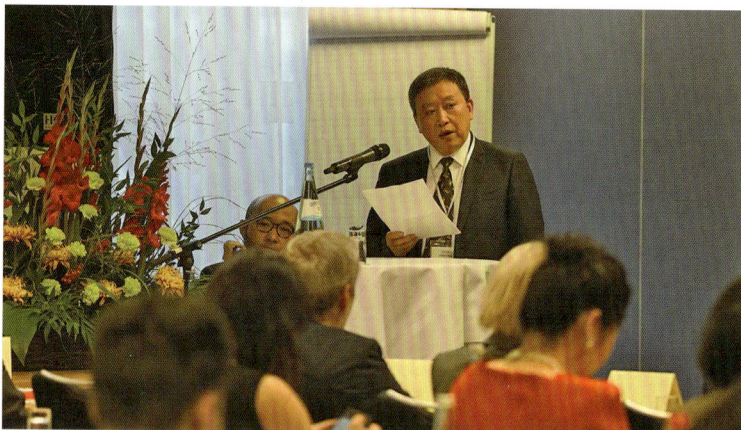

▲ 2016 年，杨志波教授在德国中医药学会成立大会
上代表中华中医药学会致辞

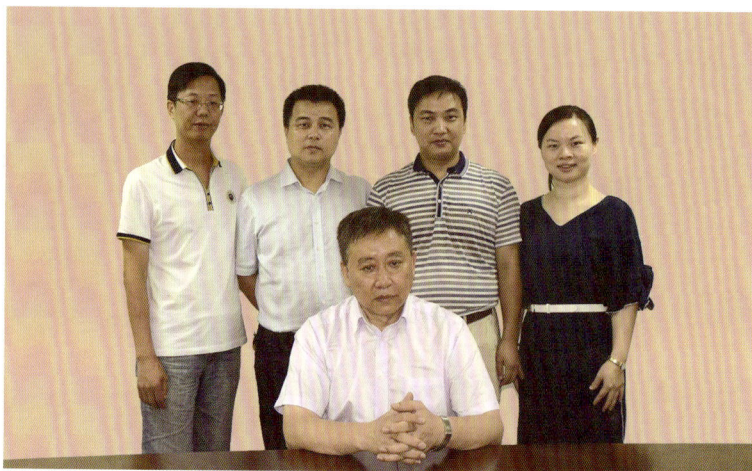

▲ 杨志波教授与本书编者合影（前排：杨志波教授，
后排从左至右依次：林奕涛、王畅、唐雪勇、汪海珍）

当代中医皮肤科临床家丛书（第三辑）

杨志波

主审　杨志波

主编　唐雪勇　王　畅

中国医药科技出版社

内容提要

本书系当代中医皮肤科名中医杨志波教授临床经验之作。全书分医家小传、学术思想、方药心悟、特色疗法、专病论治、医论医话、学术传承与创新、年谱等8个部分。全书不仅介绍了杨志波教授独特的辨证思路、用药心得；还叙述了他从学医、行医到成为名医的全过程。适合广大中医皮肤科临床工作者、中医院校学生和中医爱好者参考学习。

图书在版编目（CIP）数据

当代中医皮肤科临床家丛书.第3辑.杨志波／唐雪勇，王畅主编.—北京：中国医药科技出版社，2017.9（2025.4重印）.

ISBN 978 - 7 - 5067 - 9577 - 7

Ⅰ.①当… Ⅱ.①唐… ②王… Ⅲ.①皮肤病 - 中医治疗法 Ⅳ.①R275

中国版本图书馆 CIP 数据核字（2017）第 217843 号

美术编辑 陈君杞
版式设计 麦和文化

出版 中国医药科技出版社
地址 北京市海淀区文慧园北路甲 22 号
邮编 100082
电话 发行：010 - 62227427 邮购：010 - 62236938
网址 www. cmstp. com
规格 710×1000mm $^1/_{16}$
印张 18
字数 275 千字
版次 2017 年 9 月第 1 版
印次 2025 年 4 月第 2 次印刷
印刷 北京印刷集团有限责任公司
经销 全国各地新华书店
书号 ISBN 978 - 7 - 5067 - 9577 - 7
定价 **36. 00 元**

本书编委会

主　审　杨志波

主　编　唐雪勇　王　畅

副主编　汪海珍　林奕涛

编　委　（按姓氏笔画排序）

　　　　刘　文　刘　宁　罗美俊子

　　　　胡亮晶　殷　珊　黄　盼

　　　　潘　意

丛书前言

近年来，在国家中医药管理局、中华中医药学会的正确领导下，在老一辈中医皮肤科专家的关心和支持下，在所有中医皮肤科人的共同努力下，中医皮肤科事业取得了瞩目的成绩，涌现出了一大批中医皮肤科中青年骨干、专家。这些专家具有丰富的临床经验，独特的学术思想，较高科研水平，已成为中医皮肤科事业发展的中流砥柱。

应广大读者的要求，在中国医药科技出版社的大力支持下，中华中医药学会皮肤科分会近期组织相关人员编写了《当代中医皮肤科临床家丛书》第三辑，本辑专家以中青年为主，编写形式、内容与第一、二辑大致相同，但部分有所创新，旨在呈现当代中医皮肤科事业继承与发展的趋势，但由于诸多原因，仍有一大批中医皮肤科中青年专家未能出现在本辑，不失为本辑憾事。

在中华中医药学会的关心指导和中国医药科技出版社的大力支持下，本辑入选教授及团队通过辛勤努力，终于使《当代中医皮肤科临床家丛书（第三辑）》得以顺利出版，在此表示衷心的感谢！由于时间仓促，本辑可能存在不少问题，敬请同道指正。

杨志波
2016 年 11 月于长沙

前　言

　　自神农尝百草，到《黄帝内经》奠鼎中医理论，从医圣张仲景著《伤寒杂病论》济世苍生，到魏晋隋唐、金元明清各大家，直至 21 世纪的当代，中医药的发展可谓历经沧桑，古往今来为人类防病治病的健康事业发挥了不可磨灭的作用，而中医之所以长盛不衰历久弥香，其生命力在于临床，临床经验积累升华为学术思想，而临床经验和学术思想的传承与创新有赖于一代一代名老中医的传带授受，为后学者指明前行的方向和进步的方法。编者为进一步挖掘整理名老中医临床经验，更好地传承创新名家学术思想，响应中华中医药学会皮肤科分会大力实践弘扬当代中医皮肤科名老中医特色经验的号召，继《当代中医皮肤科临床家丛书》第一、二辑之后，推出了第三辑，本书系当代中医皮肤科名中医杨志波教授临床经验精粹，为阶段性集成之作。

　　杨志波教授从事皮肤科医疗、教学、科研工作 35 年余，多年来师从已故全国名老中医欧阳恒教授，常随行侍诊其左右，深得欧老临床治要精髓，是湖湘欧氏皮科学派创建的主力和传承人，致力于推动学派的理论创新和临床诊疗体系的发展，充分发挥学派特色优势。同时杨志波教授也是中华中医药学会皮肤科分会现任主任委员，一直以加强学会自身制度建设、提升科学管理水平、办好高水平学术会议、扩大国内和国际学术交流、做好名老中医经验的挖掘与继承工作、推进高科技与中医皮肤科的融合、落实义诊和送医药下乡活动为主要工作思路，推动了学会的长足发展进步。

　　在 35 年的皮肤病临证生涯中，杨志波教授一直坚持精湛的医术和高尚的医德并重的行医理念，常要求我们不仅要博极医源，遍览典籍，精勤不倦，告诫我们"冰冻三尺非一日之寒"，锤炼自己的医术绝非一朝一夕。在学术上他强调病机演变、注重内外兼治、提倡病证结合、善于平治权衡、倡导"治未病"的皮肤病中医辨治思想。在临证中，重方剂之理，灵活变通；辨病机之因，防治皆宜。逐渐形成了集理、法、方、药于一体的皮肤病中医论治体系。

同时砥行医德至尚的行医原则，常发"大慈恻隐之心""普救含灵之苦""但愿世上人无病，何妨架上药生尘"之感叹，在平时的接诊过程中不辞辛劳，对业务精益求精，对工作认真负责，对每位患者尽心竭力，下班后仍手不释卷，孜孜以求，他忘我的工作无时无刻不在影响着周围的同行和学生，他严谨的治学态度、渊博的学识涵养、虚怀若谷的情怀，是我们迷茫困惑时的指路明灯，是我们疲惫倦怠时的精神源泉。

本书编者主要从医家小传、学术思想、方药心得、特色疗法、专病论治、医论医话、学术传承与创新、年谱等八个方面全面阐述了杨志波教授的临床经验和学术思想，着重突出特色方药疗法和专病论治经验，强调外科之病虽形于表，其本在脏腑，治疗之法应内外通调，内治为本，外治为标。在学术思想凝练上注重皮肤病中医辨证、立法、处方、用药贯穿诊疗之始终，形成了皮肤病中医论治体系。

吾等非聪明敏哲、渊博通达、虚怀灵变、勤读善记之人，惟发奋愚蒙，勤苦补拙，初创之余，多有纰漏，见地尚浅，不足发微，谨期投石问路，企俟高明而已。

编　者
2017 年 8 月于长沙

目　录

目
录

3

第六章 医论医话 / 193

第七章　学术传承与创新　/ 243

附　　录　/ 269

第一章　医家小传

杨志波，男，湖南津市人，祖籍江西丰城，教授，博士生导师，从事医疗、教学、科研工作 35 年。现任湖南中医药大学第二附属医院皮肤科主任、中医外科教研室主任，国家卫生和计划生育委员会中医临床重点专科学术带头人，国家中医药管理局中医皮肤免疫病理三级科研实验室主任，国家中医药管理局重点专科、重点学科、湖南省教育厅重点学科学科带头人，湖南省中医药管理局重点研究室主任。兼任中华中医药学会皮肤科分会主任委员、世界中医药学会联合会皮肤病分会副会长、中华中医药学会免疫分会副主任委员、中华中医药学会理事、中国中西医结合学会疡科专业委员会副主任委员、中国民族医药委员会皮肤科分会副会长、中国中西医结合学会外科专业委员会副主任委员、中国中西医结合学会皮肤性病专业委员会常务委员、湖南省中西医结合学会常务理事、湖南省中医药和中西医结合学会皮肤性病专业委员会主委、国家自然科学基金及国家新药评审专家等职务。在国内科技论文期刊以第一作者发表论文 50 余篇，主编 17 部、副主编 8 部、参编 11 部专业著作；主持完成及在研国家级、省级课题 16 项；获得湖南科学技术进步二等奖等教学与科研成果奖共 13 项。

一、少小离家下乡锤炼

杨志波教授 1956 年 11 月出生于湖南津市一个普通家庭。津市位于湖南省西北部，澧水中下游，傍澧水、滨洞庭，建国初期的津市百废待兴，杨志波教授童年时期正值 20 世纪 60 年代，他以优异的成绩在津市四中和二中完成初高中学业，1974 年响应党中央毛主席"上山下乡运动"的号召，在津市窑坡公社阳油大队知青队下乡锻炼。艰苦的环境练就了他坚韧不拔的意志和强健壮实的体魄。下乡结束后，1976 年被分配到津市木材公司工作，1977 年国家恢复高考，由于信息闭塞，直到 1978 年初杨志波教授才得知已恢复高考。父母的期望、求知的欲望促使他决定备战 1978 年的高考。三个月的时间，只能选择边工作边复习。功夫不负有心人，高考成绩榜上有名。父母的教育，亲人们的疾苦，萌发了他学医治病救人的念头，所有志愿毅然决然填报了医学院校，最终被湖南中医学院（现湖南中医药大学）录取，从此开启他杏林生涯的新历程。

二、初涉杏林崭露头角

湖南中医学院（现湖南中医药大学）为1960年创办，是最早创办的中医院校之一，经过20年的发展，20世纪80年代学校已经成为了中南地区中医院校的佼佼者，师资力量雄厚，学习环境优美，且此时正是名医辈出、思潮迭起的年代，这给初涉杏林的杨志波教授提供了良好的学习平台。在大学前4年的本科课程学习期间，不仅熟读了《黄帝内经》《难经》《伤寒论》《金匮要略》《神农本草经》《针灸甲乙经》等中医经典，同时还精读了《刘涓子鬼遗方》《诸病源候论》《温病条辨》《疡科心得集》《外科正宗》《外科证治全生集》《外科理例》等中医外科典籍，对于《中医基础理论》《中医诊断学》《中药学》《方剂学》等中医基础理论课尤其重视，各门考试成绩都名列前茅，对于《中医内科学》《中医外科学》《中医妇科学》《中医儿科学》《中医五官科学》等临床课程则理论联系实际，经过前4年的理论学习和最后1年的临床实习，不仅使杨志波掌握了中医诊疗的基本技能，同时也为他奠定了日后从事中医外科皮肤科临床的坚实的理论基础。

大学第5年的实习阶段，杨志波教授被分到永州中医院实习。永州市位于湖南省南部三面环山的马蹄形盆地南缘，实习期间他白天在门诊病房临证实习，夜间学习理论知识，周末则和药房的老师同学们上山采药。永州地貌复杂多样，河川纵横交错，山地面积大，不仅盛产各类中药道地药材，而且永州之野产异蛇，蛇类药材全国盛名，杨志波教授在实习期间不仅熟识了各类中药的特征和药性归经，而且还了解了当地特色草药的民间疗法，尤其是在疮疡的外用药物及虫兽咬伤的鲜药治疗方面积累一定的经验，为后期的相关制剂研制奠定一定的基础。后又在衡阳医学院第一附属医院实习，期间主要学习西医的理论基础和临床技能，实习涉及内、外、妇、儿、急诊、全科。

1983年，在五年学习结束的时候，正值中南六省（广东、广西、湖南、湖北、河南、江西）中医院校组织联考，考试科目为《伤寒论》《温病学》《中医内科学》三门，共三百道题，杨志波教授以297分的高分获得联考第一，得到了当时湖南中医学院（现湖南中医药大学）院长朱文峰的赏识，毕业后留在中医一附院中医外科，主要从事中医外科急诊、皮肤科门诊、皮肤科病房工作。在中医外科工作期间，杨志波教授得到了谭清华、李彪、龚景林等老师的传授和指导，中医外科水平得到了快速提高，不仅掌握了皮肤疮疡及外伤性疾病的诊治及手术治疗，而且在病房管床收治了红斑狼疮、硬皮病、药疹等重症皮肤病患者，获益良多。因为当时门诊坐诊的龚景林主任擅长中医治疗结缔组织病，全省很多红斑狼疮的病人慕名前来就诊，病情比较严重需要住院的病人由杨志波教授在病房负责诊治。杨志波教授印象最深刻的是1984年8月管过一个重症红斑狼疮的患者，患者只有18岁，来自邵阳农村，因为长期使用糖皮质类固醇激素，并发症复杂多变，并发狼疮性脑病、肾病等，入院时病情危笃，杨志波教授4天4夜坚守病房，寸步不移，为患者竭力医治，最后患者病情缓解康复出院，家属送来了感谢信和锦旗，患者的肯定坚定了他学医治病救人的决心，也增添了他日后涉足杏林的信心。

三、拜师名老尽得真传

在病房与门诊的工作，使得杨志波教授临床业务能力有了很大进步，但他始终没有驻足不前，一直砥砺前行，1986年他决定考研深造，报考了湖南中医学院（现湖南中医药大学）中医外科专业硕士研究生，他一边上班一边看书复习，最后顺利通过了研究生入学考试，师从外科名家肖梓荣教授、欧阳恒教授。

肖梓荣教授，湖南浏阳人，为湖南中医药大学第二附属医院中医外科创始人，先后任中医外科主任、教研室主任，为湖南中医界培养了大批的中医外科人才。他根据60年的行医经验研制了"菊藻丸""瘿瘤丸""巴马合剂""跑导丸""风湿骨痛酊""雪花丸""万应膏""阳合膏""结核膏"等内外制剂，还亲自炼制了"五虎膏""白降丹""红升丹""合口丹"及"生肌散"等，用于治疗各类体表良恶性肿瘤、脉管炎、慢性骨髓炎、淋巴结核、慢性复杂性瘘管、牛皮癣、局限性硬皮病等疑难杂症，取得显著疗效。肖老思想进步，医德高尚，想病人之所想，急病人之所急，为许多癌症患者带来了治愈的希望，为许多脉管炎的患者免除了截肢之苦，深受病友、同行的尊敬和爱戴，享誉省内外。杨志波教授随肖老精研外科膏、丹、丸、散之制法，学习疔疮痈疽等外科疑难杂症的中医治疗。不幸的是，1988年9月肖老突发脑溢血不治逝世，时人闻之无不悲恸落泪。

欧阳恒教授，湖南安仁人，原湖南中医药大学第二附属医院院长、中医外科皮肤科主任，博士研究生导师，湖南省名中医，全国第二、三、四批老中医药专家师带徒导师。欧老实践中精于辨证，对理法方药有独到见解，善于解决中医外科疑难危重杂症、急症，尤擅长治疗脓疱型银屑病、白癜风、硬皮病、带状疱疹后遗神经痛、皮肤癌等症，疗效较著。临证主张病证结合、明病为先，辨证求因、审因论治。学术上，运用取类比象法，在皮肤科临床实践中，摸索出具有皮肤科特色的直观论治五法："以色治色""以形治形""以皮治皮""寓搔意治瘙痒""以毒攻毒"，经过他多年的临床应用和不断验证，成为"取类比象"思想在皮肤科成功应用的典范。同时还研制了皮肤病内服外用医院制剂20余种，包括紫铜消白片、紫铜消白酊、竹黄颗粒剂、竹黄颗粒剂Ⅱ号、桑龙止痒丸、肾着祛斑颗粒剂、仙方片、沐浴散、手足浸泡散、净痤霜、皮癌净、祛斑软膏等，临床疗效显著，大部分至今还在院内外广泛运用。欧老的学术思想逐步形成了独具中医外科皮肤科特色的学术学派——"取象论治学派"，欧老还培养了一大批学术传承人才，在国内皮肤科领域产生了深远的影响。杨志波教授师从欧老，系统研习了中医外科皮肤科疾病的理法方药和诊治技术，期间通过欧阳恒教授的言传身教，钻研"中医取象论治"学术思想的理论挖掘和临床实践，深得欧老学术思想的精髓。1996年跟随欧阳恒老师主编出版了《实用皮肤病诊疗手册》第一版，为临床皮肤病工作者提供了一本中西医结合实用性强的参考书，深受广大读者好评。

1989年杨志波教授硕士毕业后再次回到中医一附院中医外科从事临床工作，拜师当时国内男科知名专家、时任湖南中医学院（现湖南中医药大学）外科教研室主任李彪教授，与老师一道进行了传统中医男科学的挖掘整理、发展创新工作，积极参与筹备了在湖南沅陵召开的"首届全国中医男性学学术研讨会"。期间潜心研读了《男科证治全编》《种子篇》《济阳纲目》《傅青主男科》等男科学古籍，在男科常见、疑难疾病男性不育症、前列腺疾病、性功能障碍等方面积累了一定的临床经验。直到后来，杨志波教授在总结欧阳恒、李彪老师的学术经验的基础上，对前列腺等男性病论治形成了"以形治形、以核治核"的治疗法则，即以核、仁类中药治疗前列腺疾病，一方面取其药物外观形似前列腺而引药达于病所，另一方面取其核仁类中药多活血散瘀、软坚散结之功效。提出了慢性前列腺炎多从湿热瘀论治，"病久入络，病久必瘀"，所以治以化瘀通络为主，常用代表方剂为橘核丸加减，常用核仁类中药为橘核、桃核、杏仁、薏苡仁、核桃仁等。

四、执掌科室显露锋芒

1997年，时任湖南省中医院（湖南中医药大学第二附属医院）院长的欧阳恒因为赏识勤奋上进的杨志波教授，特聘他出任医院中医外科皮肤科主任，初掌科室的他踌躇满志立志大干一番，但倍感压力，当时的中医外科皮肤科在肖梓荣、欧阳恒等老一辈皮肤科名老专家的不懈努力下，积淀丰厚，已具备了"全国中医皮肤疮疡医疗中心"等学科平台，要想在此基础上做出一番成绩必定要有独到的战略眼光和克服万难的勇气。他认为科室要发展壮大，必须以临床业务为基础，发展科研扩大学术影响，重视教学培养人才，确立了以临床、科研、教学并重的发展方针。为此，他首先调研了全国大型医院的皮肤科，先后去了湘雅二医院、武汉市第一医院、广东省中医院、杭州市三医院、沈阳市第七医院、天津市长征医院、南京皮肤病研究所、北京中医医院等，通过对国内同行科室的业务分析，总结出几点思路：皮肤病病患人群庞大，皮肤科医疗市场潜力巨大，皮肤科可以做大做强；科室的发展受地域、地理位置和医院性质等因素的影响有限；良好的临床疗效、科学的运营管理、优质的医护服务和优秀的人才团队是必胜的法宝；湖南皮肤科发展相对落后，挖掘潜力大。

此后在杨志波教授的带领下，科室成员励精图治，开拓创新，科室逐步发展壮大，先后成为国家卫生和计划生育委员会中医临床重点专科、国家中医药管理局"十一五"中医皮肤病重点学科、国家中医药管理局"十一五"中医皮肤免疫病理三级科研实验室、湖南省教育厅"九五""十五""十一五"中医外科学重点学科、湖南省中医药管理局中医皮肤病特色治疗研究室、欧阳恒名老中医学术传承工作室等建设单位。现有医务人员 52 人，其中正高 5 人、副高 10 人，博士学位者 7 人，博士后 1 人、硕士学位 28 人，博士生导师 3 人，硕士生导师 4 人，编制床位 90 张，诊疗设备 60 余台件，分为皮肤门诊部、皮肤一科、皮肤二科，门诊住院人数逐年增加。科室一贯坚持"优良的临床疗效、优质的服务理念、优秀的人才团队"三大发展方针，着力发展银屑病、湿疹、白癜风、痤疮、带状疱疹、皮肤慢性难愈性溃疡等中医优势病种，同时结合现代先进技术大力拓展皮肤病理、皮肤肿瘤、皮肤性病、乳腺疾病、周围血管病、面部整形、激光美容等亚专业学科及专病方向，以点带面促进业务的全面进步。在中医特色外治疗法上开展了中药涂擦、药浴、熏洗、溻渍、湿敷、封包、梅花针叩刺、拔罐、刺络放血、自血疗法、电针、火针、穴位埋线、穴位注射、耳穴疗法、刮痧、烟熏、推拿等传统中医特色项目。中医特色内外制剂有竹黄颗粒剂、紫铜消白片、瘰瘤丸、菊藻丸、桃花膏、桑白枇杷膏、生发止痒膏、荆防止痒膏、肾着祛斑颗粒、金土冲剂、祛斑合剂、二白药膏、生肌膏、克银膏、五虎丹、白降丹、青黛散、沐浴散、九华散、银灰散、如意金黄散、消炎散、消炎生肌散、手足浸泡散、湿疹纳米乳膏、湿疹喷雾剂、炉甘石洗剂、中药黄白液、药浴 1 号粉、药浴 2 号粉、柳酸软膏、祛斑美容霜、复方消白酊、红灵酊、百部酊等院内制剂。在教学上，为国内皮肤界培养了一大批优秀的硕博人才，并逐渐成为这个行业的骨干力量。在科研方面，基于平台优势，坚持临床和科研并重的发展路线，以临床为基础，以科研为动力，大力开展临床和基础研究，积极实现科技成果转化，服务临床。如今湖南中医药大学第二附属医院中医外科学、中医皮肤病学已成为国内颇具影响的临床学科，是国家培养中医外科高层次复合型人才的基地，全国中医外科特色诊疗和高水平的科学研究平台，并努力把学科建设成为国内同领域名列前茅的重点学科而不懈奋斗。

五、传道授业桃李盈门

杨志波教授1983 年开始临床见习实习带教工作，曾带领实习生到常德、郴州、衡阳、邵阳等地区医院实习，与学生们同吃住，很多当时跟随他实习的学生对他至今印象深刻，建立了深厚的师生情谊。1989 年，他开始从事大学临床课程教学工作，主讲课程为《中医外科学》《中医皮肤性病学》《中医疮疡病学》《中西医结合外科学》等，课堂上他循循善诱，不仅在课程设计上煞费苦心，而且在教学方法上独具风格，深受学生好评，被评为教学标兵。1999 年，他被评为硕士研究生导师开始招收研究生，同时与欧阳恒老师联合培养硕博研究生，2009 年评为博士研究生导师，先后培养了硕士研究生 100 余人，博士 13 人、出站博士后 2 人。

在研究生培养方面，杨志波教授认为，中医皮肤科研究生学位属临床医学专业学位，其学术要求就是通过高水平临床技能地训练，使其具有较强的皮肤科临床能力，中医皮肤科研究生培养的目的就是要培养高层次、高素质的临床人才，应较为系统的掌握中西医皮肤科基础理论和专业知识，了解中西医皮肤科发展动态，具有较强的临床分析、综合能力，能熟练应用皮肤科诊疗技能，独立处理皮肤科的常见病、多发病及部分疑难病，能参加皮肤科危重病人的抢救与会诊，通过在读期间临床能力的培养，要求博士研究生毕业时达到主治医生、硕士研究生毕业时达到住院医生或高年资住院医生的水平，只有具有较高的临床能力，才能适应中医药人才市场需要，适应社会发展的需要。在为人处世方面，他告诫学生做事先做人、处世先立身，做人应以德为根、以诚为本，做事应高处着眼、低处着手，个人的发展规划应该有大格局，视野要开阔，胸怀要宽广，厚积而薄发，要做一个与时俱进、德才兼备的行业精英。目前他所培养的学生很多已经在国内同行皮肤科成为了中坚力量，如周小勇、张永、唐雪勇、曾宪玉、李芳梅、刘学伟、严张仁等已成为国内中医皮肤科领域的知名专家。

教学教研成果收获颇丰，2000年他撰写的教学论文《中医外科学教学内容的改革和实践》获得了湖南中医学院（现湖南中医药大学）教学成果三等奖；2002年制作的《中医皮肤病学CAI课件》获得湖南中医学院（现湖南中医药大学）教学成果二等奖、中医外科学系列教材获得湖南中医学院（现湖南中医药大学）教学成果三等奖；《中医疮疡病学》《中医皮肤病学》分别获得湖南中医学院（现湖南中医药大学）优秀教材优秀奖；2014年获得"岐黄奖第六届全国中医药博士生优秀论文评选活动"优秀论文指导老师称号；2015年撰写的论文《影响数字化皮肤性病远程教育质量的因素分析》《基于游戏引擎的皮肤性病学习平台建设研究》分别获得湖南省教育教学改革发展优秀成果一等奖、二等奖。

六、苦心造诣硕果累累

杨志波教授从事中医外科皮肤科临床工作35年，在长期皮肤病临证过程中，勤求古训，博采众长，精研中医经典，熟谙中医外科各流派学术思想，临证强调病机演变、注重内外兼治、提倡病证结合、善于平治权衡，并基于消风散及类方的运用与化裁经验，系统总结了皮肤病"治风""治湿""治热""治血""治虚"等五大论治思路，同时探索"湿热治肺""皮病调脾""情志论治""治未病"等中医辨治学术思想。在临证论治方面，重方剂之理，灵活变通；辨病机之因，防治皆宜，逐渐形成了集理、法、方、药于一体的皮病中医论治体系。在方药方面：自创"除湿消风散"等方剂5首；形成"银屑病五联疗法""湿疹喷涂针刺外治疗法""带疱三联疗法""白癜风中医综合疗法"等创新疗法8套、研发了"桃花膏""桑白枇杷膏""生发止痒膏""荆防止痒膏"等皮肤病系列膏方4种。杨志波教授论治皮肤病的理论思路以及所创方药疗法，在业内得到较大程度的推广运用，疗效显著，深受医患认可及好评，在国内皮科有较高的声誉。近年来虽然忙于学会工作和科室行政事务，但每周3次的临床门诊和每周1次的病房大查房从来没有间断，平时省内外慕名寻医的皮肤病患者较多，他坚持应诊病人，不论寒暑风雨、不畏辛劳困难，对待患者不论身份贵贱、地位高低一律尽心竭力。由于其临床业务精深、医术精湛，疗效显著，深得广大患者赞誉。

杨志波教授虽年过花甲，仍力求全面掌握中医及中西医结合研究进展动态，在中医皮肤科科研领域深耕不辍，每天业余时间仍坚持阅读大量书籍，广泛涉猎，有时晚上秉烛而读而废寝忘食，多年的勤奋耕耘，换来了他在科研与教学方面取得的累累硕果。他以第一或通讯作者发表《MicroRNA－146a and miR－99a are potential biomarkers for disease activity and clinical efficacy assessment in psoriasis patients treated with traditional Chinese medicine》等 SCI 论文 3 篇，《银屑病差异表达 microRNA 与靶基因及基因功能调控网络的研究》《IFN－γ 诱导银屑病皮损角质形成细胞 MAPK 活性的研究》《竹黄颗粒剂对角质形成细胞增殖影响的实验研究》《银屑病患者口服竹黄颗粒剂前后血清白介素 6 和肿瘤坏死因子 α 水平的比较》等国内科技核心期刊论文 50 余篇。主编《中医皮肤性病学》《白癜风的诊断与治疗》等教材著作 32 部，副主编《中西医结合皮肤性病学》等 9 部，参编《中医外科学（全国自考教材）》等 11 部。

主持完成及在研国家级省部级课题 11 项，其中国家"十一五"国家科技支撑计划课题 2 项（"涂、喷治疗局限性慢性湿疹的多中心临床研究""名老中医临床经验、学术思想传承研究－欧阳恒学术思想和临床经验传承研究"）、国家自然科学基金课题 3 项（miRAN 在银屑病中的表达及竹黄颗粒剂对其的干预作用、miRNAs 与寻常型银屑病易感基因的相关性研究及竹黄颗粒对其的干预作用、银屑病 miRNAs－易感基因－细胞因子网络构建及竹黄颗粒的干预）、省级课题 12 项。负责国家中医药管理局发蛀脱发、风热疮、顽湿聚结、阴部热疮、风瘙痒、扁瘊、白驳风、瓜藤缠等 8 个病种的中医临床诊疗指南制修订工作，并取得了阶段性成果。主持院内制剂"竹黄颗粒剂"系列基础和临床研究课题中，对竹黄颗粒剂的疗效、降低复发率、生活质量等方面进行了深层次研究，研究表明竹黄颗粒剂临床疗效确切，能明显降低银屑病患者皮损 PASI 积分，延长银屑病的缓解期，减少复发，无毒副反应。并从细胞、分子、免疫等角度探讨了竹黄颗粒剂的作用机制，在国家自然科学基金课题"miRAN 在银屑病中的表达及竹黄颗粒剂对其的干预作用"中，筛选了银屑病特异性 miRNA，构建构建银屑病差异表达 miRNA 与靶基因及基因功能调控网络，采用竹黄颗粒剂干预 miRNA 的表达显示对部分差异性 miRNA 有双向调节作用。为该制剂的推广提供了临床和实验依据，在省内外部分医院已广泛应用，深受欢迎，取得了较好的经济效益和社会效益。在"十一五"国家科技支撑计划项目课题"涂、喷治疗局限性慢性湿疹的多中心临床研究"过程中组织制定《慢性湿疮中医外治指南》并进行了行业内推广验证；构建《慢性湿疹中医生存质量量表》，丰富了湿疹疗效评价体系；获得国家专利两项：湿疹中药纳米乳喷雾剂（201110117970.6）、湿疹中药纳米乳膏（201110117372.9）。获得临床教学与科研成果奖共15项：《局限性慢性湿疹喷涂治疗技术的研究与应用》获湖南省科技进步二等奖；《竹黄颗粒剂治疗银屑病的临床基础研究》获湖南省科技进步三等奖、《竹黄颗粒剂治疗银屑病的临床与实验研究》获湖南省中医药科技进步一等奖、《竹黄颗粒剂对银屑病角元细胞增殖和分化影响的实验研究》获湖南省教育厅科技进步二等奖、《琥珀敛疮膏临床疗效及对实验性溃疡的修复作用》获湖南省中医药科技进步三等奖、《中药"竹黄颗粒剂2号"治疗银屑病的临床与实验研究》获浙江省中医药科学技术创新二等奖、《肾着祛斑颗粒剂对黄褐斑及黑色素影响的研究》获湖南医学科技三等奖、《白癜风的诊断与治疗》获中华中医药学会科学技术优秀著作奖、《中医诊治要诀－外科诊治要诀》获中华中医药学会科学技术优秀著作奖、《中西医结合外科学》获湖南中医学院教学成果特等奖、《中医外科学》获湖南中医药大学教学成果一等奖、《中医皮肤病学 CAI 课件》获湖南中医药大学教学成果二等奖、《中医疮疡病学》获湖南中医药大学教学成果优秀奖。

七、领衔主委任重道远

2004 年中华中医药学会皮肤科分会于武汉筹建成立，段逸群担任主任委员，杨志波、陈达灿、范瑞强、蔡念宁任副主任委员，杨德昌任学会秘书长。杨志波教授与学会一道经历风雨并取得系列建设成果，作为学会的创始人之一于 2012 年被中华中医药学会皮肤科分会年会推荐为第三届主任委员。上任以来，本着以加强学会自身制度建设、提升科学管理水平、办好高水平学术会议、扩大国内和国际学术交流、做好名老中医经验的挖掘与继承工作、推进高科技与中医皮肤科的融合、落实义诊和送医药下乡活动为主要工作思路。

杨志波教授在主委任期内，成立了中华中医药学会皮肤科分会青年委员会，鼓励年轻皮肤科医生参与学会的建设与学术交流。加强地方学会与分会的学术互动，学会将积极鼓励各省皮肤科分会举办区域性学术交流会，并提供专家资源、考察学习机会等会议支持。落实诊疗指南制（修）订的组织、指导、监督工作。启动学会网站建设，树立分会形象，加强与总会和地方分会交流，促进名老中医经验的挖掘与继承，方便广大会员及年轻医生交流学习。分会每年1次学术年会的层次不断增高，会议规模不断扩大，内容也越来越丰富，已经成为我国中医皮肤科领域最权威、最具代表性的精品学术交流会议，为中医皮肤科从业人员提供了更好的专业学术交流平台。学会将此为工作重心，做好学术论文的征集工作，营造活泼自由的学术氛围，鼓励与会专家学者畅谈己见、充分交流，促进了中医皮肤科理论和技术的创新和发展。

杨志波教授认为名老中医的临床经验是中医学的宝贵财富，但皮肤科领域的名老中医比较稀缺，分布在全国各地，大多年事已高，难耐奔波劳累之苦，且各有擅长，为了充分整合皮科名老中医资源，充分发挥名老中医的智慧，使其能更好的为病人服务，在计算机技术支持下开发中医皮肤科远程会诊系统，并构建中医皮肤科老中医远程会诊网络平台，服务全国各地疑难皮肤病患者，也有助于年轻医生通过网络在线会诊学习老中医临床经验。同时为做好名老中医经验的挖掘与继承工作，连续先后推出《当代中医皮肤科临床家丛书》三辑，共30余本，读者反响强烈，好评如潮。

他主张加快中医药在国外的发展，加强海外中医皮肤科从业者与国内同行的学术交流，广泛吸纳海外会员。加强和其他皮肤科学会组织的横向合作和交流，拟与中华医学会皮肤性病学会等学会举办联合专题会议、学术沙龙等，促进国内外皮肤科专家在更广泛的平台上进行学术研讨，推进学科交叉、渗透与融合，多学科地推动整个皮肤科学界的发展。2016年9月在欧洲多国主办"中欧中医皮肤病高峰论坛"，会议邀请了中欧多国的中医皮肤科、西医皮肤科及相关领域的专家，就皮肤科临床、科研的最新进展以及临床工作中碰到的实际问题，进行深入和广泛的讨论，与会代表受益良多。

作为全国分会主任委员，杨志波教授倍感压力，任重道远，为做好总会部署和学会计划的各项工作，求真务实，快步跟上全国中医药发展改革的步伐，为皮肤科从业人员提供更好的支持与服务，为中医皮肤科事业的进一步发展而奋斗。

八、湖湘学派发扬光大

杨志波教授认为，中医皮肤科作为中医外科的分支，其学术思想与中医外科学术思想一脉相承，学术思想传承以学术学派为载体。学术创新必须有学术传承，学术传承是学术创新的基础。名老中医的学术思想传承和创新是历来中医发展的难点，许多学派及名家的学术思想因为后继无人或创新乏力而断代没落。在继承中医外科皮肤科学术学派思想的同时，当代皮肤科名家在学术上进行了发展创新，包括燕京学派、湖湘学派、岭南学派、海派、龙江学派等皮肤科学术学派，并得到传承与创新。

　　湖湘欧氏皮科学派根植于湘南，渊源于刘氏，成形于欧门，发扬于后学，在思潮迭起的 20 世纪 80 年代应运而生，逐渐形成了独特的学术思想理论体系，欧阳恒作为本学派的创始人，弟子遍布国内中医外科皮肤科界，杨志波教授作为第一代传承人及学派代表人物，近 20 年来，致力于湖湘学派的梳理挖掘与传承创新，其理论精髓源于中医"阴阳五行""天人相应"理论基础，中医认为人与自然是有机整体和谐统一，人类疾病或者健康与自然界息息相关，人们在长期的实践中积淀了朴素的中医基础理论，从而渗透入传统中医学，逐渐形成了以"天人相应"为逻辑基础的"取象比类"思维方法。杨志波教授认为学派源自《黄帝内经》精髓，承启《医宗金鉴》《外科正宗》《疡科心得集》，效法于明清叶吴等温病大家，汲取近代以来顾伯华、赵炳南等皮肤科名家经验，以欧阳恒教授深厚的理论根基和多年丰富的临床经验，基于"中医取象思维"，形成了独具中医外科皮肤科特色的"取象论治"学术思想，用于指导中医外科疾病的治疗与预防，经几代人不断整理挖掘和临床实践，"取象论治学派"逐渐成形，并臻于成熟。

　　杨志波教授对湖湘欧氏皮科学派的发展倾注了大量心血，对学术理论体系进行了全面诠释发挥。他结合临床实践成功地将"皮肤病中医直观论治"思想运用于临床皮肤病的中医治疗，并不断成熟，创造性总结了学派的核心思想，形成了初步的"以色治色、以形治形、以皮治皮、寓搔意治瘙、以毒攻毒、给邪以出路、治未病"等皮病取象论治理论体系，突出中医治疗皮肤病的特色，发挥了中医防治皮肤病的优势，延伸了直观论治法的治疗范畴，拓宽了中医取象治疗的适应证，运用有形之药辨治纷繁复杂之皮肤外科诸证，衍化出多种中医外科皮肤病及男性病特色治疗方法，并在长期的临床实践中得以验证，疗效显著。同时运用西医研究方法结合现代科技手段，从微观层面探讨了"以色治色、以形治形、以皮治皮"等治法的作用机制，从不同层面分析阐明了本学派学术思想的微观机制，为学派理论的临床防治指导和特色技术应用推广奠定了实验基础。在学派主要思想的指导下，开发了系列制剂，包括紫铜消白片、竹黄颗粒剂、菊藻丸在内的多种制剂，已广泛应用于临床相应外科疾病的治疗，收效尤佳。

本学派得益于创始人欧阳恒老中医数十年孜孜不倦的潜心摸索，既有深厚的中医理论渊源，又得长期临证实践的验证，凸显了中医特色。通过杨志波教授学术团队的探索与实践，具备了学派长足发展的基础，形成了完备的理论架构和理论发展空间。有理论功底扎实临床经验丰富的代表人物，逐步明确了传承脉络，聚集了一大批传承人才，并不断吸引众多杰出青年中医学子加入本学派的研究与实践中来，为学派的传承奠定了坚实的基础和储备了后发力量。在学术上从理论创新到临床应用拓展，再到微观层面治疗机制及作用靶向的探索，形成了集理论、实践、实验基础三位一体的研究模式，并不断形成创新机制。学派提出的"以色治色、以形治形、以皮治皮、寓搔意治瘙、以毒攻毒、给邪以出路、治未病"等皮病取象论治法则，深受同行的认可和赞誉，体现了学术上独特的风格。通过杨志波教授等整理出版的系列学派著述，在国内中医皮肤科行业内外影响深远，为推动本学派的理论创新和临床诊疗体系的发展提供了思路和实践经验，充分发挥了学派特色优势，在创建中医学术学派传承发展的创新模式上进行了积极探索。

第二章 学术思想

《内经》有云:"有诸内必形于外,有诸外必本于内。"外科之宗陈实功尝言:"内之症或不及其外,外之症则必根于其内,然治外较难于治内。"杨志波教授在长期的临证过程当中,深谙其道,认为外科之病虽形于表,其本在脏腑,治疗之法应内外通调,内治为本,外治为标,而当今皮肤病尤重敷涂渍浴诸法,或依赖西药,或借助仪器,而中医内治之途常束之高阁,贪短期之效,收一时之功,而遗病患流连、缠绵反复之弊,无不舍本逐末。通过对杨志波教授临床经验的挖掘、整理与总结,其学术思想框架主要体现在十个方面:因机首推风湿热,众方尤重消风散;湿热造化有出路,火毒诸证必清解;瘙痒顽癣须治风,斑疹病久当理血;部位辨证重药象,面部年轻用花类;制化权衡中病止,固本健脾贯始终。

一、因机首推风湿热

杨志波教授认为中医外科临证之要在辨证、立法、处方、用药诸端,辨证宗八纲而衍六经、卫气营血、三焦、脏腑、经络等,立法处方虽变化万千,然终不离辨证之旨,辨证关键在审证求因、探病求本。皮肤病中医辨治涵盖于外科诸病,虽因机证治有别,然不越其藩篱。审证求因,辨证论治过程正如《素问·至真要大论》之说"必伏其所主,先其所因",皮肤病病种繁多,证治多样,诚细究病机演变,仍超不出"风、湿、热"之轨范,此乃皮肤病中医辨治审因之大方向,正如"知其要者,一言而终,不知其要,流散无穷"之理。

杨志波教授认为皮肤病因不外乎风、湿、热、瘀、虚、火、燥、寒、虫、毒,其中以"风、湿、热"三条主线总括之。皮肤病所患之"风"有内外之别,从外得之易袭阳位,着于肌表,洞开门户;从内得之,皆因营阴不足,涵养失据而内风引动。风为百病之长,易兼夹他证,其善行数变,症状多样,此消彼长,飘忽不定。皮肤病所患之"湿"有有形和无形之分,湿邪留滞三焦、肌肤,日久则化热,气滞则成瘀,有碍运化,脾失健运则气血乏源,久病必虚,气虚则行血无力,瘀血难化,湿阻更甚;泛溢肌肤,则皮疹丛生,

13

虫毒迭起；血虚阴虚则肌肤失养，燥从内生，瘙痒难忍；阳虚则寒，卫外不固，外寒肆意。皮肤病所患之"热"，有湿久而蕴之，有素体而得之，有七情而化之，热之极则成火，火热盛则成毒。以上所述，明皮肤病因机造化之理路，可执证候万千变化之牛耳，抓风湿热之机，游刃有余。

二、众方尤重消风散

杨志波教授认为自医药兴于神农、黄帝以下，方药之多可谓繁杂，仲景之方博而精深，凡医难领其奥旨。皮肤科常用之方虽众，然或传袭欠详，名不见籍；或擅自篡改，巧立方名；或主观臆断，错漏丛生；或任意堆药，杂乱无章。《医方论》有云："可用之方固多，而不可用者亦不少，漫无别择，草菅人命矣。"外科宗师陈实功临证之际不免束手，何况我等。其列证翔实，论治精当，创方流于后学，杨志波教授认为当中"消风散"可谓冠皮肤病论治群方之首。纵观全方，荆芥、防风、牛蒡子、蝉蜕疏风；苍术、苦参、木通除湿；生石膏、知母清热；当归、生地、胡麻仁养血，从疏风、除湿、清热、养血四端组方原则看，其治远超出湿疹、风疹之范畴，诚然抓住皮肤病"风湿热血"之基本病机：疏风以卫外，清热以安内，除湿以祛邪，养血以固本。除湿则热顺之泻而湿热得解，养血则风随其灭而瘙痒自除。其立意深远，组方考究，实为皮肤杂症辨证论治之圭臬。杨志波教授认为学其死方，不如领其活意，消风散虽运用广泛，而非普遍适用，不可拘泥，需要灵活变通，随症加减。

三、湿热造化有出路

徐大椿《医学源流论》有言："天地之气运，数百年一更易，国家之气运应之，病亦随天时国运而生。"当今社会国富民殷，然当今之人饱暖思淫欲，以酒为浆，以妄为常，汤液醪醴不离左右，肥甘厚腻不绝于口，此湿热亘于中焦，水火不相既济，致阳盛于上、阴亏于下之征也。杨志波教授认为今人体质以湿热为主，皮肤疾患尤多湿热病机，单纯除湿或清热较易，然湿热多胶着难解，单清热有蕴湿之患，单燥湿有助热之弊。

要解湿热之难有三。其一，当理清湿热造化之机，"造"谓之来，"化"谓之去。《丹溪治法心要》云："湿之为病，有自外入者，有自内出者。"《湿热病篇》所言："湿热之邪由口鼻饮食入者十之八九。"因而杨志波教授认为外感湿热之邪，嗜食肥甘生冷，是形成湿热之外因，而劳倦内伤，脾失健运，水谷精微不得敷布，内聚成湿，郁而化热，是形成湿热之内因，二者相互影响，湿热郁于中焦，内不得化，上下不得宣降，必泛溢肌表，而生皮肤湿热癣疮，此为湿热造化之机。其二，给湿热之邪以出路，《素问·汤液醪醴论》中关于水湿患病提出"六腑以通为顺""开鬼门，洁净府，去苑陈莝"的观点，即发汗、通腑、利小便三条途径，然有形之湿可以通利，无形之热不能速解，更何况湿热缠绵。杨志波教授认为湿热得去须分步进行，清热在先，通腑次之，除湿在后。清热必用大剂量生石膏、滑石之类，以釜底抽薪，凉遏沸腾之湿热；待热势退却，继以行气通腑之生大黄、厚朴、枳壳，既荡涤肠胃积滞，又可利湿热下泻；待有形积滞稍减，再以辛香、苦温、淡渗之品消散无形湿气，如麻黄、佩兰、藿香、淡豆豉、白芥子宣散肌表之湿，黄柏、苍术、苦参、陈皮燥化三焦之湿，猪苓、茯苓、泽泻、车前草渗利肠胃之湿。其三，绝湿热生化之源，主要在慎起居饮食，起居有常，饮食有节，不妄作劳，杜绝内外湿邪生化之源。

四、火毒诸证必清解

杨志波教授认为火毒诸证如疮、疖、疔、痈、发、疽、丹毒等感染化脓性疮疡以及急性疱疹性皮肤病，临床症见红、肿、热、痛、水疱、脓疱、溃疡、渗出。其发病多由湿热病机转化而来，火毒与热不能截然分开，只是程度不同的两种状态，火为热之极，热为火之渐，火热炽盛则成毒。火毒致病多急骤，《外科理例》云："外科冠痈疽于杂病之先者，变故生于顷刻，性命悬于毫芒故也。"故病情较重，易于传变。《外科精要》有云："凡痈疽之疾，真如草寇，凡疗斯疾，不可以礼法待之，必服一二紧要经效之药，把定脏腑。"因而火毒之皮肤诸疾治疗必当机立断，以绝传变后患。火毒易入营血，治当清营凉血解毒之法，常用大剂量之水牛角、鲜生地、赤芍、丹皮、大青叶、板蓝根、野菊花、紫花地丁、七叶一枝花、白花蛇舌草等，配生大黄、厚朴、枳壳以通腑泻热，釜底抽薪，加生石膏、黄连、知母清气分之热，同时又加薏米、茯苓淡渗利尿解热，且能健脾护胃防寒凉败伤。

五、瘙痒顽癣须治风

所谓"瘙痒顽癣"主要是指慢性顽固性瘙痒性皮肤病，如慢性湿疮、牛皮癣、白疕、风瘙痒、瘾疹、四弯风、癣疥、风热疮、面游风、土风疮、粟疮等，从病因上来看可归为风、湿、热、燥、虫、虚、瘀。杨志波教授认为

"瘙痒顽癣"病久多风，风为百病之长，其在慢性瘙痒的形成过程至关重要。《诸病源候论》云："干癣、湿癣、白癣、顽癣诸候皆因风热。"探讨"多风"病机，首先从该类病症的特点来讲，慢性瘙痒必致患者搔抓无度，日久破坏皮肤屏障，皮肤津液易散，致使内外之门户洞开，其外，肌表易感受风邪，形成风热风寒束表，进而内犯脏腑经络；其内，病久必暗耗营阴，营阴既亏，亢阳躁动，肌肤失养。终必成内外合邪，风客肌肤，发而为痒，风再兼夹湿、热、燥、虫、虚、瘀，必致瘙痒无度，缠绵难愈。治风之要在四端：固表疏风、潜阳息风、养血祛风、剔邪搜风。常用荆芥、防风、蝉蜕、浮萍、黄芪、白术、桂枝、麻黄以疏风固表；用生龙骨、生牡蛎、磁石、石决明以潜阳息风；用熟地、当归、白芍、首乌、枸杞子以养血润肤祛风；用僵蚕、地龙、蜈蚣、全蝎、乌梢蛇、蕲蛇等虫类药以搜风剔邪。同时配合祛湿、清热、杀虫、凉血、化瘀之药，共奏治风止痒之功。

六、斑疹病久当理血

《叶氏医案存真》云："久发、频发之恙，必伤及络，络乃聚血之所，久病必瘀闭。"杨志波教授认为慢性斑疹、硬化性皮肤病"久病入络、必虚必瘀"，如白驳风、黧黑斑、过敏性紫癜、瓜藤缠、红斑狼疮、皮痹等，邪气久留于肤腠之间，必致皮肤肌腠气滞而血瘀，若与精气相争，渐趋深入，伏于经络，积于脏腑，郁于气血，日久正气渐耗而成虚证。故治当理血，理血之要在养血、活血、逐瘀、行气。常用药：养血以当归、熟地、鸡血藤、黄芪、党参、白术；活血以桃仁、红花、丹参、桂枝、丹皮、川芎、赤芍；逐瘀以䗪虫、鼠妇、三棱、莪术；行气以柴胡、枳壳、香附等。

七、部位辨证重药象

"部位辨证"是指按外科疾病发生的上、中、下部位进行辨证，又称"外科三焦辨证"。源于《素问·太阴阳明论篇》中的"伤于风者，上先受之，伤于湿者，下先受之"。清代高锦庭继承这一思想并进一步提出了"部位辨证"理论。其在代表作《疡科心得集》例言中云："疡科之症，在上部者，俱属风温、风热，风性上故也；在中部者，俱属气郁、火郁，以火气之俱发于中也；在下部者，俱属湿火、湿热，水性趋下故也。"基于"中药药象""中医取象论治"理论基础，夯实了欧阳恒教授"皮肤病中医直观论治"，实践了"以色治色、以形治形、以皮治皮、寓搔意治瘙、以毒攻毒、给邪以出路、治未病"等皮病取象论治法则，运用有形之药辨治纷繁复杂之皮肤外科诸证，结合外科部位辨证，运用于皮肤病部位辨证当中，衍化出多种皮肤病特色治疗方法，形成了初步的论治理论体系，突出中医治疗皮肤病的特色，发挥了中医防治皮肤病的优势，延伸了直观论治法的治疗范畴，拓宽了中医取象治疗的适应证，并在长期的临床实践中得以验证。

在辨证用药方面，一方面注重部位辨证在皮肤科中的运用，同时重视中药药象理论的实践，根据中药气、味、形、色、质地、性情等方面的特性，运用于不同部位的皮肤病变，使药达病所。皮损发于头部，藁本或川芎。上部辨证，多风，多配祛风类中药，如荆芥、防风、羌活、牛蒡子、桑叶等；面部多用质地轻扬、多善升浮、宣散透泄、易达肌肤之花类，如凌霄花、鸡冠花、槐花、菊花等；头部多用引经药之白芷、葛根、羌活等。中部辨证，多气郁、火郁，治疗上常选用具有行气解郁、清热凉血之品，如柴胡、郁金、香附、龙胆草、川芎、金银花、山栀子、黄芩、玄参、丹皮、赤芍等。下部辨证，多湿，易化热而致湿热，或夹瘀，治疗上常选用具有祛湿清热作用的药物，如黄柏、苦参、萆薢、土茯苓、地肤子、白花蛇舌草、薏仁、茵陈、车前子、黄柏、滑石、川牛膝。四肢皮损辨治多选用通经活络之桂枝、桑枝、木瓜、路路通、地龙等。

八、面部年轻用花类

"面部年轻化"是当前非常热门的概念，是指能够使老化的面部恢复年轻化外貌的各种手段和方法，目前大部分采用手术塑性及非手术的磨削、填充、注射、激光等方法达到面部年轻化目的。而中医中药在面部的紧肤、除皱、美白、抗衰老方面，逐渐被业界重视。中医认为头面部"头为诸阳之会"，头面部主要分布有手足太阳、阳明、少阳经络，面部皮肤病多风热、血热、气郁、火郁之病机，内外合邪，内有血热而外有风湿燥等邪气，内外之邪相互搏结于肌肤因而发病，而外邪中又尤以"风邪"辨病较为多见，杨志波教授多从疏风、清热、凉血、疏肝、解郁等方向处方用药，喜用花类中药。花类药物在本草中记载虽少，但历代医家对其功效的阐述颇多。花类药物质地扬轻，具有"上行、外散、宣畅、凉润"之特性：上行——主上焦病，擅治肺风头面暴露之病；外散——疏散外邪，能治六淫邪客肌肤之疮；宣畅——轻扬条达，善理肝郁气滞血瘀之患；凉润——性凉质润，又治火热郁于血脉之疾。用药上，清热解毒多用金银花、野菊花、密蒙花、芙蓉花；活血化瘀调经多用红花、蒲黄、凌霄花、月季花；清热凉血多用槐花、鸡冠花、山茶花、栀子花；疏肝理气解郁多用玫瑰花、绿萼梅、梅花、蜡梅花；养心安神助眠多用合欢花、百合花、莲须、人参花；疏风解表多用辛夷、菊花、枇杷花、菩提树花；养颜美容润肤多用番红花、桃花、梅花、人参花等。

九、制化权衡中病止

杨志波教授临证之道不喜浮华，精于制化、善于权衡，平治出奇，中病即止。当今医者或好处奇方，偶收功效，以此自居；或喜用峻药，贪求速愈，毕于一役；或用药生僻，故弄玄虚，愚蒙大众；或进用温补，迎合患者，唯利是图。此乃一叶障目不见泰山，若纰漏尚小倒相安无事，然与证迥异，变生恶候，则酿祸匪浅，追悔莫及。是药三分毒，盲目处方，莽撞用药，其害之大不一而足。杨志波教授认为临证首先要活人，然后是治病，用药应有轻有重，君臣佐使各有考究，绝非千篇一律；配伍需有制有化，讲求阴阳平衡，"一阴一阳为之道"，如用寒凉之品当虑及败胃，处温燥之剂需顾及伤阴，用峻猛之药不失破气，处补益之品谨防助邪等。再者必权衡利弊，新疾沉疴，标本缓急，必分清主次先后，方能药到病除，效如桴鼓。不专用猛药贵药，处奇方险方，贵在平治，中病即止，常见杨志波教授所处方药价格少则数元，多不过十几，但能收效颇佳，常令患者啧啧称奇。

十、固本健脾贯始终

皮肤病病种繁多，多属难治顽固之疾，而临床常见皮肤病虽能治愈，但易于反复，时发时止，并非临床治愈即一劳永逸。基于此，杨志波教授认为皮肤病应注重"治未病"的思想，《素问·四气调神大论》云："上工治未病，不治已病。"我们应该立志做"上工"，注重"未病先防、既病防变"，而不要盲目追求短期疗效，贪求功利，目光短视，而致"病已成而后药之，乱已成而后治之，渴而穿井，斗而铸锥"。中医治疗皮肤病的优势在探病求本，标本兼治，这个本本于阴阳平秘、脏腑协调、气血充盈、经络通畅，此有赖于先天之本肾的禀赋强弱和后天之本脾胃的调养充实。先天之本因人而异，得之父母，难以改变，后天之本，虽有先天之强弱，然其损伤和健旺全赖后天之调治。"饮食入胃，游溢精气，上输于脾，脾气散精，洒陈于六腑，和调于五脏，冲和百脉，颐养神明，利关节，通九窍，滋志意者也，故四季脾旺而不受邪。"杨志波教授治疗皮肤病必重脾胃调养，方中每每见到薏苡仁、茯苓、党参、白术、山药、麦冬等，且贯穿治疗始终，实取其固本健脾护胃之意，同时告诫患者饮食有节、起居有常、劳逸适度、情志调畅，使正气存内，邪不可干，颐养天年。

杨志波教授临证强调病机演变，以内治为主、外治为辅，提倡病证结合、善于权衡标本缓急，突出皮肤病"治未病"的思想。重方剂之理，灵活变通；辨病机之因，防治皆宜。逐渐形成了集理、法、方、药于一体的皮病中医论治体系。

第三章　方药心得

第一节　用药心法

一、面部皮肤病引经药善用花类

花类药物在本草中记载虽少，但历代医家对其功效的阐述颇多。凡花类药物均质地轻清，大多能宣发清透，具有轻而扬之的作用。皮肤病的发病多内外合邪，内有血热而外有风湿燥等邪气，内外之邪相互搏结于肌肤因而发病，而外邪中又尤以"风邪"辨病较为多见，在中医理论中"肺主皮毛""心主血脉"，因此杨志波教授喜用花类药物，利用其清扬宣达之功效，既能清透外邪，又能治血中之热。而他认为花类药物轻扬升散之功，更可以被巧妙当作引经药，运用于面部皮肤病的治疗。在此就杨志波教授常用的几种花类药物略作叙述。

1. 玫瑰花

玫瑰花始载于《本草纲目拾遗》："有紫白两种，紫者入血分，白者入气分，茎有刺，叶如月季而多锯齿。"《本草正义》言："玫瑰花香气最浓，清而不浊，和而不猛，柔肝醒胃，流气活血，宣痛窒滞，而绝无辛温刚燥之弊。断推气分药中，最有捷效，而最为驯良者，芳香诸品，殆无甚匹。"杨志波教授喜用玫瑰花治疗黄褐斑，尤其是色素较深，病程较久者。中医认为黄褐斑发病与肝、脾、肾三脏关系密切，以气血不能上荣于面为主要病机。发病人群主要集中在围绝经期妇女人群。多由于情志不畅导致肝郁气滞，气郁化热，熏蒸于面，灼伤阴血，或冲任失调，肝肾不足，水火不济，虚火上炎所致。玫瑰花疏肝解郁，活血止痛，能入肝脾两经，使肝气舒畅，经络通达，气血相合。足厥阴肝经目系分支自目系走面颊，下行环绕口唇之内，因此临床使用玫瑰花，能引药上行于面部，又疏散清宣于肝经，加之玫瑰花另有养颜润肤之功效，临床使用有事半功倍之效。

2. 月季花

月季花始载于《本草纲目》。谓其能"活血、消肿、敷毒"。现代药理研究发现其有抗菌、抗病毒、抗血栓、抗氧化的药理活性。临床用于肝郁血滞，月经不调、痛经、闭经及胸胁胀痛、跌仆损伤、瘰疬等。本品与玫瑰花比较，均为蔷薇科蔷薇属植物，药用部位均为花，性状相似，较难鉴别，其功效亦有异曲同工之妙。但杨志波教授治疗面部皮肤病时更偏好选用月季花，他认为月季花虽与玫瑰花作用相似，然其质更轻，其气更清，在抒发肝气时更轻飘，其轻扬升散之功更为显著。

3. 槐花

槐花善于凉血止血、清肝泻火，入肝、大肠经。许多面部过敏性疾病，如接触性皮炎、激素依赖性皮炎、女性颜面再发性皮炎，甚至发于面部的银屑病、玫瑰痤疮，均为血中有实火，复外感毒邪，然血中实火为本，外受邪气为标，治疗上不仅需祛风散邪，更重要的是凉血解毒。面部皮肤病的治疗中，以槐花配荆芥、防风、黄芩等药物，可引诸药行于肝经，走于头面，又取之轻扬升散之功，有疏风清热、凉血解毒之效。槐花性属寒凉，又能苦降下行，因而配合不同的中药能起到多种效果。如其性清扬配升麻，能提升；又因其可苦降，配栀子可治酒毒下血。

4. 桃花

徐灵胎言："桃得三月春和之气以生，而花色鲜明似血，故一切血郁、血结之证，不能调和畅达者，此能入于其中而和之、散之。"本品能令人好颜色，悦泽面部，故有"面若桃花"一说。桃花始载于《神农本草经》，被列为下品，归心、肝、大肠经。历代文献中，有不少使用桃花治疗面部雀斑及益颜色之法。杨志波教授治疗面部皮肤疾病先期喜用玫瑰花、月季花等作为引经药物，以引药至面部，同时凉血解毒散郁。而后期皮损基本消退，遗留皮肤干燥脱屑色沉等问题时，则改选桃花作为引经药物，配合益气养阴、清热滋阴之品以润肤养颜。他认为桃花在润泽皮肤、淡化色斑、改善肤质等方面有显著效果，因此也以桃花为主药，研制了院内制剂膏方——"桃花膏"，以治疗颜面部皮肤病，临床疗效显著。

5. 金银花

银花味甘，性温，无毒，具有清热解毒、疏散风热的功效。历代对银花的论述颇多，均认为本品入心、脾、肺、肝、肾五脏，无经不入，为消毒神品。大凡攻毒之药，均有所散气，而金银花不但不散气，还能补气，更善补阴，尤妙于补先于攻，消毒而不耗气血。皮肤病临床表现大多有红斑、瘙痒、干燥脱屑，此为风热血热、阴伤津亏之象，又风性轻扬，夹热易上攻头面，金银花无经不入，可引药物至全身，清热疏风，配合月季花、玫瑰花等，更能疏散头面风热、清透血热。是皮肤病属风热血热证运用最多的药物之一。

杨志波教授临床运用的花类药物众多，如代代花运用于治疗腹型荨麻疹；合欢花运用于围绝经期妇女玫瑰痤疮；七叶一枝花运用于银屑病、湿疹等。花类药物间的组合及药对也颇多，在此不一一例举。每种花均有其不同的性味归经与功能主治，用药不可拘泥，杨志波教授最擅长的就是学习及思考，常从古方记载及近现代医家的用药经验中借鉴从而形成自己的特色，不断总结经验，不断开拓新领域，使得临证处方更加效验。这正是值得我们后辈不断学习的地方。

二、基于药象思维的用药心法

中药药象学是一门从宏观上认识中药药性，并将药物药性、人体及二者各自所处自然环境相结合的学科。广义的中药药象学是以中药的自然物象（形态、质地、部位、颜色、气味、习性、生长环境等）为本，运用象思维以药物表现于外的形象、征象为依据，通过动态整体联系，来探究药物内在本质和运动变化规律，阐述药物作用机制的一门学科。中药药象学来源于中医象思维方法，即以事物表现于外的形象、征象为依据，通过广泛联系，来探究事物内在本质和事物运动变化规律的思维方法。象思维方法是中医理论的主要思维方法，也是中华民族特有的传统思维方法。清初著名的医家张志聪提出的"因象用形"说，就是从一味药物的具体形态用取象的方法来分析它的功能。我科欧阳恒教授基于药象思维提出"以皮治皮""以色治色"的治疗方法，的治疗人体皮肤疾病有很好的疗效。杨志波教授在欧老的基础上，通过不断地思考与探索，总结了自身基于药象思维的用药心法——以花治"华"、以湿治"湿"。

1. 以花治"华"

"华"本义指光圈外围的泛光，相对于"主光"而言，总是附着在"主光圈"的边缘，亮度稍暗，有朦胧感，又有装饰感，而有美意，此处引申为"美丽的容颜"。以美丽的花朵治疗美丽的容颜，是杨志波教授在药象思维的基础上，延伸思考得到的新的治疗思维。凡花类药物均质地轻清，大多能宣发清透，具有轻而扬之的作用。花的生长位于枝头顶端，而人体头面位于人体最高处；又花多娇艳，而人之容颜又有"人面桃花"的特点，因此可取其"象"相似而"用"相通。某些花类药物花瓣形状与皮损形态相似，更是应和"形同而性亦近，物理盖可推矣"的药象思维。此外，花为植物之生殖部分，因此许多花类药都具有活血调经之用。杨志波教授临床上基于以花治"华"的思维，结合药物本身功效，常用玫瑰花、月季花等治疗围绝经期妇女黄褐斑；金银花、槐花治疗颜面过敏性疾病；鸡冠花、合欢花治疗女性颜面再发性皮炎；野菊花、七叶一枝花治疗寻常型痤疮；夏枯球治疗聚合型痤疮。

2. 以湿治"湿"

皮肤病的病因病机中，"湿邪"是一个重要因素。可由于喜食肥甘厚腻，脾失健运，水湿内停，或冒雨涉水或居处潮湿而感受湿邪。湿性趋下，重浊黏腻，因此湿邪致病多见于人体下部。人不可久居于潮湿之地，否则必然致病，然而某些植物却是长期生活在水中，甚至离水即亡。杨志波教授认为，这些水生植物，长居水中，必然具有抗湿、耐湿的作用，尤其是根茎部。而根茎作为植物的末端，与人体下部又有形同之意。因此，临床上他常运用生于湿地或沼泽地带的药物，治疗水湿导致病的皮肤病。如浮萍，浮萍生于水中，因此一方面可以通调水道，引湿从小便下行，同时浮萍可浮于水面，因此又有质清上浮之特性，可开宣肺气、疏散风热。对于湿邪引起的皮肤潮红、肿胀、渗液症状功效更为明显。又如芦根，根居于水底，性凉善升，可利湿利尿，更善滋阴养肺，还可清上焦之热，杨志波教授临床上常用于亚急性湿疹、慢性阴囊湿疹、天疱疮等反复不愈，日久伤阴耗血，舌淡苔净或光者以滋阴除湿。杨志波教授在此理念上临床常用的药物还有石菖蒲、泽泻、鱼腥草等，此类药物临床治疗湿邪致病的皮肤病疗效确切，正是"因形以求理，则其效可知矣"。

三、皮肤科药对思路与新解

药对，又称对药，专指临床常用的、相对固定的两味药物的配伍形式，是复方最小的组成单位。药对并非两味药物的随机组合，也并非两种药效的单纯累积相加，而是医家积累临证用药经验的升华。其组成虽简单但配伍符合中医"七情和合"理论和组合法度，体现了中药四气五味、升降浮沉、归经、有毒无毒等中药药性理论，和相须、相使、相畏、相杀、相恶、相反等七情相合的组合原理，是中医遣方用药的特色之一，具有紧扣病机、功用专一、药简力宏、疗效确切等特点。杨志波教授在多年临床实践中，通过不断学习古籍及总结自身经验，在运用药对方面有独特见解。

1. 桃仁和夏枯草

结节、囊肿是由于痰瘀互结，阻于经络或皮里膜外而成，色红者以血瘀为重，色正常者以痰浊为重。夏枯草走气分，清热泻火降浊；桃仁走血分，化血瘀、通经络。一气一血，既能顺气降逆、涤痰散瘀，又能疏通经络瘀滞，对于聚合型痤疮、结节性痒疹所起效果与单用迥异。

2. 竹叶和生石膏

生石膏性凉而散，有透气解肌之用，为清泄肺胃气分实火之要药；竹叶淡寒，入营分，长于清心泻火以除烦。银屑病病程较长者，或红斑鳞屑性皮肤病后期，余热未清，津液已伤，投以竹叶、生石膏，可清解气分实火，涤荡血分余热，又竹叶甘淡，有生津之效，一清一养，清热而不伤阴，培正而又透邪。

3. 丹参和丹皮

丹参与丹皮两药，一静一动，一补一泻，丹参祛瘀生新，丹皮行血滞，滞去则郁热自解。两者合用，血热可清，血瘀得化，又无伤血之弊，对于血热内蕴，气血不和，经络不通之红斑、瘀点疗效明显。

4. 白鲜皮和苦参

白鲜皮禀天地阴寒清燥之气，降多升少，祛风化湿治在外。苦参味苦，性寒，味浊，除湿导热，又有利尿之效，导心与小肠之火从小便出。两者合用，治湿邪为患之瘙痒性皮肤病，白鲜皮燥湿在外，苦参利湿在内；白鲜皮祛风散邪在表，苦参清热泻火在里。一里一外，共奏清热燥湿、祛风止痒之功。

5. 陈皮和夏枯草

夏枯草苦燥辛散，能清肝火，解引中郁结之热，通血脉瘀滞之气，《本草逢源》更言其能解痘后余毒。陈皮苦辛，性平，其能散能和，能燥能泻，消痰去滞，通调五脏，两药合用，既理其气，又善通郁。适用于寻常型痤疮后期，黑头粉刺已消，皮损以预留暗红毛囊性丘疹为主者，或聚合型痤疮，或结节性红斑者。

6. 柴胡和黄芩

皮肤瘙痒不已，搔抓不可缓解，表明病邪游走于半表半里之间，黄芩清泄中焦实火，除脾家湿热，柴胡和解表里，共奏清透风热、散邪止痒之功。

当代中医皮肤科临床家丛书（第三辑） 杨志波

7. 土茯苓和金银花

土茯苓除湿通络、通利关节，银花甘寒补阴，既能助土茯苓通络之用，又能增强清泄之力。现代药理研究土茯苓有调节免疫作用，两者合用，对于结缔组织疾病及银屑病的关节疼痛效果甚佳。土茯苓兼可散结消肿，金银花疏风散热、清热解毒，疮肿疡毒亦可选用该药对。

杨志波教授临床选用药对甚多，常用的还有延胡索和桃仁，侧柏叶和当归等等，在此不一一叙述，然研究其药对，遵循的不外拮抗、互助、制约原则，每位医者临床上都应多摸索、多实践，不断开拓思路、革新意识，为临床用药提供更好更优的用药方案。

四、现代药理学指导下的用药心得

现代药理学作为生理科学的一个分支学科，是一门交叉性和综合性非常强的应用基础学科，主要研究药物和机体的相互作用，它一方面研究药物对机体的作用，另一方面研究机体对药物的影响，致力于阐明药物的药效动力学和药代动力学。在中医理论体系内，中药的药理学可简单概括为：单味中药讲究四气、五味、归经、升降浮沉，药物与药物之间又有相须、相使、相畏、相恶、相反、相杀等配伍关系及君、臣、佐、使的组方原则。在中医理论指导下的中药应用，既强调药物作用的发挥，又注重因时、因地、因人制宜的辨证论治。由此可知，虽然中医药理学和现代药理学在诸多方面有所不同，但它们的研究对象和目的是一致的，所以在现代药理学的指导下，对于中医药在临床上的运用和研究是有所帮助的。

1. 应用现代药理学研究结果能够指导中药对疾病的预防

未病先防和既病防变为中医基础理论体系之一，早在《内经》就已体现，《素问·上古天真论》曰："夫上古圣人之教下也，皆谓之虚邪贼风，避之有时，恬淡虚无，真气从之，精神内守，病安从来。"提醒人们日常需调节饮食、情志而养生，保持精气的充盛，避免精气妄耗，使疾病无从发生。张仲景《金匮要略》开篇便将治未病的思想题为纲领，在《金匮要略·脏腑经络先后病脉证第一》记载："夫治未病者，见肝之病，知肝传脾，当先实脾。"从脏腑整体观论述了"治未病"的思想。可是对于中药预防疾病的发生，大多数经验之谈。而现代药理学利用科学严谨的方法证明了中药的防治作用及有效作用成分。

金银花为忍冬科多年生半常绿木质藤本植物忍冬藤的干燥花蕾或初开的

花。性味甘、寒，归肺、心、胃经，具有清热解毒、疏风散热之功效，在治疗热性疾病方面有着良好的疗效。西医学认为中医热毒的实质是致病菌、病毒等多种微生物以及其所产生的微生物毒素。现代药理学实验发现，中药金银花煎剂对链球菌、葡萄球菌、痢疾杆菌、大肠埃希菌、铜绿假单胞菌、肺炎双球菌、百日咳杆菌、结核杆菌等多种致病菌和流感病毒，单纯疱疹病毒尤其对呼吸道最常见的呼吸道合胞病毒、柯萨奇 B 组 3 型病毒具明显的抑制作用。金银花煎剂对多种流感病毒及 SARS 病毒等具有体外灭活作用。金银花制剂腹腔注射能明显降低铜绿假单胞菌的内毒素所致家兔的白细胞数下降，并对其白细胞左移现象等有明显对抗作用。正是因为现代药理学证明了金银花的上述作用，使其在国家防治"非典"的工作中发挥了重大作用，国家中医管理局推荐的中医处方中，多数含有金银花。另外，金银花在防治禽流感和甲型 H1N1 流感、手足口病等传染性疾病的防治中展示出良好的效果。痢疾是由痢疾杆菌引起的急性肠道传染病，而在痢疾病流行期间，人们服用马齿苋、生大蒜等来防治痢疾。据药理实验报道，马齿苋、生大蒜等有抑制痢疾杆菌生长繁殖的作用，临床经验与药理实验是一致的。因此，现代药理学研究为中医药预防和治疗疾病提供依据，而借助现代药理学的优势，中医药能够更好地发挥其在某些疾病的预防和治疗作用。

2. 认识中药作用实质和机制，提高单位中药治疗疾病的针对性

许多人认为中医学是一门经验学，对中药的治疗作用也是从日积月累的经验中或偶然得知的，例如从望、闻、闻、切的直观手段获取临床资料，配合逻辑上的整合总结归纳确定，这种方式虽体现了中医药学的宏观优势，但也呈现出它微观方面的不足。而现代药理学明确了中药的有效成分及作用机制，让中药在治疗疾病时能够更精确。如预防和治疗疟疾的主要手段仍是药物，但许多抗疟药出现了抗药性，让疟疾的防治工作成为一个难题。而我国的药物学者在 20 世纪 70 年代初从菊科植物黄花蒿叶中提取分离到青蒿素，而后又研发出了多种衍生物如双氢青蒿素、青蒿琥酯、蒿甲醚等，青蒿素类药物应用以来尚未见抗药性报道，成为治疗疟疾的最佳药物之一。世界卫生组织说，由于青蒿素的研发和使用，许多非洲国家近年来疟疾死亡率显著下降。仅在赞比亚，由于综合运用杀蚊措施和青蒿素类药物疗法，2008 年疟疾致死病例比 2000 年下降了 66% 。《金匮要略》中的单方狼牙汤，原治妇人阴中生疮溃烂，现常用于滴虫性阴道炎。其灭滴效果明显优于灭滴灵，且无毒性与刺激性。

3. 现代药理学让中药多途径多靶点多环节的发挥作用，拓展了单味中药的运用范围，使中医的辨证论治与个体化用药原则体现更加充分

药理学研究的对象是各个部分构成的统一体，为了认识药理学对象的总体，首先会把统一体的各个部分、各个要素暂时刻分裂开来进行考察。分析各个部分的特殊本质，分析各个部分所处的地位作用及其相互关系。这与中医的辨证论治与个体化用药原则不谋而合。因此，现代药理学对中药在整体观念的前提下能够多途径多靶点多环节的发挥作用，中药药理成分的明确也让单味中药突出其有效成分在某些疾病的治疗优势，在复方配伍中发挥特定作用而减少其不良反应，对疾病起到更好的治疗作用。

现代药理学发现，金银花煎剂能够增强机体免疫功能，能促进白细胞的吞噬作用，并可降低中性粒细胞的体外分泌功能，体现了金银花"祛邪不伤正，清热不寒凉"的特点，为中医使用金银花取其芳香轻宣、透达祛邪以扶正而治疗外感病提供依据。归脾汤能够治疗心脾两虚型的不寐或心血不足型的心悸，部分此类患者伴有饮食乏味或食纳欠佳等症状，方中远志为宁心安神之品，据《本草》记载主"补不足"，"不忘、强志"等，《别录》认为可"定心气、止惊悸、益精"，临床用之确实有效。但据现代药理学研究表示，远志中含有远志皂苷、远志醇等成分，其中远志皂苷有刺激胃黏膜而反射性地引起恶心的不良反应，这就会更加影响食欲。因此，在临床上如果遇到这类病人，需要结合药理学结果，以夜交藤易远志。因夜交藤具有养心安神而无影响食欲的优点，因此临床用之均获良效。应用沙参麦冬汤加减治疗阴虚毒热型支气管肺癌时，在方中加入依据现代药理学研究结果具有抗肿瘤活性的白花蛇舌草、半枝莲等能够提高其抗肿瘤的作用。单方延胡索散对于疼痛的治疗有明显疗效，李时珍曾用以其治疗胃脘痛。实验表明，延胡索有镇痛、镇静、安定和抗溃疡、抑制胃酸分泌等作用，有效成分主要为延胡索乙素、丑素和甲素，阐明了该方的药效和物质基础。

4. 中药毒性方面，可减小毒性，突出药效

中药组方部分靠临床经验，其中有些药物的治疗作用和不良反应在当时条件之下没有被发现。参考中药药理学的研究成果，用适宜于该病的药物所代替，有些可达到治疗疾病的目的，有些可避免不良反应，或可两全其美。如，抗肿瘤药物如三氧化二砷是中药砒霜的主要成分，可广泛作用于口咽癌、肠癌及胃癌等 bcl－2 基因过度表达的实体瘤。这是继全反式维甲酸诱导分化治疗肿瘤取得成功后，在肿瘤治疗学中开辟的又一治疗途径。

5. 根据中药有效成分不同，采取不同的炮制方法以提高中药的疗效

中药的炮制方法对其疗效的发挥有重要作用，不同的炮制方法使其疗效也有所不同。现代药理学让炮制方法对中药的影响更加清晰和明确，给中药在炮制方法的选择上提供明确的依据。如延胡索中所含有的延胡索甲素、乙素和丑素是其所含近十种生物碱中医疗作用最强的几种。而生物碱是一类含氮的有机化合物，有近似碱的性质并且较稳定，所以大多数生物碱存在游离状态，不溶或难溶于水，可溶于酸水而生盐。但是醋可使生物碱生成醋酸盐而溶于水，让其所含生物碱在煎煮过程中被溶出，因此用醋炮制延胡索可使其镇痛效力提高。其次醋制后药材中的鞣质或草酸能够转化为醋酸盐而易溶于水。

中医有着几千年的历史，为中华民族的繁衍昌盛做出了不可磨灭的功绩。中医药虽与现代药理学在指导思想、发展背景、发展途径上有所不同，但因两者在治疗对象、目的和任务上是一致的，并且现代药理学有着其一定的优势，它对于中医运用动物模型的研究、探讨疾病的本质、揭示辨证施治的基本规律、规范中药和方剂的使用有一定指导作用。时代的发展亦表明，每一个学科往往要与其同时代相关学科的发展水平处于同步化水平才能蓬勃发展。中国一向讲究"和而不同"，两者虽有不同，但因其各自优势而可相互共勉、相互学习，这样才能弥补自身不足，扬长避短，共同为人类生命健康事业贡献力量。

五、中药外用有妙招

中医外科用药方法是我国中医外科的特色与优势治疗方法，它是指在中医整体观念和辨证论治的基本理论指导下，将中草药制剂置于病变部位或孔窍、输穴等部位，以发挥其清热解毒、舒筋通络、调和气血、化瘀消癥、扶正祛邪、调和阴阳等作用而达到治病目的。其直接作用于皮肤，简单方便，易于操作，使用安全，疗效较佳，不良反应小，为患者乐于接受，故能长久不衰。杨志波教授从事中医外科事业 35 年，对于中医外用药稍有心得，所用中药煎剂外用以作湿敷、涂擦、浸浴等，临床疗效颇佳，现总结如下，以供同道学习交流。

1. 脚湿气洗方

【组成】马齿苋 30g　　枯矾 30g　　枇杷叶 30g　　黄柏 15g
　　　　苦参 20g

【功效】清热解毒、燥湿止痒。

【主治】脚湿气等症见脱屑、丘疹、渗液、瘙痒等。

【方解】此类疾病多由生活、起居不慎，外感风、湿、热、虫、毒，或湿热下注，或相互接触传染，感染浅部真菌，诸邪相合，郁于腠理而成。脚湿气洗方具有清热利湿解毒、祛风止痒之效，主治脚湿气、体癣、特应性皮炎、毛囊炎等症见皮肤丘疹、水疱、渗液、瘙痒的皮肤疾病。方中马齿苋具有清热解毒、散血消肿之效，外用可治疗疔疮痈疽、无名肿物，急性、亚急性皮炎等。孟诜曰："湿癣白秃，以马齿膏和灰涂敷。治疳痢及一切风，敷杖疮。"枯矾一药，《神农本草经》曰："主寒热，泄痢，白沃，阴蚀，恶疮，目痛，坚骨齿。"因此方中加枯矾以加强燥湿、解毒、杀虫之效；另取枇杷叶之苦寒之性，以清热祛风止痒，《安徽药材》亦记载其："煎汁洗脓疮、溃疡、痔疮。"因湿热下注，郁阻肌肤，日久成毒，故加黄柏、苦参清热利湿、解毒杀虫。诸药合用，共奏清热利湿解毒、祛风止痒之效。

【加减】脚湿气症见成簇或分散的皮下水疱，有瘙痒感，数天后水疱吸收隐没，叠起白皮或趾间潮湿，皮肤浸渍发白，除去白皮，基底呈鲜红色，剧烈瘙痒或局部潮红、肿胀、疼痛等感染迹象者，加蒲公英、金银花、赤芍等清热凉血解毒之品，水煎煮15分钟，待药液放凉之后以湿毛巾浸润药液（以不滴水为度）湿敷于患处，1次15~20分钟，每天2次。待患处渗液停止，潮红基本消退后，脚湿气患者再继续以原方药煎水浸浴患处，1次15分钟，每天2次，连用3个月。若皮肤干燥、脱屑，瘙痒明显，则加白花蛇舌草、地肤子、白鲜皮等祛风止痒、解毒杀虫之品，另枯矾减量至15g。需要注意的是，脚湿气洗剂具有干燥、收敛的作用，因此皮肤干燥甚至皲裂者药物浸浴患处每日1次，浸浴后使用水杨酸类软膏、尿素软膏外擦以润肤杀虫止痒。若皮损发生于前胸、后背、腹股沟、腋窝等油脂分泌较多或容易潮湿的部位，加性味苦涩、微寒之侧柏叶、儿茶及黄精以清热收敛止痒、燥湿杀虫祛脂。若体癣发于上部，症见瘙痒明显、皮损较红，可酌加薄荷以清热疏风止痒。临床用药，不拘于一方，根据辨证论治及药物功效、性味而随证选或加减。

2. 消炎方

【组成】侧柏叶 30g　　　　儿茶 20g　　　　马齿苋 30g　　　　金银花 20g

地骨皮 20g　　　　地肤子 20g　　　　黄柏 15g

【功效】清热解毒、消肿止痛。

【主治】疖、甲沟炎初起等感染性皮肤病。

【方解】本病多由外感风热、火毒之邪或因饮食不节，内伤脾胃，导致火毒内生，引起局部气血凝滞，营卫不和，经络阻塞，若不及时救治，则进一步形成脓肿。方中侧柏叶苦涩微寒，归肺、肝、大肠经，具有凉血止血、祛痰止咳之功，善清血热而又收敛，《本草正》曰："善清血凉血，去湿热湿痹，骨节疼痛。捣烂可敷火丹，散痄腮肿痛热毒。"儿茶始载《本草纲目》，性味苦涩，有清热生津、化痰，外用生肌止痛、收敛止血等作用。《本草正》："降火生津，清痰涎咳嗽，治口疮喉痹烦热，止消渴吐血衄血，便血尿血湿热痢血，及妇人崩淋，经血不止，小儿疳热、口疳、热疮、湿烂诸疮，敛肌长肉，亦杀诸虫。"常用于治疗口腔炎、鼻炎、皮肤湿疹溃疡等症。金银花"祛邪不伤正，清热不寒凉"，配合马齿苋以清热解毒、散血消肿。地骨皮甘寒清润，能清肺肾之虚热，除有汗之骨蒸，为退虚热、疗骨蒸之佳品，《本草别说》记载地骨皮有治金疮之用，此处与有清热燥湿、泻火除蒸、解毒疗疮之效的黄柏相互为用，即取其走表又走里之药性而消、浮游之邪，又防单纯清热解毒而伤体表之阴血。此方方中诸药合用，即去体表火热毒邪，又不伤体表之阴血，对体表辨证属外感风热邪毒或内生火热之邪均有良效。此处方药以水煎煮一刻钟后放凉局部湿敷，1 天 3 次，1 次 20 分钟，或以患处浸于药液中 15 分钟。对于慢性毛囊炎症，可酌加芒硝、千里光以杀虫消肿。

3. 疥疮洗方

【组成】百部 40g　　侧柏叶 40g　　蛇床子 40g　　薄荷 25g
　　　　苦参 40g　　白鲜皮 40g　　地肤子 45g　　黄柏 35g
　　　　川芎 35g

【功效】杀虫止痒。

【主治】疥疮。

【方解】疥疮是由疥虫寄生在人体皮肤引起的一种接触传染性皮肤病。《诸病源候论》云："疥者，……多生于足，乃至遍体……干疥者，但痒，搔之皮起干痂。湿疥者，小疮皮薄，常有汁出，并皆有虫，人往往以针头挑得，状如水内瘑虫。"以皮肤皱褶处隧道、丘疹、水疱、结节，夜间剧痒，可找到疥虫为临床特征。本病由接触传染所致，其传染性很强，在一家人或集体宿舍中往往相互传染，集体发病。中医认为其病因病机多因湿热内蕴，虫毒侵袭，郁于皮肤所致。据《抱朴子》记载曰："治咳及杀虫。"《本草拾遗》载百部能"火炙浸酒空腹饮，去虫蚕咬，兼疥癣疮"。因此，方中取性味甘、苦，微温之百部为君以杀虫止痒。陶弘景有言苦参："恶病人酒渍饮之，患疥者服亦除，盖能杀虫。"《生草药性备要》记载蛇床子："敷疮止痒，洗蟛癫。"而湿疥者，小疮皮薄，常有汁出，并皆有虫，以所以苦参、蛇床子为臣来清热燥湿、祛风解毒，加黄柏加强清热燥湿，白鲜皮、地肤子祛风止痒之效。对于患疥日久，皮肤结节日久不消，佐以川芎活血散结，又能祛风止痒。此方药可水煎后外洗，亦可浸浴，1 天 1 次，1 次 20 分钟。用药后配合硫软膏外用，持续用药 2~3 周，方可获得良效。

4. 验案举隅

例 1：患者，女，45 岁，2014 年 7 月 14 日初诊。患者双足部皮肤瘙痒反复发作 2 年，加重 3 天。患者 2 年前无明显诱因双足背部出现瘙痒，伴红色丘疹、水疱，搔抓后渗液，严重时出现脓性渗液。双足趾缝间潮红、脱屑、瘙痒明显。在当地医院诊断为"湿疹"，给予抗组胺药内服，配合卤米松乳膏外用，皮疹得到控制，但停药后病情仍然反复发作。3 天前经朋友介绍使用药液外用（具体药物不详）后双足背部皮肤瘙痒剧烈，伴足部皮肤潮红、起疹，搔抓后渗液。现症见双足部皮肤潮红，边界清楚，皮肤糜烂、渗液，散在抓痕、血痂。自觉瘙痒、灼热、疼痛。舌红，苔黄腻，脉弦滑。西医诊断：湿疹并感染，足癣，变应性接触性皮炎。中医诊断：湿疮，脚湿气。辨证为湿热下注证。以清热解毒、燥湿止痒为法，选用脚湿气洗方治疗，处方：马齿苋 30g、枯矾 30g、枇杷叶 30g、黄柏 15g、苦参 20g、蒲公英 20g、金银花 20g、儿茶 20g、侧柏叶 30g。水煎取汁 200mL，前 5 日加水稀释至 500mL，以毛巾浸润后外敷于患处，1 日 2 次。待渗液停止后加水至 1000ml，以双足部浸于药液中浸泡 20 分钟，1 日 2 次，连续 5 日。用药 10 天后，患者自觉瘙痒、疼痛明显减轻，渗液停止，潮红消退，调整中药将上方去蒲公英、金银花、儿茶，枯矾减量至半，加黄精 20g，继续用药 1 个月后，患者双足部皮损基本愈合，少许痂皮未落，遗留色素沉着，无明显瘙痒，未感疼痛。趾缝间皮损亦痊愈。嘱咐患者该药方继续使用 2 个月。随访半年未见复发。

例 2：患者，男，39 岁，2013 年 9 月 2 日初诊。患者前胸部、后背部瘙痒伴起疹 5 个月。患者自述 5 个月前无明显诱因，后背部出现红色丘疹，偶感瘙痒，未予以重视，后丘疹数量增多，范围扩大，蔓延至前胸部，瘙痒较前明显。现症见前胸、后背、肩部可见散在半球状丘疹，色红，周边有红晕，偶感瘙痒，出汗后加重。西医诊断：糠秕孢子菌毛囊炎。中医诊断：疖。辨证为肺经风热。以清热解毒、疏风止痒为法，选用消炎洗方治疗，处方：侧柏叶 30g、儿茶 20g、马齿苋 30g、金银花 20g、地骨皮 20g、地肤子 20g、黄柏15g、薄荷15g、白鲜皮20g。水煎取汁200mL，加水稀释至500mL，以毛巾浸润后外敷于患处，1日2次。夜间以药液洗浴，1次10分钟，洗后勿用毛巾，自然晾干。连用2周后复诊，见丘疹大多扁平，颜色变淡，无瘙痒。嘱咐其连用2个月洗浴或湿敷，复诊丘疹全部消退，遗留色沉，无新发皮损。

例3：患者，男，11岁，2015年6月23日初诊。全身瘙痒、起疹4天。患者家属代述4天前从乡下回家后觉全身瘙痒，伴起红疹，未予以重视，后瘙痒加重，夜间尤甚，难以忍受。现症见全身散发红色丘疹，绿豆至黄豆大小，指缝、腹股沟处亦可见，散在抓痕，瘙痒剧烈。西医诊断：疥疮。中医诊断：疥疮。治以杀虫止痒，处方疥疮洗方。方药组成：百部40g、侧柏叶40g、蛇床子40g、薄荷25g、苦参40g、白鲜皮40g、地肤子45g、黄柏35g、川芎35g。嘱咐患者家属水煎取汁加水稀释后浸浴20分钟后自然晾干，后以硫软膏涂擦全身，每天早、晚各1次，换洗衣、被、床单，连续1周。复诊见大部分皮损消退，瘙痒明显减轻，嘱咐再用1周，然后停药1周，如无新发皮损，则可停药。随诊3个月，未见复发。

中药种类繁多，临床掌握基础知识，把握辨证论治，随证选方，随病情变化及时加减药物，即可获得良效。此为吾之经验方三则，以济后辈。中医博大精深，吾之所见所闻所学乃冰山一角，望后辈同僚与吾共勉，共同发展中医药事业。

第二节　成方心悟

一、消风散

【出处】《外科正宗》卷四

【组成】
荆芥12g	防风12g	牛蒡子12g	蝉蜕12g
苍术12g	苦参12g	木通6g	生石膏12g
知母12g	当归12g	生地12g	胡麻仁12g

【功效】疏风养血、燥湿止痒、清热解毒。

【主治】湿疹等一切顽固性皮肤病证属风毒侵袭者。

【方解】本方所治之风疹、湿疹，是由风湿或风热之邪侵袭人体，浸淫血脉，内不得疏泄，外不得透达，郁于肌肤腠理之间所致，故见皮肤瘙痒不绝、疹出色红，或抓破后津水流溢等。治宜疏风为主，佐以清热除湿之法。痒自风而来，止痒必先疏风，故以荆芥、防风、牛蒡子、蝉蜕之辛散透达、疏风散邪，使风去则痒止，共为君药。配伍苍术祛风燥湿，苦参清热燥湿，木通渗利湿热，是为湿邪而设；石膏、知母清热泻火，是为热邪而用，以上俱为臣药。然风热内郁，易耗伤阴血；湿热浸淫，易瘀阻血脉，故以当归、生地、胡麻仁养血活血，并寓"治风先治血，血行风自灭"之意为佐。甘草清热解毒、和中调药，为佐使。诸药合用，以祛风为主，配伍祛湿、清热、养血之品，祛邪之中，兼顾扶正，使风邪得散、湿热得清、血脉调和，则痒止疹消，为治疗风疹、湿疹之良方。

【心悟】杨志波教授认为"消风散"可谓冠皮肤病论治群方之首，纵观全方，荆芥、防风、牛蒡子、蝉蜕疏风；苍术、苦参、木通除湿；生石膏、知母清热；当归、生地、胡麻仁养血，从疏风、除湿、清热、养血四端组方原则看，其治远超出湿疹、风疹之范畴，诚然抓住了皮肤病"风湿热血"之基本病机：疏风以卫外，清热以安内，除湿以祛邪，养血以固本。除湿则热顺之泻而湿热得解，养血则风随其灭而瘙痒自除。其立意深远，组方考究，实为皮肤杂症辨证论治之圭臬。杨志波教授认为学其死方，不如悟其活意，消风散虽运用广泛，而非普遍适用，不可拘泥自封，需要灵活变通，随症加减，如庖丁解牛，目无全牛，方能切中肯綮，得心应手。临床上本方常用于急性荨麻疹、湿疹、过敏性皮炎、药物性皮炎、神经性皮炎等属于风热或风湿所致者。

二、龙胆泻肝汤

【出处】《医宗金鉴·外科心法要诀》

【组成】龙胆草6g　　黄芩9g　　　栀子9g　　　泽泻12g
　　　　木通9g　　　车前子9g　　当归3g　　　生地黄9g
　　　　柴胡6g　　　甘草6g

【功效】清泄实火、清利湿热。

【主治】急性、亚急性湿疹，带状疱疹，外阴疾病。

【方解】本方所治之症，皆由肝胆实火循经上炎或肝经湿热熏蒸肌肤而致。肝胆实火上炎，又兼外受风邪，内外两邪相搏，可见面红目赤，颜面部灼热瘙痒；火灼经络则为胁痛；肝经湿热下注至足厥阴经脉所络阴器而为肿痛、阴痒。肝火上行，治宜清泄，并导热下行；湿热下注，治当清热除湿，尤宜清利。龙胆草大苦大寒，上泻肝胆实火，下清下焦湿热，泻火除湿，两擅其功，为君药。黄芩、栀子皆苦寒，入肝胆三焦经，泄火解毒、燥湿清热，助君药加强清热除湿之力，为臣药。木通、泽泻、车前子清热利湿，导湿热从小便出；然肝为藏血之脏，肝经有热，本易耗伤阴血，方用苦寒燥湿，又再耗其阴，故用生地、当归滋阴养血以顾肝体，使祛邪而不伤正；肝性喜条达而恶抑郁，火邪或湿热内郁则肝气不舒，且方用苦寒渗利，也能抑其条达，故又用柴胡舒畅肝胆气机以顾肝用，并引诸药归于肝经，以上共为佐药。甘草调和诸药，并有防苦寒败胃之用，为佐使药。诸药配伍，共奏泻肝胆实火，清下焦湿热之功。

【心悟】杨志波教授认为湿疮之为病，虽然起于湿，但急性发作时，具有热重于湿的特点。龙胆泻肝汤的确是清利肝胆湿热的经典代表方剂，然而在运用于皮肤科疾病时，不能生搬硬套，因为皮肤病的发病，往往还挟杂着风、毒等多个复杂因素。因此在龙胆泻肝汤的基础上，加用莲子心或生栀子清心火，泻三焦之热邪；用生地、丹皮、生甘草凉血解毒；用木通、车前子、泽泻清热利湿，热重者加大黄以釜底抽薪，挟风者加荆芥、防风以疏风解表。在内以清湿热，在外以疏风热，内外邪气并除，必有事半功倍之效。而肝胆湿热证的带状疱疹患者，多伴有严重的灼热疼痛，尤其是老年患者。火热灼经固然引起疼痛，但是临床上一味的清热，对于带状疱疹引起的疼痛缓解并不明显，皮损消退后还有很大几率遗留后遗神经痛，这是由于湿热聚集，致使气机不畅，气血凝滞，络脉不通，故而引起疼痛。因此杨志波教授认为临床上治疗肝胆湿热证的带状疱疹，应酌添加延胡索、红花、川芎等理气活血药物，以防治带状疱疹后遗神经痛。

三、滋阴除湿汤

【出处】《外科正宗》卷四

【组成】
| 生地 30g | 玄参 10g | 丹参 15g | 当归 10g |
| 茯苓 10g | 泽泻 10g | 地肤子 10g | 蛇床子 10g |

【功效】滋阴养血、除湿润燥。

【主治】慢性湿疹、亚急性湿疹、脂溢性皮炎、异位性皮炎反复发作者。

【方解】亚急性湿疹、慢性湿疹多由急性湿疹反复发作转化而来，临床表现及病理变化甚为复杂。年高体弱者，精血渐衰，加之渗水日久，伤阴耗血，遂更致阴虚。阴虚为本，理当滋阴培本扶正，但纯用滋阴则有助湿之嫌，湿为重浊有质之邪，性黏腻，湿邪偏盛，蕴郁肌肤，则发而为湿疹。邪盛为标，

当代中医皮肤科临床家丛书（第三辑） 杨志波

理当祛湿治标祛邪，但用利湿则有伤阴伐正之忧。本病辨证属阴虚湿恋之证，故治拟滋阴除湿之法，滋阴扶正可以祛邪外出，除湿祛邪亦有利于正复，故滋阴除湿，并用不悖，使湿去阴复，病安而愈。方中以生地、玄参、丹参、当归滋阴养血和营，补阴血之不足，防渗利诸药之伤阴；茯苓、泽泻利湿健脾，祛湿邪之有余，制滋补诸品之腻滞，使湿去而无伤阴之弊，阴复而无助湿之嫌；地肤子、蛇床子祛湿止痒，合而为剂，有滋阴养血、祛湿止痒之功能。故异位性皮炎、湿疹等，证属阴虚湿恋者，用之每收显效。

【心悟】杨志波教授认为急性、亚急性湿疹等均伴有滋水渗液，而日久必伤其阴；而热毒壅盛证患者更易出现热毒伤阴，热邪流连不去的情况。滋阴除湿汤以生地、玄参、当归相配，滋阴而不腻，茯苓、泽泻利湿而不伤阴，佐丹参以凉血活血，"诸痛痒疮，皆属于心也"，故又可入血分直清心火。地肤子、蛇床子苦温除湿、止痒杀虫，又可防生地、玄参之阴柔助湿，全方滋阴化湿兼顾，气分血分同治。而湿热稽留，非几日能治，临床需根据症状灵活加减。此方标本兼顾，滋渗并施，然临床上不可拘泥于原方。尤其重症患者，毒热重，已入营血，阴液大伤，肌肤无养，多见大片表皮剥脱，口干引饮，舌红光剥，因此临床用药需加如水牛角、丹皮、紫草、赤芍之品大力清营凉血解毒，更需加如生地、鳖甲、龟甲、石斛之品大剂重镇滋腻、峻补真阴；以此组成滋阴清解之剂，以图速效。而后期营分血热已除，肌肤趋于正常，而仍有发燥瘙痒之感，再投以白芍、熟地、麻仁等养血润燥之剂以润肤止痒。

四、当归拈痛汤

【出处】《医学启源》

【组成】

白术 5g	人参 10g	苦参 10g	升麻 10g
葛根 10g	苍术 10g	防风 10g	知母 10g
泽泻 10g	黄芩 10g	猪苓 10g	当归 10g
炙甘草 15g	茵陈 15g	羌活 15g	

【功效】利湿清热、疏风止痛。

【主治】湿热壅滞所致之丹毒、静脉炎、关节型银屑病，带状疱疹后遗神经痛等。

【方解】本方治证乃湿热内蕴，外受风邪，湿热与风邪相搏，或风湿化热，留着于肢体、骨节、筋脉、肌腠之间所致。风邪湿热蕴结于肢节、肌肉，阻滞经络，则肢节烦重，肩背沉重，遍身疼痛；湿热留注于下，浸淫肌肉，故脚气肿痛，脚膝生疮；苔白腻微黄、脉弦数，乃湿热内蕴之征。本方证病机为湿热与风邪相合，流走经脉，浸淫肌肉，痹阻关节。但本证多迁延难愈，久可内耗气血。故治从祛湿清热、疏风宣痹、益气养血立法。方中重用羌活、茵陈为君药，羌活祛风胜湿，善除筋骨风湿，通利关节，止肩背关节之疼痛，茵陈清热利湿、舒达阳气。二味相配，有外散内清之妙。臣以猪苓、泽泻利水渗湿，黄芩、苦参清热燥湿，以助君药清热祛湿。佐以白术、苍术益气健脾燥湿，葛根、防风、升麻升阳疏风散湿。人参、当归补气养血、扶正祛邪，兼制疏散渗利太过而耗损气血，使邪去而气血不伤；知母清热润燥，制方中渗利苦燥伤阴。炙甘草助参、术益气健脾，兼调和诸药，为佐使药。全方合用，共奏祛湿清热、疏风止痛之功效，使湿去热清风散，则诸症自愈。

【心悟】本方为金元时期医学家张元素创制，载于《医学启源》一书。"拈"是用指取物的意思，极言本方止痛效果之佳，如同信手拈来。其功能清热利湿、祛风止痛，主治湿热相搏，外感风邪之疼痛，体现了张元素"健脾升阳除湿"的治疗思路。合苦燥、淡渗、散风、升阳除湿于一方，尽其祛湿之力，并佐以益气养血，寓扶正于祛邪之中，深得配伍之妙。即湿热内蕴，多源于脾，益气与升阳药相合，则脾旺而清升浊降，热无以伏；风湿热痹阻脉，必伤阴血，故养血益阴与苦辛渗利相伍，不仅无阴柔滋腻之弊，却有防其伤津耗液而顾护阴血之功。本方既能祛在里之湿热，也能散肌表之风寒，故湿热壅滞所致之丹毒、静脉炎、关节型银屑病，带状疱疹后遗神经痛等均可使用，但以湿重热轻者为宜。临床使用当以伴有身重倦怠，舌苔白腻，脉数为依据。

五、三仁汤

【出处】《温病条辨》

【组成】杏仁 15g　　　飞滑石 18g　　　白通草 6g　　　白蔻仁 6g
　　　　竹叶 6g　　　　厚朴 6g　　　　生薏仁 18g　　　半夏 10g

【功效】宣畅气机、清理湿热。

【主治】湿重于热之急性湿疹、亚急性湿疹，带状疱疹，大疱类疾病早期。

【方解】本方为湿温初起，邪在气分，湿重于热之证而设置。本证病机为湿热之邪，阻滞气机，涉及上中下三焦，湿遏热伏，湿重热轻。方用"三仁"

为君。其中杏仁苦辛，善入肺经，通宣上焦肺气，使气化则湿化；白蔻仁芳香苦辛，行气化湿、宣畅中焦；薏苡仁甘淡，渗湿健脾，疏导下焦。如此杏仁宣上，白蔻仁畅中，薏苡仁渗下，三焦并调。臣以半夏、厚朴辛开苦降，行气化湿、散满除痞，助蔻仁以畅中和胃。佐以滑石、通草、竹叶甘寒淡渗，清利下焦，合薏苡仁以引湿热下行。诸药合用，宣上、畅中、渗下、气机调畅，使湿热从三焦分消，诸症自解。

【心悟】湿温为病，常缠绵难解，治之不当，可变生坏病。急性、亚急性湿疹，带状疱疹，大疱类疾病等湿热浸淫，湿重于热之证运用此方多有奇效。此类患者多素体有热，饮食多嗜肥甘厚腻膏粱之品，脾胃运化失司，故水湿内停，湿热相搏结，热因湿而焮赤，湿因热而熏蒸，湿热搏结于肌肤而发病。脾土不运，水谷精微不能上输肺水，因而肺阴亏耗，衍生内热，肺气不宣，上焦不畅。湿热内停中焦，下聚于下焦，因而下焦湿热瘀阻。本方以宣畅三焦气化功能而解除湿热为特点，配伍用药以巧合辛开、苦降、淡渗三法，即宣化上焦、运化中焦、渗利下焦，使湿热之邪从三焦分消。全方化湿于宣畅气机之中，清热与淡渗利湿之间。临床应用于皮肤病，可随证加减黄芩、知母、桑叶以助清三焦之热，加丹皮、赤芍以化湿热停久之瘀阻，加山药、茯苓、山楂以健脾助运化。标本兼治，主次兼顾，临床疗效显著。

六、多皮饮

【出处】赵炳南经验方

【组成】
地骨皮 10g	五加皮 10g	桑白皮 15g	干姜皮 6g
大腹皮 10g	白鲜皮 15g	牡丹皮 10g	赤苓皮 15g
冬瓜皮 15g	扁豆皮 15g	川槿皮 10g	

【功效】健脾除湿、疏风和血。

【主治】急、慢性荨麻疹，神经性皮炎，湿疹等瘙痒性疾病。

【方解】本方经《六科准绳》中五皮饮化裁而来。方中赤苓皮、冬瓜皮、扁豆皮、大腹皮健脾利湿，涤清胃肠积滞，健脾可促进气血生化，为补气血、疏风邪不可或缺的治疗法则；桑白皮清上利下、肃降肺热；地骨皮润肝滋肾、凉血清肺，两皮相配，平和养阴，泻肺中伏火郁热，使金清气肃，"不燥不刚，虽泻而不伤于娇脏"，泄肺而清皮毛；白鲜皮、川槿皮祛风止痒；牡丹皮凉血和血化斑，有"治风先治血，血行风自灭"之意；原方五皮饮中生姜皮改为干姜皮，取其辛温和胃，固表守而不走，五加皮辛甘微温，祛皮肤中风湿之邪。诸药合用，共奏健脾利湿、和血疏风之功。

【心悟】《本草纲目》言："治胃以胃，以心归心，以血当血，以骨入骨，以髓补髓，以皮治皮"。皮类药取材于植物器官外表，与人体皮肤相比较，均为身体之藩篱，卫外之屏障，两者有异曲同工之妙，多具祛风解表功用。皮肤病发于肌表，可遵"以皮治皮"之思维，在辨证基础上选用皮类药物，常可获奇效。赵炳南教授取"以皮治皮"之意，在五皮饮基础上创立了多皮饮，较五皮饮更有凉血疏风止痒之功。临床上用于先有蕴湿兼感风寒之邪化热，风寒湿热夹杂，缠绵不去，发为皮肤之疾。全方可行皮间水湿，祛湿逐风，善消肤肿，为治疗荨麻疹、血管性水肿等慢性、反复性、难治性皮肤病的良方。临床应用若过冷而复发则重用干姜皮；过热而发作则去干姜皮，热邪较重可重用桑白皮、地骨皮、牡丹皮；湿邪较重可重用赤苓皮、冬瓜皮、扁豆皮、大腹皮；风邪较重可重用五加皮、白鲜皮。

七、凉血五花汤

【出处】赵炳南经验方

【组成】红花6g　　　鸡冠花6g　　　凌霄花6g　　　玫瑰花6g
野菊花6g

【功效】凉血活血、疏风解毒。

【主治】盘状红斑狼疮初期，玫瑰糠疹，多形性红斑及一切红斑性皮肤病初期，偏于上半身或全身散在分布者。

【方解】凌霄花入心包、肝经，泻血热、破瘀血，《本草纲目》云："行血分，能去血中伏火。"对血热生风之皮肤瘙痒有良效，为君药。野菊花苦、辛，微寒，归肺、肝经，长于清热解毒功效；玫瑰花甘、微苦，温，归肝、脾经，有行气解郁、活血止痛之用，二者为臣药。鸡冠花甘、涩，凉，归肝、大肠经，凉血止血；红花活血化瘀通经，风邪易于化热郁于肌肤，二者合用，取其凉血活血消斑之功，在治疗面部红斑性皮肤病中，发挥良好作用。诸药合用共奏凉血活血、疏风解毒之功效，既可疏散风邪使之外出，又可清血热使内安，使邪气得去，血脉和畅，疾患自止。

【心悟】花性清扬，本方药味取花，所以本方治疗病变以在上半身或全身散发者为宜，尤其为发于上部涉及血分的、热性的病证。然而纵观全方，并没有单纯用寒凉药物，因为单纯寒凉，则药物性能趋向下行，而不能上达面部，所以凉血五花汤应用两味温药佐助三味凉药，以辛甘发散之力佐助凉药上达头面，以辛甘发散力防止邪热郁结闭塞，符合火郁发之的治疗原则。五花汤药物具有上升之性，自然适用于人体上部的皮肤病，但是，临床上本方亦可用于发于人体下部的红斑性皮肤病，使郁于下焦的血热得以发散，从而治愈疾病。

八、银翘散

【出处】《温病条辨》

【组成】连翘 15g　　金银花 15g　　桔梗 6g　　薄荷 6g

　　　　竹叶 5g　　　甘草 5g　　　荆芥穗 5g　　淡豆豉 5g

　　　　牛蒡子 9g

【功效】辛凉透表、清热解毒。

【主治】风热型急性荨麻疹，变应性接触性皮炎，女性颜面再发性皮炎，激素依赖性皮炎，过敏性紫癜，玫瑰糠疹，银屑病等。

【方解】本方所主证候乃温热邪气初犯肺卫。温者，火之气。其犯人体，自口鼻而入，直通于肺，所谓"温邪上受，首先犯肺"。方中以银花、连翘为君，此二味芳香清解，既能辛凉透邪清热，又可芳香避秽解毒。更配辛温的荆芥穗、淡豆豉，助君药开皮毛以助祛邪；辛凉的薄荷、牛蒡子，疏风清热而清利咽喉，并为臣药。桔梗宣肺利咽，甘草清热解毒，二药相伍，有利咽止痛之效。竹叶清泄上焦以除烦，苇根清肺生津以止渴，皆是佐使药。诸药相合，共奏疏风透表、清热解毒之功。

【心悟】本方为治疗风热表证代表方之一，全方药用辛散，兼芳香避秽、清热解毒；主用辛凉，辅佐以小量辛温之品，温而不燥，既利于透表散邪，又不悖辛凉之旨，被称为"辛凉平剂"。肺卫相通，肺合皮毛，因此各种风热证型皮肤瘙痒性疾病均可应用。杨志波教授认为，此类疾病总因禀赋不耐，气血虚弱，卫外不固，风邪外袭，以至内不得疏泄，外不得透达，郁于皮肤腠理之间，邪正相搏而发病。临床用药上应依病依证灵活化裁。一般来说，急性期或症状突然急性加重多属外邪侵袭，可加荆芥、防风加大疏风力度；皮疹鲜红，瘙痒伴灼热者，可加赤芍、丹参、丹皮以凉血活血；皮损多发于头面者可加鸡冠花、红花等花类引经药以清热凉血止痒。病程较漫长者多属虚证，应辅加益气固表，温阳消风或养血消风之法。另外本方所治之皮肤疾病，均由风邪引起，无论是外风侵袭或是虚风内生，按照"治风先治血，血行风自灭"理论，配伍丹参、丹皮、红花、鸡冠花等活血药物治疗，均可收到满意疗效。而肺主皮毛，可布散药力及水谷精微至全身肌表，适当的健脾可培土生金，又彰显治肺疗皮之功。

九、五味消毒饮

【出处】《医宗金鉴》

【组成】金银花 30g   野菊花 15g   蒲公英 15g   紫花地丁 15g
紫背天葵子 15g

【功效】清热解毒、消散疔疮。

【主治】疔、痈、丹毒、蜂窝组织炎、急性乳腺炎等属火热结聚之证者。

【方解】本方出自《医宗金鉴》，原文"毒势不尽，憎寒壮热仍作者，宜服五味消毒饮，汗之……"，由金银花、蒲公英、野菊花、紫花地丁、紫背天葵子五味药组成，具有清热解毒、消散疔疮之功效。方中重用金银花味甘性寒，清轻芳香，既善清气血之热毒，又能清宣透邪，以消散痈肿疔疮，为治痈之要药，为君药。蒲公英长于清热解毒，兼能消痈散结，能"治一切疔疮痈疡红肿热痛诸症"；紫花地丁苦寒而善清解热毒，又归心肝血分兼能凉血散痈，固有消散热毒痈肿之能，尤长于治疗疔毒恶疮，两者相配，助君药以增强清热解毒、消散热毒痈肿的作用，共为臣药。佐以野菊花、紫背天葵子清热解毒而治痈疮疔毒，排脓定痛。加少量酒同煎，以宣通血脉而助药力，亦为佐使药之用。诸药合用，共奏清热解毒、消散疔疮之功，故为治疗疔毒痈肿之重要方剂。

【心悟】本方古时主要用于外科疮疡病症，今时内、外、妇儿、五官、皮肤等多个学科实热证患者均可使用。此类患者热毒客于肌肤、经脉，导致营卫不和，气血凝滞。因此临床应用此方不可一味清解热毒，可适当添加当归、丹参、丹皮、赤芍等凉血活血药以助热邪消散，瘀滞严重者可加少量三棱、莪术破血消癥。实热之症治疗不及时或治疗不当，毒邪易于走黄、内陷，因此治疗早期可适当加培补正气之黄芪、山药、白术、人参等。

十、四妙勇安汤

【出处】《石室秘录》

【组成】金银花 30g   玄参 30g   当归 15g   甘草 6g

【功效】清热解毒、活血止痛。

【主治】热毒炽盛之脱疽。

当代中医皮肤科临床家丛书（第三辑） 杨志波

【方解】本方适用于热毒炽盛、瘀阻经脉之证。方中金银花甘寒气清，尤善清热解毒，故重用为君药。玄参性味苦甘咸寒而质润，长于清热凉血、泄火解毒，并能滋养阴液、散结软坚，合君药既能清气分之热，又能解血分之毒，则清解热毒之力尤甚，亦重用之为臣药。当归养血活血，既可行气血之凝滞，化瘀通脉而止痛，又合玄参养血滋阴而生新，为佐药。生甘草既能清热解毒，又可调和诸药，为佐使药。合而用之，共奏清热解毒、活血止痛之效。

【心悟】杨志波教授认为四妙勇安汤全方集泻火解毒、活血定痛、养血滋阴三法于一方，药少量重力专，对热毒瘀血阻滞经脉之脱疽证尤效。原文强调"一连十剂"，因此临床上应连续服用，只有用药量充足，用药时间充分方能奏效。现代临床上常用于血栓闭塞性血管炎、血栓性静脉炎、丹毒、坐骨神经痛等疾病属热毒内蕴，瘀阻经脉者。此类患者成病非一日之功，长久以来热毒炽盛于内，消灼阴液，阴亏不能制火，或因外感寒湿毒气，久郁积热，邪盛壅滞，以致局部气血凝滞，血行不畅，经脉瘀阻不通因而发病。因此临床上可加用丹参、鸡血藤、忍冬藤等药物通经活血，缓解疼痛，然而对于血栓性疾病所引起的脱疽，不可活血太过，更禁用破血消癥药物，以防栓子脱落，引发临床危象；可改加延胡索、陈皮等理气通络药，佐以牛膝、木瓜引药下行缓解疼痛。热邪耗伤阴血，因此可予大剂量生地黄、知母以清热生津，亦可防活血太过而伤阴。本方凡阳虚证见四肢畏寒，麻木，厥冷，肤色苍白，脉细数，舌质淡，胃肠虚弱，大便溏泄者禁用，误用易致阳气更虚，精血亏损。

十一、全虫方

【出处】赵炳南经验方

【组成】全虫15g　皂角刺10g　猪牙皂角10g　刺蒺藜10g
　　　　槐花6g　威灵仙15g　苦参12g　白鲜皮15g
　　　　黄柏10g

【功效】息风止痒、除湿解毒。

【主治】慢性湿疹，慢性阴囊湿疹，神经性皮炎，结节性痒疹等慢性顽固性瘙痒性疾病。

【方解】本方是以"大败毒汤"为基础而化裁的经验方。方中以全虫性辛平入肝经，走而不守，能息内外表里之风；皂角刺辛散温通，功能消肿托毒、治风杀虫；猪牙皂角能通肺与大肠之气，涤清胃肠湿滞，消风止痒散毒。盖"热"性散，"毒"性聚，若欲祛其湿毒，非攻发内托辛扬不得消散，而全虫、皂角刺、猪牙皂角三者同伍，既能息风止痒，又能托毒攻伐，对于顽固久蕴之湿毒作痒，用之最为相宜。白鲜皮气寒善行，味苦性燥，清热散风、燥湿止痒，协同苦参以助全虫祛除表浅外风蕴湿而止痒；刺蒺藜辛苦温，祛风，"治诸风疬疡"、"身体风痒"，有较好的止痒作用。刺蒺藜协同祛风除湿通络的威灵仙，能够辅助全虫祛除深在之风毒蕴结而治顽固性瘙痒。另外脾胃气滞则湿蕴，湿蕴日久则生毒，顽湿聚毒客于皮肤则瘙痒无度，故方中佐以黄柏、槐花，旨在行气以清肠胃之结热，以期调理胃肠，清除湿热蕴结之根源，标本兼顾，寓意深远。

【心悟】本方主要是针对病程日久的顽固性湿毒聚结，风盛瘙痒诸证，如局限性或泛发性慢性湿疹，阴囊湿疹，神经性皮炎，结节性痒疹等。尤其适宜于慢性顽固的瘙痒性皮肤疾病偏于实证者。而对于血虚受风引起的瘙痒性疾病不适宜，除非患者素日体质健康，外受风邪，复因搔抓，皮肤苔癣样变，瘙痒明显者，尚可加减使用。服用此方时禁食荤腥海味，辛辣动风的食物，孕妇慎用，儿童及老人酌情减量。

十二、仙方活命饮

【出处】《校注妇人良方》

【组成】

白芷6g	贝母6g	防风6g	赤芍6g
当归尾6g	甘草5g	皂角刺6g	穿山甲6g
天花粉6g	乳香6g	没药6g	金银花25g
陈皮9g			

【功效】清热解毒、消肿溃坚、活血止痛。

【主治】疔、痈、丹毒、蜂窝组织炎、急性乳腺炎等火热结聚之证。

【方解】本方主治疮疡肿毒初起而属阳证者。阳证痈疮多为热毒壅聚、气滞血瘀痰结而成。阳证痈疮初起，治宜清热解毒为主，配合理气活血、消肿散结为法。方中金银花为"疮疡圣药"，性味甘寒，善清热解毒疗疮，故重用为君。配以当归尾、赤芍、乳香、没药、陈皮行气活血通络、消肿止痛，使热毒得解、气滞得畅、瘀血得化，共为臣药。其邪多羁留于肌肤腠理之间，更用辛散的白芷、防风相配，通滞而散其结，使热毒从外透解；气机阻滞每可导致液聚成痰，故配用贝母、天花粉清热化痰散结，可使脓未成即消；山甲、皂刺通行经络、透脓溃坚，可使脓成即溃，均为佐药。甘草清热解毒，并调和诸药；煎药加酒者，借其通瘀而行周身，助药力直达病所，共为使药。诸药合用，共奏清热解毒、消肿溃坚、活血止痛之功。

【心悟】本方以清热解毒、活血化瘀、通经溃坚诸法为主，佐以透表、行气、化痰散结，其药物配伍较全面地体现了外科阳证疮疡内治消法的配伍特点。前人称本方为"疮疡之圣药，外科之首方"，适用于阳证而体实的各类疮疡肿毒。若用之得当，则"脓未成者即消，已成者即溃"。杨志波教授临床上常用于疔、痈、丹毒、蜂窝组织炎、急性乳腺炎等火热结聚之外科诸证，此类病证热毒客于肌腠、经脉，所致营卫不和、气血凝滞、瘀滞严重者可加少量三棱、莪术破血消癥，实热之证治疗不及时或治疗不当，毒邪易于走黄、内陷，因此治疗早期可适当加培补正气之黄芪、山药、白术、人参等以助祛邪。此外，临床可根据痈疮所在部位的不同，分别加入引经药物，以提高疗效：如痈疮在头部者加川芎，在颈项者加桔梗，在胸部者加瓜蒌皮，在胁部者加柴胡，在腰脊者加秦艽，在上肢者加姜黄、桑枝，在下肢者加牛膝。

十三、犀角地黄汤

【出处】《备急千金要方》

【组成】水牛角 30g　　生地黄 30g　　　芍药 12g　　　　牡丹皮 9g

【功效】清热解毒、凉血散瘀。

【主治】①热灼心营证。身热谵语，发斑，斑色紫黑，舌绛起刺。②热伤血络证。吐血、衄血、便血、尿血等，舌质绛红，脉数。③蓄血瘀热证。喜忘，如狂，胸中烦痛，漱水不欲咽，自觉腹痛，大便色黑易解。

【方解】本方所治之证乃热毒深陷于血分而致。方中犀角，直入血分，清心凉血解毒，使热清血宁，为君药。生地清热凉血而滋阴，既助犀角清血分之热，又可复已耗伤之阴血，兼能止血，为臣药。赤芍药、丹皮清热凉血、活血散瘀，共为佐药。四药合用，共成清热解毒、凉血散瘀之剂。全方侧重清热解毒、凉血散瘀，用治热毒深陷血分，而见耗血动血证。

【心悟】皮肤科临床常见脓疱型或关节型银屑病，剥脱性皮炎患者持续性高热，皮损伴随发热轮番依次出现，临床检查一般未示感染，一般退热药及抗生素治疗无效，后期出现多脏器受损，甚至出现临床危象。杨志波教授认为，此乃热毒深陷于血分而致。营热不解，每多深陷血分。热入血分，心肝受病，一则上扰心神，而致神昏谵语，烦乱不安；二则迫血妄行，上出于口鼻，可见吐血或衄血；下出于二便，可见便血或尿血；外溢于肌肤，可见发斑，邪居阴分，热蒸阴津上潮，故漱水不欲咽；舌质红绛，亦为血分热盛之象。此类症状病机要点为热入血分，伤络致瘀，阴血受损。叶天士曰："入血恐耗血伤血，直须凉血散血"。故用本方清热之中兼以养阴，凉血与散瘀并用，使热清血宁而无耗血之虑，凉血止血而无留瘀之弊。热盛昏迷者，可同时送服紫雪丹或安宫牛黄丸，以加强清热开窍之功。

十四、枇杷清肺饮

【出处】《医宗金鉴》

【组成】枇杷叶 15g　　黄芩 15g　　　桑白皮 15g　　　山栀子 15g

薏苡仁 30g　　白花蛇舌草 15g　甘草 6g

【功效】清肺胃湿热、宣肺。

【主治】肺风粉刺。

【方解】本方出自《医宗金鉴》，方中枇杷叶味苦，性微寒，归肺、胃经，其味苦能降，性寒能清，可速降肺气，清肺热。桑白皮味甘，性寒，归肺经，功能泻肺平喘、利水消肿。二者合为君药，共奏降肺气、泻肺热之功。以黄芩、山栀子为臣药，黄芩味苦性寒，归肺、胃、胆、大肠经，能清热燥湿、泄火解毒、凉血止血、除热安胎，尤其善于清肺火及上焦之实热。栀子性味苦寒，归心、肝、肺、胃、三焦经，能泻火除烦，清热利湿、凉血解毒善清肺胃之热，排脓消肿。二药合用，清热凉血、解毒消肿，助君药清肺之功。以薏苡仁，白花蛇舌草为佐药，薏苡仁性味甘淡微寒，归脾、胃、肺经，能利水渗湿、健脾、除痹、清热排脓。善清肺肠之热，排脓消痈。白花蛇舌草性味微苦甘寒，归胃、大肠、小肠经，能清热解毒、利湿通淋。两药合用，取其清热除湿解毒，健脾之功佐助君臣。

【心悟】《素问·痿论》："肺主身之皮毛。"杨志波教授认为在中医五行理论中，肺属金，肾属水，若素体肾阴不足，肾水不能上滋于肺，可致肺阴不足；另肺与大肠相表里，若饮食不节，过食膏粱厚味，大肠积热，上蒸于肺胃，合而致肺胃血热，脸生粉刺、丘疹、脓疱。肺胃热盛，日久煎熬津液为痰，阴虚血行不畅为瘀，痰瘀互结于面部而出现结节，囊肿及瘢痕。由此可见，肺胃之热来源于两个方面，一为肺经虚热，一为大肠及脾胃之湿热，故在临证时，多用桑白皮、枇杷叶、黄芩、栀仁、白花蛇舌草等药物清泄肺胃之热，同时注重利小便以给湿邪出路。若一味清热，湿邪蛰久不去，易致湿遏热伏，阳气郁闭不宣，日久则易血行不畅为瘀。湿为阴邪，然本证始于热邪，温阳化水之法易助长热邪；叶天士曾言："渗湿于热下。"深刻阐述了祛湿的方法不仅在于温阳，还在于利小便。杨志波教授在治疗胃肠湿热为主症的痤疮病人时，根据病因病机特点，清理实火的同时，注意添加如生地黄、牡丹皮、玄参等药物清透阴分伏热，养阴生津；同时以茯苓、泽泻、冬瓜皮等药物淡渗利湿，再配合山药、白术等药物健脾以助水液运化。从而使金水同安，热邪无以化生，湿邪无以停聚。

十五、透脓散

【出处】《外科正宗》

【组成】 生黄芪12g　　穿山甲6g　　川芎9g　　当归9g
　　　　　皂角刺6g

【功效】 益气养阴、托毒溃脓。

【主治】 气血不足之痈疮脓成难溃证。疮痈内已成脓，不易外溃，漫肿无头，或闷胀热痛。

【方解】 本方适用于气血不足之痈疮脓成难溃证。方中黄芪甘而微温，归脾、肺经，生用尤长于大补元气而托毒透脓，故前人称之为"疮家之圣药"，为君药。当归养血活血，川芎活血行气、化瘀通络，两药与黄芪相伍，既补益气血，扶正以托毒，又通畅血脉，使气血充足，血脉畅通，则可鼓营卫外发，生肌长肉，透脓外泄，共为臣药。穿山甲、皂角刺善于消散透脓，可直达病所，软坚溃脓；加酒少许，宣通血脉，以助药力，均为佐药。诸药合用，共奏托毒透脓、益气养血之效。

【心悟】 "脓之来，必由气血"。杨志波教授认为疮疡痈疽，化脓外溃，为正胜邪却之兆，邪毒可随脓外泄。如果正气不足，气血衰弱，则化脓缓慢，即内脓已成，也难以速溃，故见漫肿无头，或闷胀热痛。故临床上可见许多老年患者或形体瘦弱，正气不足者，痈毒内已成脓，却迟迟不能穿破。本方证属气血亏虚，脓成难溃，故治宜补益气血、活血化瘀，溃坚排脓为法，以扶助正气、透脓托毒，使毒邪外泻，以免内陷，体现了体表痈疡治疗之"补"法。而杨志波教授临床上应用此方，后期又特别强调补脾益胃，正如古人所云："有胃气则生，无胃气则死。"溃疡蓄脓流脓，必然耗伤气血，日久致气阴两虚，正气不足；一旦用药，溃疡脱腐后，新肉之生长又必依赖气血荣养，脾胃为后天之本，气血生化之源，脾胃健运，气血生化有源，则溃疡愈合迅速。故杨志波教授临床上应用此方常与补中益气汤或益胃汤或归脾汤合用，以达培补正气、益气养血之功。

十六、补阳还五汤

【出处】《医林改错》

【组成】黄芪120g　当归尾10g　赤芍10g　地龙3g
　　　　川芎6g　　红花3g　　桃仁6g

【功效】补气活血通络。

【主治】气虚血瘀证之下肢静脉曲张、疮疡溃久难收、血栓闭塞性血管炎、血栓性静脉炎等。

【方解】本方所治，乃素体元气亏虚，不能鼓动血脉运行，以致脉络瘀阻，肌肉筋脉失荣。黄芪生用能补能走，故本方重用以大补元气，使气血旺而能行，瘀消而不伤正，为君药。臣以当归尾，则气血双补，又能活血和血，且有化瘀不伤血之妙，是为臣药。川芎、赤芍、桃仁、红花助当归尾活血祛瘀；地龙长于行散走窜，通经活络，均为佐药。各药合用，使气足以推动血行，瘀去络通，则筋肉得养，痿废可愈。

【心悟】现代研究显示，补阳还五汤能显著抑制血栓形成，对凝血酶和凝血酶凝固纤维蛋白原的活性有显著的抑制作用。杨志波教授临床上常用此方治疗血栓性动静脉炎或下肢溃疡。他认为，人的阳气，分布周身，上下各得其半，又上为阳，下为阴，若气亏则十去其五，归并上侧，血从气生，则下身失于荣养，血虚难行，生为瘀滞。本方以大剂补气药配以少量活血通络之品，使元气大振，鼓动血行，活血而不伤血，标本兼治，共奏补气活血通络之功。古籍有言，黄芪需五倍于行血药之总量，然临床上使用，宜先从小量30g开始，然后逐渐加量，最大可至120g。若下肢动静脉有栓塞者，黄芪及各类活血之品更应慎重加量，定期复查下肢血管彩超，以防活血行气太过而至栓塞脱落，引起临床危象。

十七、当归饮子

【出处】《济生方》

【组成】当归15g　白芍15g　川芎10g　生地黄15g
　　　　白蒺藜10g　防风10g　荆芥穗10g　何首乌10g
　　　　黄芪10g

【功效】养血活血、祛风止痒。

【主治】血虚风燥证之湿疹、银屑病、神经性皮炎等皮肤病。

【方解】方中当归、川芎、白芍、生地活血养血、和血通络、滋阴以治久病伤津耗气，营卫不和之证，为主药。制首乌、荆芥穗益养润燥，黄芪补气运血、托毒外泄，为臣药，共助主药以达到补益气血的功效。防风疏风止痒，刺疾藜疏泄肝风，共为佐药，以助君臣之药达到补益气血、祛风止痒之效。全方共奏益气养血、润燥祛风、化瘀通络的功效。

【心悟】当归饮子，为临床治疗多种皮肤病的常用方剂，该方方配伍精巧，效果良好，因此，深得历代医家所称引。有临床数据证明中药当归饮子可以降低荨麻疹患者体内炎症因子水平，减轻患者症状，抑制迟发相过敏反应。方中取当归甘温补益、养血活血，生地黄、白芍寒凉补益、清热凉血、滋阴养血，川芎活血祛风，以调和营阴，使血脉调畅，内有所据，外邪难侵或风邪去不复来。血中血药与血中气药相配，入肝、脾、肺、肾经，动静相宜，达补血而不滞血，行血而不伤血，温而不燥，滋而不腻之效，使气血生化有源，新血生则瘀滞消。以黄芪、首乌活血补血，使行血不破、补血不滞，共奏活血补血之功。再引防风与治血药同用，入血分而止血，同时引邪外出于气分，以透散开泄肌表皮毛，疏风祛邪，助主药邪去而外无所扰。刺疾藜与防风相伍，增强其祛风之力。综合全方，诸药共奏益气养血、润燥祛风、化痰通络之功，达到营卫脏腑气血调和之效。本方在补益气血的基础上，既疏外风，又息内风，兼以补益肺脾、滋养肝肾，祛邪而不伤正，治已病而防再病，配伍严谨，亦符合西医学对本病抗过敏、增强免疫功能的治疗思想，能收到较好的长远治疗效果。

十八、参苓白术散

【出处】《太平惠民和剂局方》

【组成】
莲子肉10g	薏苡仁10g	缩砂仁10g	桔梗10g
白扁豆20g	白茯苓20g	人参20g	甘草20g
白术20g	山药20g		

【功效】益气健脾、渗湿止泻。

【主治】脾虚湿蕴之急慢性湿疹、大疱类疾病、脂溢性皮炎、结节性痒疹、神经性皮炎等。

【方解】本方是在四君子汤的基础上加山药、莲子、薏苡仁、扁豆、砂仁、桔梗等渗湿止泻、调理气机之品而成。方中人参擅补脾胃之气，白术补气健脾燥湿，茯苓健脾利水渗湿。其中，参、术相合，益气补脾之功著；苓、术相伍，除湿健脾之效彰；三药合用，脾气充则有化湿之力，湿浊去自有健脾之功，共同发挥益气健脾渗湿作用，共为君药。山药益气健脾，莲子肉补脾涩肠，又能健脾开胃，增进食欲，二药助人参、白术以健脾益气、厚肠止泻，四药同为臣药。砂仁化湿醒脾、行气和胃，既能助术、苓、扁、薏除湿之力，又可畅达湿遏之气机；桔梗宣开肺气、通利水道，并载诸药上行而成培土生金之功，与砂仁均为佐药。炙甘草调和诸药，用为佐使。大枣煎汤调药，亦助补益脾胃之功。诸药相伍，补中焦之虚，助脾气之运，渗停聚之湿，行气机之滞，恢复脾胃收纳与健运之职，则诸症自除。

【心悟】脾为燥土，喜燥恶润，又为人体气机升降出入枢纽，"四季脾旺不受邪"，可见调理脾胃在防治疾病中的重要性。杨志波教授认为，皮肤病的发病中，湿邪是一个重要的致病因素。"诸湿肿满，皆属于脾"，故临床上皮损表现为水疱、糜烂、渗液、水肿，舌质淡，舌体胖大的皮肤病患者，皆可从脾而论治。脾失健运，水湿内停，湿邪蕴结于肌肤而发为水疱、糜烂，临床治疗应适当加用泽泻、地肤子、苦参、白鲜皮等以燥湿止痒；脾为湿邪所困，则全身气机升降失调，肺水无以布精而养全身，表现为皮肤肥厚、干燥，运用本方不仅可健脾渗湿，调理气机升降，更有培土生金之功；湿邪内停时久，可郁而化热，湿热相搏又可致气血瘀滞，发为红斑、丘疹、结节，临床不仅需应用本方健脾渗湿以治本，亦需加用赤芍、丹皮、生地黄、当归以凉血活血以治标。

十九、七宝美髯丹

【出处】《本草纲目》

【组成】赤、白何首乌米泔水浸三四日，瓷片刮去皮，用淘净黑豆二升同蒸至豆熟，取出去豆，晒干，换豆再蒸，日次九次。晒干，各500g　赤、白茯苓去皮，研末，以人乳拌匀晒干，各500g　牛膝酒浸一日，同何首乌第七次蒸至第九次，晒干，250g　当归酒浸，晒，240g　枸杞子酒浸，晒，240g　菟丝子酒浸生芽，研烂，晒，240g　补骨脂以黑芝麻拌炒，120g

上为末，炼蜜为丸，如弹子大，每次1丸。

【功效】补益肝肾、乌发壮骨。

【主治】肝肾不足之须发早白。

当代中医皮肤科临床家丛书（第三辑）杨志波

【方解】本方证治病机要点为肝肾精血亏虚，元阳不足，封藏充养无能，治宜滋补肝肾、温壮元阳。方中赤、白何首乌并用，补肝肾、益精血、乌须发、壮筋骨，故重用为君药。配伍枸杞子滋肾益精、补肝养血；菟丝子温肾强腰，赤、白茯苓健脾助运，制诸药之腻，俱为佐药。诸药相合，俾精髓生而阴血充，元阳复而命火旺，齿发有所滋养，肾精得以固秘，不仅可愈诸虚之疾，并有延年暇龄之功。本方滋阴养血，诸补药之中又配健脾渗湿助运之品，寓泻于补，补而不滞，久服而无偏胜之弊。

【心悟】发为血之余，肾之华在发，肝肾精血充盈，则发黑浓密有光泽，若肝肾精血不足，轻者发黄而无泽，重则须发早白或脱落。然临床上引起脱发的原因众多，中医理论关于脱发就有"肾虚、肺损、血瘀、血热、失精、血虚、偏虚、湿热、忧愁、胎弱"共计十说。因此杨志波教授认为，临床上治疗脱发，应先分清是生理性还是病理性脱发，甚至某些内分泌疾病或药物中的免疫抑制剂亦可导致头发脱落；其次辨明虚实。本方仅应用于先天禀赋不足，肾气素来亏虚之人，临床常伴见腰酸腿困，耳鸣健忘，梦遗精滑等症状。此类患者的头发脱落也呈零散状，且没有光泽或有白发。基于"发为血之余，肾气之外侯"的理论，临床化裁应适当加阿胶、当归、熟地黄等补血药物，以求血气充足而发长，肾气旺盛而发亮。

二十、阳和汤

【出处】《外科证治全生集》

【组成】熟地黄30g　　白芥子6g　　鹿角胶9g　　肉桂3g
　　　　姜炭2g　　　　麻黄2g　　　生甘草3g

【功效】温阳补血、散寒通滞。

【主治】阳虚血弱、寒凝痰滞之阴疽及阴证痈疽疮疡。

【方解】本方适用于阳虚寒凝，营血瘀滞，痰湿凝滞于骨节、腠理、经络之阴疽。方中重用熟地黄温补营血，鹿角胶填精益髓、养血助阳、强筋壮骨，其与熟地黄相配伍，则益精血、助阳气、补肝肾之力更强，共为君药。配以肉桂、炮姜温阳散寒而通利血脉，为臣药。佐以少量麻黄辛温宣散，发越阳气，开泄腠理，以散肌表腠理之寒凝；白芥子善消皮里膜外之痰。甘草解毒，调和诸药，为使药。诸药相合，共奏助阳补血、温经散寒、除痰通滞之效。

【心悟】阴疽多由素体阳气不足，精血亏虚，邪气内侵，从寒而化，阳气失于温煦推动之力，营血津液运行不畅，以致寒凝痰滞，痹阻于筋骨、肌肉、血脉而致。故见局部漫肿无头，酸痛无热，皮色不变，口淡不渴，舌淡苔白，脉沉细或沉迟等虚寒表证。《外科证治全生集》言："非麻黄不能开其腠理，非肉桂、炮姜不能解其寒凝，此三味虽酷暑不能缺一也，腠理一开，凝结一解，气血乃行，行则凝结之毒亦随之消矣"。本方以温补营血药与辛散温行药相伍，使补而不滞，温而不燥，补不敛邪，散不伤正，相反相成。而临床运用本方，一般熟地黄可重用以加强补血固本之功，麻黄用量宜减少，以免辛散太过而耗伤正气，阳虚寒甚者而见畏寒肢冷者可加附子。而痈疡之阳证，或阴虚有热，或阴疽破溃，本方不可使用。

第三节　经方传真

一、桂枝汤

【组成】 桂枝 9g　　　　芍药 9g　　　　甘草炙, 6g　　　　生姜切, 9g
大枣擘, 4 枚

【用法】 水煎温服。服已须臾，食热稀粥一碗，以助药力，同时盖以棉被令一时许，遍身漐漐微似有汗者益佳；不可令如水流漓，病必不除。若一服汗出病瘥，停后服。若不汗更服依前法。若病重者，一日一夜服，周时观之，病证犹在者，更作服。禁生冷、黏滑、肉面、五辛、酒酪、臭恶等物。

【原文】

《伤寒论》第 12 条：太阳中风，阳浮而阴弱，阳浮者，热自发；阴弱者，汗自出。啬啬恶寒，淅淅恶风，翕翕发热，鼻鸣干呕者，桂枝汤主之。

《伤寒论》第 13 条：太阳病，头痛发热，汗出恶风，桂枝汤主之。

【方解】 桂枝、生姜均属辛温发汗药，但桂枝降气冲，生姜治呕逆，可见二药都有下达性能，升发之力不强，虽合用之，不至大汗。并且二者均有健胃作用，更伍以大枣、甘草纯甘之品，益胃而滋津液。芍药微寒而敛，既用以制桂姜之辛散，又用以助枣草之滋津。尤其药后少食稀粥，更有益精祛邪之妙。所以本方既是发汗解热汤剂，又是安中养液方药，也就是后世医家所谓的"甘温除热"。

【辨证要点】 基于以上论述，可见桂枝汤为太阳病的发汗解热剂，但因药味偏于甘温，而有益胃滋液的作用，故其可应用于津液不足的表虚证。若体液充盈的表实证，或胃实里热者，不可与之。

【皮科应用】杨志波教授认为本方并非只是发表解肌之剂，而是有着更广泛的临床用途，在皮肤科主要应用于荨麻疹、冻疮、雷诺病、皮肤瘙痒症、过敏性紫癜、黄汗症、皮肤慢性溃疡等皮肤病。《金匮心典》中引徐氏之说："桂枝汤，外证得之，为解肌和营卫；内证得之，为化气和阴阳。"当皮肤疾患出现内外不调、阴阳不和、营卫失位之病证时，运用桂枝汤当可有桴鼓之效，回天之功。从皮肤病症的病因病理来看，有发于里者，有发于表时；或因风起，或因寒生；由表及里者有之，从里至表者有之。卫阳不足，皮肤不实，就易感受风邪，引发荨麻疹、皮肤瘙痒症等；营卫不和，汗液代谢失常，即可诱发黄汗、盗汗、偏汗等疾患；邪扰络脉，即可出现皮肤斑疹不断；卫阳不固，寒邪侵表，可发生冻疮、肢冷之变证。诸如此类，皆阴阳不调，气血不顺，营卫失衡。以桂枝汤加减灵活运用之，不难取效于临床。从中医角度来看，无论何种皮肤病，只要有疹痒而色白、肢冷而不热、汗出而不渴、脉缓浮不紧，或伴畏寒畏风、尿清便稀等，断病位在表或在表里之间，均为桂枝汤可用之症。

二、桂枝麻黄各半汤

【组成】桂枝一两十六铢　　芍药一两　　生姜一两　　甘草炙，一两

麻黄去节，一两　　大枣擘，四枚　　杏仁去皮、尖，二十四枚

【用法】上7味，以水1000ml，先煮麻黄一二沸，去上沫，纳诸药，煮取360ml，去滓，每次温服120ml，半日许服尽。调养如桂枝汤法。注：汉代一两约等于现代15.6g，一升约等于现代200ml，一合约等于现代20ml，十六铢约等于现代10g。

【原文】

《伤寒论》太阳病篇第23条：太阳病得之八九日，如疟状，发热恶寒，热多寒少，其人不呕，清便欲自可，一日二三度发。脉微缓者，为欲愈也；脉微而恶寒者，此阴阳俱虚，不可更发汗、更下、更吐也；面色反有热色者，未欲解也，以其不能得小汗出，身必痒，宜桂枝麻黄各半汤。

【方解】方中以桂枝汤调和营卫，用麻黄汤宣散表邪，且芍药、甘草、大枣之酸敛甘缓，配麻黄、桂枝、生姜之辛甘发散，有刚柔并济，从容不迫之妙，使邪去而正不伤。并且桂枝汤为扶阳益阴，其温养化育之力，可济益辛

散宣表之损伤，而桂枝汤在温养之中，又能和营卫而透表邪。故本方用量虽小，由于表邪轻微，内托外散，也能迅速收功。

【辨证要点】基于以上论述，可见桂枝麻黄各半汤可用于太阳病日久不解，邪气虽微，但怫郁不解，面赤身痒，为外邪郁闭，汗出不彻，阳气宣发不畅者，故治宜辛温轻剂，小发其汗，取桂枝汤麻黄汤原剂量的三分之一合并而成，意在缓行，为发汗轻剂，正合病久邪微之治。

【皮科应用】张志聪在《伤寒论》的注解中说到："夫诸阳之会在面，面色反有热色者，此表阳之气不解，而肌气荣气，怫郁于肌表之间，未欲解也。以其不能得小汗出，邪在于皮肤之内，身必痒，宜桂枝麻黄各半汤。夫麻黄汤专主解气分，桂枝汤解气分血分之兼剂。此章气分之邪二，血分之邪一，故用各半汤。……夫表不解而兼及于肌络，则有如疟状，而用各半汤。"邪气在表在肌在络，各有浅深分别也。桂枝汤宜解肌，麻黄汤宜解表，表解而在肌与络者，宜麻黄桂枝各半汤。而皮肤病的发病中，外感之邪为重要的发病原因之一，风寒湿邪客于肌肤腠理，为表郁不解，邪欲外达而不畅，因致身痒，可予桂枝麻黄各半汤微汗达邪；肺卫气虚，卫表不固，营卫不和，风吹即出疹，亦可用桂麻各半汤宣肺散邪，调和营卫治之。因此，杨志波教授认为临床上应用本方，只要谨守其病久邪微，汗出不彻，阳气怫郁的病机，可广泛应用于皮肤病气阳虚弱、暑邪郁表的痱疹，毛囊突起的皮肤瘙痒症，面部出汗不畅、暑热郁蒸的痱子，面部、眼睑部局限性皮肤瘙痒症，全身多处皮肤瘙痒症，以及荨麻疹。

三、麻黄连翘赤小豆方

【组成】麻黄去节，二两　　连轺连翘根是，二两　　杏仁去皮尖，四十个
　　　　赤小豆一升　　　大枣擘，十二枚　　　　生梓白皮切，一升
　　　　生姜二两　　　　甘草炙，二两

【用法】上八味，以潦水一斗，先煮麻黄再沸，去上沫，纳诸药，煮取三升，去滓，分温三服，半日服尽。

【原文】

《伤寒论》第 262 条：伤寒，瘀热在里，身必黄。麻黄连轺赤小豆汤主之。

【方解】方中以麻黄汤开其表，使黄从外而散；去桂枝者，避其热也；佐姜、枣者，和其营卫也；加连轺、桑白皮以泻其热，赤小豆以利其湿，共成

治表实发黄之效也。诸药配合，内治湿热、外散表邪，使表里证分途而解，共奏清解湿热、发散表邪之功。

【辨证要点】基于以上论述，可见麻黄连翘赤小豆汤用于症见身黄（目黄、皮肤黄）如橘子色，小便不利而色黄，心烦，口渴，身痒，无汗，甚见水肿，或伴恶寒、发热等表证。临床中可见于湿热郁蒸于表，或可见表证的湿热证。

【皮科应用】本方为表里双解之剂，组合严谨、配伍精当，确为匠心独运。若从湿而论，当禁汗法；若从表证未解而论，则不得不用汗法。在此矛盾中，张仲景采取内治湿热、外散表邪，使表里证分途而解，各个击破。即发汗与清利并用，化矛盾为统一。近代医家扩大了对本方的临床应用，临床上不论是否有黄疸，只要属湿热内蕴而兼有表证者，均可选用本方加减。因此皮肤病如荨麻疹、湿疹、银屑病等内有湿热、外有表邪所致病；或所有起初感受风、湿、热之邪，客于肌肤，致使肌腠闭塞，郁而发病；或因素体内有湿热久稽，而又复感外邪，内不得通，外不得泄，郁于肌肤而发病者，均可用本方以达清解湿热、发散表邪之效。

四、五苓散

【组成】猪苓去皮，十八铢　　泽泻一两六铢半　　茯苓十八铢　　桂去皮，半两
　　　　白术十八铢

【用法】上五味，捣为散，以白饮和服方寸匕，日三服。多饮暖水，汗出愈，如法将息。

【原文】

《伤寒论》第71条：太阳病，发汗后，大汗出，胃中干，烦躁不得眠，欲得饮水者，少少与饮之，令胃气和则愈；若脉浮，小便不利，微热消渴者，五苓散主之。

《伤寒论》第72条：发汗已，脉浮数烦渴者，五苓散主之。

《伤寒论》第73条：伤寒，汗出而渴者，五苓散主之。不渴者，茯苓甘草汤主之。

《伤寒论》第74条：中风发热，六七日不解而烦，有表里证，渴欲饮水，水入则吐者，名曰水逆，五苓散主之。

【方解】本方原为太阳膀胱蓄水证而立。方中重用泽泻，其直达膀胱与肾，能利水祛湿，兼能清热，为君药。茯苓、猪苓淡渗利水，以增强泽泻利

水祛湿之力，合而为臣。白术健脾燥湿，促进运化，既可化水为津，又可输津四布，更用桂枝温通阳气，内助膀胱气化，协渗利药以布津行水，又外散太阳经未净之邪，共为佐药。五药相合，共奏化水、行水、解表之功。

【辨证要点】本方所治证系太阳表证未解，内传太阳之腑，以致膀胱气化不利，水湿内停之证。症见头痛，发热，小便不利，烦渴欲饮，或水入即吐。

【皮科应用】柯韵伯《伤寒来苏集》言："只在六经上求根本，不在诸病名目上寻枝叶。""原夫仲景之六经为百病立法，不专为伤寒一科，伤寒杂病，治无二理"。皮肤病的发生发展过程中，皮损表现错综复杂，宜谨察病机，知其所属。五苓散治疗疾病证候要素以湿为最多，水次之；治疗腹泻病时其证候要素也以湿为多，治疗水肿病时以湿和水为其主要证候要素。五苓散证的治则特点则是主要从脾论治。因此临床上可用五苓散加减方治疗皮肤病伴有水肿症患者，其水湿来源，或三焦气化失常，通路失畅，或被邪所干（局部湿阻痰瘀），经输失利（膀胱气化失司）等均可。

五、当归四逆汤

【组成】当归三两　　　桂枝去皮，三两　　　芍药三两　　　　细辛三两
　　　　甘草炙，二两　　通草二两　　　　　大枣擘，二十五枚

【用法】上七味，以水八升，煮取三升，去滓。温服一升，日三服。

【原文】

《伤寒论》第351条：手足厥寒，脉细欲绝者，当归四逆汤主之。

【方解】方中用当归为主药，甘温以补血养血。辅药为白芍、桂枝，桂枝宣通阳气，鼓舞血行，温经以通脉；白芍益阴和营，如换用赤芍则加强凉血化瘀之力。当归配桂枝辛甘化阳，使血脉温通畅行，阳气得充。桂枝与白芍相配，调和营卫，又内疏厥阴，以达阴阳调和之功。佐药细辛，温少阴肾阳，外温经脉，内温五脏，通达上下表里，以散寒邪。木通通利降火，可防细辛鼓动阳气太过而妄动，又可通利血脉四肢，本方中使药为甘草、大枣，补益脾胃，使药物之精华得以充分吸收，运化药力而发挥作用。诸药合用，肝血受补不滞，阳气动而不亢，经脉温而寒邪去，共达温经通脉、养血活血之功。

【辨证要点】血虚受寒，寒凝经脉，血行不畅的手足寒冷及疼痛证，其寒邪在经不在脏，肢厥程度较四逆汤证为轻（表虚而里寒不甚者），并兼见肢体疼痛等症。

【皮科应用】本方在皮肤科应用的指征有以下几点：①善于治疗四肢皮肤病，虚寒者本方可加用四逆汤、吴茱萸汤、理中丸（人参汤）、阳和汤；寒热夹杂则可合用泻心汤类方；寒湿化热、湿热蕴结者可合用四妙散、草薢渗湿汤、小陷胸汤；局部毒热过甚者可以合用五味消毒饮、四妙勇安汤；溃疡者可合用透脓散、四神煎。②脉弦或细或紧或微或涩或结代，有虚或寒之脉象；舌体略胖大，舌质暗红或淡白或淡红，鲜红舌者合用导赤散，舌像不是必须的诊断依据。③四逆之症。患者多为女性，冬季恶寒，或夏季空调下恶寒，手足背凉。李可老中医云："阳气一处不到即为病。"四肢皮肤病，特别是冻疮、湿疹、银屑病、离心性环状红斑、荨麻疹等患者，多寒热夹杂，单纯阳热之证者极少。多素体阳虚，阳虚气不行，气不行则血不通，气血凝滞，夹湿郁热，滋生百病。临床上使用应注重加减和剂量，应随证施治。如：皮疹鲜红，遇热加重者，白芍换用或加用赤芍，当归、桂枝、细辛减量；木通之力强于通草，水肿明显者使用木通，但肾虚尿频，夜尿多者木通少用或改用通草；《内经》云："脾主四肢。"健脾补中如理中丸、四君子汤可助本方之力；虚寒者不忌附、姜，且附片、干姜需重用才起效，硬皮病者合用阳和汤加减；病情顽固者多入络，夹湿夹瘀，四妙丸、三仁汤、桃红四物汤、桂枝茯苓丸及藤类药物（忍冬藤、鸡血藤、大血藤、络石藤等）都可以选择加用。

六、半夏泻心汤

【组成】半夏洗，半升　　黄芩　干姜　人参　甘草炙，各三两

　　　　黄连一两　　　　大枣擘，十二枚

【用法】上七味，以水一斗，煮取六升，去滓，再煎取三升，温服一升，日三服。

【原文】

《伤寒论》第149条："伤寒五六日，呕而发热者，柴胡汤证具，而以他药下之，柴胡证仍在者，复与柴胡汤。此虽已下之，不为逆，必蒸蒸而振，却发热汗出而解。若心下满而硬痛者，此为结胸也，大陷胸汤主之。但满而不痛者，此为痞，柴胡不中与之，宜半夏泻心汤。"

【方解】本方原治小柴胡汤因误下而成的痞证。方中半夏苦辛温燥，善能散结消痞、和胃降逆，为君药。干姜辛热，温中散寒，助半夏温胃消痞以和阴；黄连、黄芩苦寒清降，清泻里热以和阳，均为臣药。人参、大枣、甘草，健脾益气、补虚和中，兼生津液，即可防芩、连之苦寒伤阳，又防夏、姜之

辛热伤阴，共为佐药。炙甘草又能调和诸药，兼为使药。七味相合，使寒热得除，气机得畅，升降复常，痞、呕、利等症自愈。全方寒热并用以和其阴阳，辛苦合用以复其升降，补泻兼施以调其虚实。

【辨证要点】基于以上论述，可见半夏泻心汤宜于症见心下痞满、呕逆、肠鸣下利之寒热互结之痞证。

【皮科应用】人体阴阳水火气机升降必以三焦为通道。中焦又是升降之枢纽，中焦脾胃呆滞，阳明不降，太阴不升，势必导致"心下痞满"。半夏泻心汤，从阴阳水火气机升降解释其方义，半夏与干姜，辛散以升阴；黄连与黄芩，苦寒以降火，如此水升火降，阴阳互济，气机通畅，痞证自消，张仲景将此功能称之为"泻心"。此方最值得深思之处，是配伍人参、大枣、甘草，从治疗常法而言，补益之品不宜用于痞证。显然这种异于常规的配伍，充分体现了张仲景"以补为泻"的特殊治疗旨意。究其原因有三：其一，从病因病机分析，痞证每由汗吐下伤及脾胃所致，虽主症是心下痞硬，仍具有肠鸣下利等脾胃虚衰的因素；其二，从方药配伍分析，在半夏、干姜、黄连、黄芩辛开苦降的作用下，用少许补益之药，不会导致中满；最为重要的是第三点，中焦是气机升降之枢，脾胃健则枢机活，枢机活则升降复，升降复则诸症消。因此该方临床治疗疾病的范围非常广泛。皮肤病中凡中焦之脾胃、肝胆湿热，而致中焦气机不通，湿浊郁滞而化热，或致三焦水道失常，湿热或水湿下注之湿疹、脱发、外阴瘙痒等均能治疗。

七、薏苡附子败酱散

【组成】薏苡仁十分　　附子二分　　　　败酱五分

【用法】上三味，杵为末，取方寸匕，以水二升，煎减半，顿服。小便当下。

【原文】

《金匮要略·疮痈肠痈浸淫病脉证并治第十八》："肠痈之为病，其身甲错，腹皮急，按之濡，如肿状，腹无积聚，身无热，脉数，此为腹内有痈脓，薏苡附子败酱散主之。"

【方解】方中薏苡仁以性味甘淡而寒，功能清热利湿、排脓消肿，故重用为君药。败酱草辛苦微寒，泄热解毒、散结排脓，尤善用治热毒肠痈。其与薏苡仁相合，则排脓消痈力强，为臣药，旨在使脓溃结散痈消。少佐附子辛热，其用意：一是温助阳气，因该病已久，损及阳气；二是以其辛热以行郁滞之气，既利于消肿排脓，又有利于腑气运转，为佐药。本方三药相合，共奏温阳化湿、排脓消肿之功。

【辨证要点】基于以上论述，可见薏苡附子败酱散证治为湿热郁蒸，或寒湿瘀结互结，日久而成之肠痈。症见肌肤甲错，腑气不通，腹痛腹胀，身无热而脉数。

【皮科应用】中医皮肤科的辨证思路除常规八纲辨证、脏腑辨证、气血辨证之外，尚有皮损辨证一大特色辨证思维方法。一般来说，红斑多辨为血热，红色丘疹多为心火热毒所致，慢性苔藓样丘疹多属脾虚湿盛，脓疱、水疱多辨为湿热内阻。《本草从新》云附子"治痘疮灰白，一切沉寒痼冷之证"。故从皮损来讲，本方适用于阴证红斑、脓疱、结节患者，皮疹色淡红或红而晦暗，脓稀色淡。但方中附子辛温大热，临床用于以红斑为主要表现的皮肤病有辛温助热之嫌，因此临床应用本方治疗此类皮肤病，应取小量轻取其辛散，并将附子与薏苡仁相配，薏苡仁性凉散结排脓，少量附子性温辛散加强排脓功效。

八、大黄䗪虫丸

【组成】大黄蒸，十分　黄芩二两　　　甘草三两　　　桃仁一升
　　　　杏仁一升　　　芍药四两　　　干地黄十两　　干漆一两
　　　　虻虫一两　　　水蛭百枚　　　蛴螬一升　　　䗪虫半升

【用法】上十二味，末之，炼蜜和丸小豆大，酒饮服五丸，日三服。

【原文】《金匮要略·血痹虚劳病脉证并治第六》："五劳虚极羸瘦……内有干血，肌肤甲错，两目暗黑。缓中补虚，大黄䗪虫丸主之。"

【方解】方中用䗪虫、水蛭、虻虫、蛴螬四味虫类药破血通络、化瘀去积；桃仁、干漆逐瘀活血，此六味与少量蒸制大黄配伍攻逐瘀血、散癥通经，以通血闭；芍药、地黄养血补虚；杏仁宣发肺气以助血行，与桃仁相合滋润燥结；黄芩清散癥热；甘草、白蜜甘缓益气和中，全方"润以濡其干，虫以动其疲，通以去其闭"。

【辨证要点】基于以上论述，本方用于因过饱、过饥、忧郁、暴饮，或房事，疲劳过度所致五劳虚极。证见形体羸瘦，腹满不能饮食，潮热，肌肤甲错，两目暗黑，经闭不通。

【皮科应用】大黄䗪虫丸，出自张仲景的《金匮要略》，是流传至今并还在临床上广泛使用的一个经典方药。其方义是将"补不足，损有余"融于一

方，瘀、虚兼顾，可达扶正不留瘀，祛瘀不伤正，使瘀血去而新血生，邪气去而正气存。后世医家根据仲景制方之意在临床上常用于治疗肝脾肿大、肝硬化、子宫肌瘤以及妇人经闭之症。中医讲究异病同治，不着眼于病的异同，而着眼于病机的区别。故大黄䗪虫丸也可以应用于治疗表现为血虚血瘀之证的皮肤科疾病，如银屑病、结节性痒疹、色素性紫癜样皮炎、聚合性痤疮等临床上皮损多表现为皮损色暗、紫红、青紫，或色素沉着、瘀斑、肥厚、结节、肿块、瘢痕，或慢病久病、皮损干燥、粗糙、脱屑、瘙痒等证属血虚血瘀之病。

第四节　自拟方

一、银屑1号方

【组成】水牛角 30g　　土茯苓 30g　　生地 15g　　丹皮 10g
　　　　赤芍 10g　　鸡冠花 6g　　白芍 10g　　怀山 15g
　　　　甘草 6g

【功效】清热解毒、凉血活血。

【主治】血热证之寻常型银屑病。

【方解】方中苦咸寒之水牛角清解营血分之毒热，甘苦寒之生地，凉血滋阴生津，助水牛角清热凉血，滋暗耗之营阴，二者共为君药；赤芍、丹皮清热凉血、活血散瘀，土茯苓清热解毒除湿，为臣药；鸡冠花甘凉涩，助清热凉血之力，白芍养血润燥，怀山健脾益气，甘草调和诸药，共为佐药。

【按语】银屑病的发病机制是气分有热，郁久化毒，毒热波及营血则血分有热，气阴两伤，毒热与血气相搏则血行不畅而成瘀。杨志波教授临证多从"热、毒、瘀、虚"寻因，治疗上根据温病治疗原则，主要采用清热解毒法，着重清泻气分毒热，气分毒热得以清泻，波及营血之毒热随之亦减，同时谨守病机针对性的予以化瘀、补虚。银屑1号方主要用于血热证型银屑病，全方清热解毒、凉血活血，临床多用于银屑病进展期，皮损以红斑、丘疹、斑块为主，皮温偏高，舌质红或绛，舌苔白或黄，脉弦滑或数。热盛加黄芩、栀子；风盛痒甚者加刺蒺藜；大便干结者加生大黄；头皮瘙痒加金银花、野菊花；皮损以下肢为主者加茜草根、川牛膝；伴有咽炎或扁桃体炎者加玄参、马齿苋、山豆根。

二、银屑 2 号方

【组成】桃仁 8g   红花 3g   鸡血藤 15g   当归 10g
　　　　柴胡 6g   川芎 10g   丹参 10g   鬼箭羽 15g
　　　　白花蛇舌草 15g

【功效】活血理气、化瘀解毒。

【主治】血瘀证之寻常型银屑病。

【方解】方中以桃仁、红花活血化瘀为君药。川芎活血行气、调畅气血，以助活血之功；鸡血藤、当归养血活血，补而不滞；丹参活血化瘀，又能清心除烦；鬼箭羽行气散瘀，又能清热解毒；柴胡疏肝理气解郁，共为臣药。佐以白花蛇舌草清热解毒。全方配伍得当，使瘀血去、新血生、热毒清、气机畅。

【按语】本方主要适用于血瘀证之寻常型银屑病，功在活血理气、化瘀解毒。病久气血运行不畅，经脉阻塞，气血瘀结，肌肤失养。临床多见于反复缠绵、经年不愈之斑块型银屑病，皮损紫暗或色素沉着，鳞屑较厚，有的呈蛎壳状或大斑块型，苔薄舌有瘀斑，脉细涩。兼有热象者加赤芍、丹皮；蕴湿者加茯苓、萆薢；皮损色紫暗，酌加三棱、莪术以破血逐瘀；病程久，皮损肥厚者可适当加乌梢蛇、地骨皮；素体脾虚者加怀山、薏苡仁。

三、银屑 3 号方

【组成】当归 15g   生地 15g   熟地 15g   赤芍 10g
　　　　白芍 10g   麦冬 15g   玄参 15g   土茯苓 30g
　　　　川芎 10g   丹参 10g   鸡血藤 15g

【功效】养血滋阴润燥。

【主治】血虚风燥证之寻常型银屑病。

【方解】3 号方是在四物汤基础上加减而成。方中当归、熟地、赤芍、川芎滋阴养血润燥；生地、玄参凉血滋阴生津，兼能解毒；丹参、鸡血藤活血化瘀兼以养血；土茯苓清热除湿清解余毒。全方以养血滋阴润燥为主，兼以清解营血之余毒。

【按语】杨志波教授认为银屑病后期若病久或反复发作，则阴血被耗，气血失和，化燥生风，症见皮疹颜色淡红，皮肤干燥、脱屑，伴口干咽燥，舌质淡红，舌薄白或少苔，脉细或缓。本方主要用于血虚风燥之寻常型银屑病，风盛瘙痒明显者加白鲜皮、苦参；仍有少数新起皮疹者加白茅根、紫草、茜草、板蓝根；兼湿盛者加茯苓、泽泻；脾虚者加白术、山药。

四、银屑 4 号方

【组成】水牛角先煎50g　板蓝根15g　　银花15g　　　生地20g
　　　　白茅根10g　　丹皮8g　　　　赤芍10g　　　茵陈10g
　　　　土茯苓30g　　甘草6g

【功效】清热除湿、解毒凉血。

【主治】脓毒蕴蒸之脓疱型银屑病。

【方解】方中苦咸寒之水牛角，凉血解毒；甘苦寒之生地，凉血滋阴生津；板蓝根、金银花清热解毒；白茅根清热凉血生津；牡丹皮、赤芍凉血活血；茵陈、土茯苓清热除湿解毒；甘草调和诸药。

【按语】银屑病若湿热蕴久，兼感毒邪，伏于阴分之热毒，内外合邪，肉腐为脓，可致脓疱型银屑病的发生，临床症见水肿性潮红斑基础上密集的粟粒大小脓疱，伴寒战高热、烦躁、大便秘结、小便短赤。舌红，苔黄腻或有沟纹，脉弦滑数。本方用于脓毒蕴蒸之脓疱型银屑病，功在清热除湿、解毒凉血。热甚者加生石膏、滑石；瘙痒较著者，加白鲜皮、蒺藜子；小便不畅，加猪苓、泽泻；后期气阴两伤加石斛、沙参、玄参、太子参等。

五、银屑 5 号方

【组成】桂枝10g　　　芍药10g　　　独活10g　　　羌活10g
　　　　秦艽12g　　　姜黄10g　　　桑枝6g　　　　延胡索15g
　　　　白芷10g　　　附子久煎6g

【功效】散寒除痹、通络止痛。

【主治】风湿寒痹之关节病型银屑病。

【方解】桂枝，解肌发表，散外感风寒，配伍芍药，益阴敛营，桂芍相合，一治卫强，一治营弱，合则调和营卫，是相须为用；独活、羌活辛、苦，微温祛风胜湿、散寒止痛；秦艽辛、苦，微寒，祛寒湿止痹痛；姜黄辛、苦，温，行气温经止痛；桑枝祛风湿、利关节、行水气；延胡索能行血中气滞，气中血滞，故专治一身上下诸痛；白芷祛风湿止痛；少佐附子回阳气、散阴寒，有逐风寒湿邪之功效。

【按语】本方主要适用于风湿寒痹之关节病型银屑病，功在散寒除痹、通络止痛。本证多寒邪流窜关节,闭阻经络所致,症见关节红肿热痛,后期畸形弯曲,多侵犯远端指趾关节,皮疹红斑不鲜,鳞屑色白较厚,抓之易脱,常冬季加重或复发,皮损的病情变化多与关节症状的轻重相平行,舌淡暗,苔薄白,脉濡滑。治疗关节病型银屑病在 5 号方基础上,随症加减:发热口渴者,加生石膏、知母;关节红肿明显者,加银花藤、豨莶草、络石藤;关节红肿不甚,肿胀明显者,加苍术、泽兰;如有关节畸形,功能障碍者,可加羌活、独活、桑寄生;下肢重者,加木瓜、川牛膝,肝肾不足者加熟地黄、山萸肉等。

六、湿疮 1 号方

【组成】龙胆草 6g　　栀子 10g　　黄芩 10g　　赤芍 10g
　　　　　生地 20g　　泽泻 10g　　薏苡仁 30g　　赤小豆 20g
　　　　　白鲜皮 20g　　防风 10g　　车前子 10g　　甘草 9g

【功效】清热利湿。

【主治】湿热浸淫证之急性或亚急性湿疹。

【方解】本方是在龙胆泻肝汤基础上加减化裁而来,方中龙胆草善泻肝胆之实火,并能清下焦之湿热为君;栀子苦寒泻火,黄芩清热泻火,白鲜皮、薏苡仁、赤小豆、泽泻清利湿热,使湿热从小便而解,均为臣药;肝为藏血之脏,肝经有热则易伤阴血,故佐以生地养血益阴,赤芍清热活血,车前子清热利湿、防风止痒,甘草调和诸药为使。

【按语】本方主要适用于湿热浸淫之急性或亚急性湿疹,以清热利湿为主,兼以凉血滋阴、祛风止痒。适合本方患者由于禀赋不耐,饮食失节,或过食辛辣食物,脾胃受损,失其健运,湿热蕴结于内、熏蒸于外所致,症见皮损发红作痒,滋水淋漓,味腥而黏或结黄痂,或沿皮糜烂,大便干结,小便黄或赤,舌红,苔黄或黄腻,脉滑数。临床随症加减:湿热盛者,加滑石、地肤子;瘙痒剧烈者,加白鲜皮、刺蒺藜;大便干结加生大黄以通腑泻热。

七、湿疮 2 号方

【组成】苍术 10g　　厚朴 10g　　陈皮 6g　　泽泻 10g
　　　　　赤茯苓 10g　　白术 8g　　防风 10g　　甘草 6g
　　　　　白鲜皮 15g　　萆薢 10g　　赤芍 10g　　生地 10g

【功效】健脾利湿、祛风止痒。

【主治】脾虚湿蕴证之亚急性或慢性湿疹。

【方解】白术、苍术健脾燥湿；厚朴苦、辛、性温，理气燥湿；陈皮辛能散，温能和，其治百病，取其理气燥湿之功，同补药则补，同泻药则泻，同升药则升，同降药则降，在此方助苍术、厚朴理气健脾之功；泽泻、赤茯苓淡渗健脾、利湿清热；萆薢利湿祛浊，白鲜皮、防风祛风止痒，赤芍凉血活血，生地清热凉血滋阴，有补有泻；甘草调和诸药。

【按语】本方主要适用于脾虚湿蕴之亚急性或慢性湿疹，患者脾气虚弱，脾失健运，水运不化，蕴结于肌肤而发病，多见于亚急性湿疹，发病较缓，皮损潮红，瘙痒，抓后糜烂渗出，可见鳞屑，伴有神疲、腹胀便溏，舌淡，苔白或腻，脉弦缓。临床随症加减：瘙痒较甚，加白鲜皮、地肤子祛风除湿止痒；腹胀者加木香、砂仁；渗出较多者加猪苓、薏苡仁；化热者加苦参、黄柏。

八、湿疮 3 号方

【组成】生地 20g　　当归 15g　　赤芍 10g　　荆芥 10g
　　　　薄荷 3g　　　蝉蜕 6g　　　柴胡 8g　　　川芎 10g
　　　　黄芩 10g　　甘草 6g

【功效】养血润燥祛风。

【主治】血虚风燥之慢性湿疹。

【方解】本方在四物汤基础上加减而成，方选当归、生地黄、赤芍滋阴养血润燥；川芎行气，黄芩清热，避免滋腻太过；荆芥、薄荷、蝉蜕祛风止痒；病久多情志不畅故加以柴胡疏肝理气，甘草调和诸药。

【按语】本方主要适用于血虚风燥之湿疹，病久多耗伤阴血，临床见于慢性湿疹，迁延日久，皮损色暗或色素沉着，剧痒，或皮损粗糙肥厚，伴口干不欲饮，纳差腹胀，舌淡，苔白，脉细弦。皮肤干燥明显者加黄精、白芍；瘙痒夜间为甚者，加生龙骨、生牡蛎；瘙痒顽固者加乌梢蛇、僵蚕等。

九、消痤 1 号

【组成】枇杷叶 10g　桑白皮 10g　黄芩 10g　　桑叶 6g
　　　　夏枯草 15g　丹参 10g　　赤芍 10g　　栀仁 10g
　　　　甘草 6g

【功效】疏风清热。

当代中医皮肤科临床家丛书（第三辑）　杨志波

【主治】肺经风热之痤疮。

【方解】取性微寒，味苦辛之枇杷叶清肺气、降肺火，桑白皮清热解毒为君药；黄芩清肺热，桑叶味苦、甘、性寒，疏散肺经风热；栀仁、夏枯草清热解毒散结；丹参、赤芍清热活血消肿，甘草调和诸药。

【按语】本方主要适用于肺经风热之痤疮，在枇杷清肺饮基础上加减化裁而成，患者素体阳热偏盛，肺经蕴热，复受风邪，熏蒸面部而发。临床多见于初发患者，丘疹色红，或有痒痛，伴有口渴喜饮，大便秘结，小便短赤，舌红，苔薄黄，脉浮数。

十、消痤 2 号

【组成】
昆布 10g	海藻 10g	桃仁 6g	红花 5g
夏枯草 15g	陈皮 6g	郁金 15g	柴胡 6g
丹参 30g	蒲公英 15g		

【加减】囊肿伴脓液较多者加土茯苓 25g。

【功效】化痰散结、活血化瘀。

【主治】痰瘀互结之痤疮。

【方解】本方昆布味咸，归肝、胃、肾经，有软坚散结、消痰利水之功；海藻苦、咸、寒，软坚散结；桃仁、红花活血化瘀；夏枯草清热化痰散结；陈皮理气行滞、燥湿化痰；郁金、柴胡疏肝理气解郁；丹参活血，蒲公英清热解毒。全方化痰散结、活血化瘀。

【按语】本方主要适用于痰瘀互结之痤疮，临床多以囊肿、结节为主。本证多以脾气不足，运化失常，湿浊内停，郁久化热，热灼津伤，煎炼成痰，湿热瘀痰凝滞肌肤所致。临床加减：囊肿脓血多者，加皂角刺、穿山甲、白芷；结节严重伴疼痛，加玄参、浙贝母；瘢痕明显者，重用丹参至 50g 以加强活血化瘀之功效；皮肤油腻较甚者加茵陈、虎杖。

十一、消痤 3 号

【组成】
柴胡 12g	白芍 15g	女贞子 20g	旱莲草 20g
当归 10g	生地黄 15g	泽泻 10g	益母草 10g
甘草 5g			

【功效】调摄冲任、补益肝肾。

【主治】冲任不调之痤疮。

【方解】方中柴胡功善疏肝解郁，用以为君。当归、白芍养肝血、柔肝体，帮助柴胡恢复肝正常的顺达之性，兼制柴胡疏泄太过，女贞子、墨旱莲滋补肝肾，共为臣药；生地黄清热凉血滋阴，益母草活血调经，兼以解毒消肿，泽泻淡渗利水泻热，共为佐药；甘草调和诸药，为使药。诸药相合，共奏调摄冲任、补益肝肾之功。

【按语】本方主要适用于冲任不调之痤疮，功在调摄冲任、补益肝肾，本方多见于成年女性痤疮，多由于冲任不调所致，面部痤疮皮损的发生和加重与月经周期有明显的关系，月经前后明显增多加重，月经期结束则皮疹见少减轻，常伴有月经不调，月经量少，经前烦躁易怒，乳房胀痛，舌红，苔薄黄，脉弦细数。诸药相配，体现了肝肾同治，重在治肝之法。临床加减：月经后期不至、乳房胀、小腹隐痛，加香附、王不留行；脾虚者加山药、茯苓、白术等。

十二、消痤 4 号

【组成】茵陈 12g　　栀仁 10g　　　白花蛇舌草 15g　泽泻 10g
　　　　山楂 20g　　黄芩 10g

【功效】清热利湿散结。

【主治】湿热蕴结之痤疮。

【方解】方中茵陈苦泄下降，善能清热利湿，为治湿热蕴结要药，栀子清热降火、通利三焦，助茵陈引湿热从小便而去，黄芩清热利湿，三药合用，利湿与清热并进，通利二便，前后分消，湿邪得除，瘀热得去；泽泻淡渗利尿使湿热之邪从小便而解；白花蛇舌草清热解毒；山楂味酸性温，气血并走，化瘀而不伤新血，行滞气而不伤正气。

【按语】本方主要适用于湿热蕴结之痤疮，病因皆过食辛辣肥甘厚味，肠胃湿热互结，上蒸颜面而致，症见颜面、胸背皮肤油腻，皮疹红肿疼痛，或有脓疱，伴口臭、便秘、尿黄；舌红，苔黄腻，脉滑数。临床加减：大便秘结不通，加生大黄、枳实；大便黏滞，舌苔黄腻厚浊，去生地黄加土茯苓、白术、苍术；失眠多梦严重者，加合欢皮、茯神；口干口苦明显，加生石膏、黄连等。

十三、痒疹 1 号方

【组成】栀子仁 10g　　黄柏 15g　　　苦参 10g　　　白鲜皮 15g

当代中医皮肤科临床家丛书（第三辑）　杨志波

夏枯草 15g　　　桃仁 5g（月经量多者减至 3g）　　　薏苡仁 15g

赤小豆 15g　　　丝瓜络 6g　　　甘草 3g　　　陈皮 3g

【功效】清热除湿、化瘀散结止痒。

【主治】湿热瘀结之结节性痒疹。

【方解】方中取苦寒清降之栀子清热利湿、泻火除烦，《神农本草经》："主五内邪气，胃中热气。"本病瘙痒剧烈，躁扰不宁，此为要药；黄柏、苦参、白鲜皮、夏枯草之清热燥湿、泄热散结；桃仁味苦，入心肝血分，善泻血滞，祛瘀力强，配伍丝瓜络取其活血散结之功，赤小豆、薏苡仁、陈皮解毒除湿健脾。纵览全方，以清热除湿为主，化瘀散结止痒为辅，主次分明。

【按语】本方主要适用于湿热瘀结之结节性痒疹，力专清热除湿、化瘀散结止痒。方中多从"湿""热""瘀"论治。纵览全方，以清热除湿为主，化瘀散结止痒为辅，主次分明。临床加减：如瘙痒甚烈，加刺蒺藜、白芷；皮损肥厚，明显色素沉着，加赤芍、当归、丹参；伴大便干结，可加生大黄、枳壳。

十四、痒疹 2 号方

【组成】僵蚕 10g　　　地龙 10g　　　三棱 6g　　　莪术 6g

皂角刺 10g　　　蒺藜 10g　　　夏枯草 15g　　　鸡血藤 20g

当归 15g　　　牡丹皮 6g　　　甘草 6g

【功效】活血软坚、祛风止痒。

【主治】血瘀风燥之结节性痒疹。

【方解】方中取咸、辛、平之僵蚕软坚散结；咸、寒地龙通络止痒；三棱、莪术破血逐瘀；鸡血藤通络活血；皂角刺、刺蒺藜祛风止痒；夏枯草取其化痰散结之功；当归、牡丹皮养血活血化瘀。

【按语】本方主要适用于血瘀风燥之结节性痒疹，其病机与"瘀""风""燥"有关。功在活血软坚，祛风止痒，止痒散结上，体现了"以形治形"中医皮肤科直观论治思维，纵览全方，养血活血并存，配以祛风止痒，层次分明。

十五、瘙痒 1 号方

【组成】防风 10g　　　浮萍 15g　　　金银花 15g　　　生地黄 15g

赤芍 10g　　　牡丹皮 6g　　　刺蒺藜 10g　　　甘草 6g

白鲜皮 15g

【功效】疏风清热、凉血止痒。

【主治】血热风盛之风瘙痒。

【方解】方中取味辛、甘，性微温之防风疏风解表，主治外感所致瘙痒、湿疹，此为"风药之润剂"；浮萍、金银花、生地黄清热疏风凉血；佐以赤芍凉血活血；白鲜皮、刺蒺藜辛苦温，祛风，增强全方祛风止痒之功。甘草解毒和中，调和诸药。

【按语】本方主要适用于血热风盛之风瘙痒。其病机与"热""风"有关。纵览全方，气血同治，以疏风清热为主，配合凉血止痒。

十六、瘙痒 2 号方

【组成】龙胆草 6g　　泽泻 10g　　生地黄 15g　　栀子 10g
　　　　黄柏 15g　　白鲜皮 15g　　地肤子 10g　　防风 10g
　　　　苦参 12g　　甘草 6g

【功效】清热利湿，祛风解毒。

【主治】湿热内蕴之风瘙痒。

【方解】本方由龙胆泻肝汤加减化裁而成。方中取龙胆草大苦大寒，上泻肝胆实火，下清下焦湿热，为本方清热利湿两擅其功之君药。栀子具有苦寒清热泻火之功，黄柏、苦参、泽泻清热燥湿利尿，使湿热从水道排除，为臣药。肝主藏血，肝经有热，本易耗伤阴血，加之苦寒燥湿，再耗其阴，故用生地滋阴养血、清热燥湿以使标本兼顾；防风、地肤子祛风止痒，甘草有调和诸药之效。

【按语】本方主要适用于湿热内蕴之皮肤瘙痒症、蛇串疮、湿疮，病机以"湿""热"为主。全方泻中有补、利中有滋，使火降热清、湿浊分清。

十七、瘙痒 3 号方

【组成】当归 15g　　熟地黄 15g　　赤芍 10g　　白芍 10g
　　　　生地黄 15g　　蒺藜 10g　　僵蚕 10g　　钩藤 10g
　　　　山药 15g　　酸枣仁 15g

【功效】养血祛风、润燥止痒。

【主治】血虚风燥之风瘙痒。

【方解】本方由当归饮子化裁而来，方中以当归、熟地养血活血；赤芍清

当代中医皮肤科临床家丛书（第三辑）

杨志波

热凉血活血，白芍、熟地养血润燥；刺蒺藜、僵蚕祛风止痒；钩藤平肝息风止痒；酸枣仁味酸宁心安神；山药调脾。

【按语】本方主要适用于血虚风燥之皮肤瘙痒症，病机与"血""风""燥"有关。临床多见于老年人或体虚之人，好发于秋冬季节，皮肤干燥，遍布抓痕，夜间痒甚，经常搔抓处皮肤肥厚，上覆细薄鳞屑，或遍布血痕，病程迁延数月至数年，舌淡红或红苔薄白，脉弦细。加减：心悸失眠者，加枣仁、柏子仁；神疲乏力者，加人参、何首乌；血虚便秘者，倍用当归身，加肉苁蓉；瘙痒甚者，加蝉蜕、皂刺；皮肤肥厚脱屑者，加阿胶、丹参。

十八、白驳风 1 号方

【组成】荆芥 10g　　防风 10g　　浮萍 10g　　蒺藜子 10g
　　　　紫草 6g　　　赤芍 10g　　紫河车 3g　　白花蛇舌草 15g

【功效】疏风活血。

【主治】风邪外袭之白癜风。

【方解】本方取荆芥味辛，性温，善去血中之风；防风辛甘性微温，疏风解表，此为"风药之润剂"，能发表祛风、胜湿，长于祛一切风，二药相须共为君药；刺蒺藜辛苦温，浮萍辛寒增强祛风之功；赤芍活血，体现"血行风自灭"理论，紫草凉血活血，紫河车补肾益精、益气养血之功，三味药体现"以色治色"论治理论，用紫色、暗紫色、黑色药物来治疗色素脱失性疾病，"以黑反其白"，共为臣药；佐以白花蛇舌草味苦淡寒清热解毒除湿。

【按语】本方主要适用于风邪外袭之白癜风，病机与"风""血"有关，六淫外袭，致气机逆乱，气血失和，卫外不固，风邪袭于肌表而发。多见于初发患者，皮损偶然发生，呈乳白色圆形或椭圆形，或不规则云片状，散发或重叠分布，斑内无痒感，数目多少不定；起病快，发展亦快；发病前体质较弱；舌淡红，苔薄白，脉细。在欧阳恒教授"直观论治"理论指导下以深色之紫草、赤芍、紫河车治疗浅色之白癜风，体现了"以色治色"的论治思路。

十九、白驳风 2 号方

【组成】当归 12g　　红花 6g　　桃仁 6g　　紫草 6g
　　　　鸡血藤 15g　丹参 10g　　赤芍 10g　　柴胡 6g

【功效】活血化瘀、疏风通络。

【主治】气滞血瘀之白癜风。

【方解】本方选用苦甘性温，归肝肾经之鸡血藤养血活血通络；当归、芍药养血活血和营，桃仁、红花活血化瘀；紫草、丹参凉血活血；柴胡配芍药疏肝柔肝、理气解郁。

【按语】本方主要适用于气滞血瘀之白癜风，临床发病多局限于某一处，其发病和进展常与思虑过度、精神抑郁有关，或跌仆损伤致气血失和，肌肤失养，酿成白斑，舌淡红或红，苔薄白或薄黄，脉弦。加减：血虚者加阿胶；气虚者加生黄芪；汗出恶风者加桂枝、白芍；性情急躁易怒加丹皮、蚤休；乳房胀痛加延胡索、郁金等。

二十、白驳风 3 号方

【组成】熟地 15g　　沙苑子 10g　　女贞子 10g　　墨旱莲 10g
　　　　山茱萸 15g　　桑葚子 10g　　枸杞子 15g　　补骨脂 10g
　　　　黑芝麻 15g　　黑豆 15g

【功效】补益肝肾。

【主治】肝肾不足之白驳风。

【方解】方选甘微温，归肝肾经之熟地黄补血养阴、填精益髓；沙苑子、女贞子以助补益肝肾；墨旱莲、枸杞子滋补肝肾、凉血止血，桑葚子滋阴养血、生津润肠；黑芝麻、黑豆、补骨脂"以色治色"亦为补肝肾之品。

【按语】本方主要适用于肝肾不足之白癜风，临床患者多见于发病时间较长，或有家族史，白斑局限或泛发，静止而不扩展，斑色纯白，境界清楚，斑内毛发变白，舌淡或有齿痕，苔白，脉细无力。全方功在补益肝肾培补先天之本，兼以养血调脾助后天气血生化之源。临床加减：大便秘结，加瓜蒌仁、火麻仁；虚热或汗多，加地骨皮、黄芪；痰多加贝母、百合；舌红而干，阴亏过甚者加石斛、麦冬。

二十一、带疱 1 号方

【组成】龙胆草酒炒, 10g　　栀子酒炒, 10g　　泽泻 10g　　木通 6g
　　　　当归酒炒, 10g　　生地黄酒炒, 6g　　柴胡 8g　　生甘草 6g

【功效】清热利湿、解毒止痛。

【主治】肝经郁热之带状疱疹。

【方解】方中龙胆草大苦大寒，上泻肝胆实火，下清下焦湿热，泻火加除湿两擅其功，为君药；栀子苦寒泻火，配伍龙胆草加强泻火之力，为臣药；泽泻、木通清热利湿，使湿热从水道而解，邪有出路；肝经有热易耗阴血，方中苦燥之药再耗其阴，故用生地滋阴、当归养血，以使标本兼顾，祛邪不伤正；肝体阴用阳，喜疏泄条达，方用柴胡一为引经，二为疏肝；生甘草一可缓苦寒伤胃，二有调和诸药之效。

【按语】本方主要适用于肝经郁热之带状疱疹，常见于急性发疹期，皮肤潮红，疱壁紧张，灼热刺痛；伴口苦咽干，急躁易怒，大便干，小便黄；舌红，苔薄黄或黄腻，脉弦滑数。全方特点有四：泻火与利湿并举，使火降热清，湿浊得利；泻中有补，利中有滋，降中寓升；祛邪而不伤正，泻火而不伐胃；引经独到，循经所发诸症相应而愈。临床运用较广，证属肝胆湿热者，可以异病同治；临床辨证治疗中我们只需抓住病因病机之关键，不必拘泥于何科、何病或何症。加减化裁：若肝胆实火盛于湿热，可去木通、车前子，加黄连以助泻火之力；若湿盛热轻者，可去黄芩、生地，加滑石、薏苡仁以增强利湿之功；若疮痈肿痛，可去柴胡，加银花、连翘、黄连以加强解毒之效；湿热兼大便不通者，加生大黄、枳壳以通腑泄热。方中药多苦寒，易伤脾胃，故对脾胃虚寒之证，禁忌使用。

二十二、带疱 2 号方

【组成】草薢 10g　　薏苡仁 15g　　黄柏 15g　　赤苓 10g
　　　　牡丹皮 6g　　泽泻 10g　　滑石 15g　　通草 5g

【功效】健脾利湿解毒。

【主治】脾虚湿蕴之带状疱疹。

【方解】方中草薢味苦、性平，利湿分清去浊为君药，又兼能祛风胜湿除痹；臣药以薏苡仁、赤茯苓、泽泻，三者均有淡渗利湿健脾之功以助君药，薏苡仁利水渗湿兼除痰湿痹阻，赤茯苓利湿健脾兼有清热之功，泽泻泻有余之水湿而不伐真阴；滑石、通草利尿清热导邪从小便去，通草能通利九窍，黄柏清下焦湿热、泻火解毒，牡丹皮泻血中之伏火，凉血又能活血，四者共为佐药。

【按语】杨志波教授认为本方主治脾虚湿蕴之带状疱疹，临床皮损颜色较淡，疱壁松弛，破后糜烂、渗出，疼痛轻，口不渴，纳差或食后腹胀，大便时溏，舌淡，苔白或白腻，脉沉、缓或滑。全方功在健脾利湿解毒，组方特点：祛湿化浊的代表方剂之一；导邪从小便而解的经典方剂；尤擅湿蕴化热之湿重于热者；全方相对性平，多淡渗利湿之品；既升清化浊，又除湿健脾。临证加减：脾虚湿盛者，去滑石，加山药、白术、苍术；燃热甚者，加生地、赤芍；热重、小便黄赤者，加黄连、车前子；若疮痛溃疡，可加银花、连翘以加强解毒之效。权衡湿热之孰轻孰重，病情之标本缓急，谨守病机，灵活变通。

二十三、带疱 3 号方

【组成】延胡索 15g 地黄 12g 当归 9g 白芍药 9g
川芎 6g 桃仁 9g 红花 6g

【功效】活血化瘀、行气止痛。

【主治】气滞血瘀之带状疱疹。

【方解】方中用辛苦温之延胡索活血散瘀、理气止痛；以熟地、当归、芍药养血活血、和营柔肝；川芎活血行气、调畅气血，以助活血之功；桃仁、红花活血化瘀。

【按语】本方主要适用于气滞血瘀之带状疱疹，常见于本病的恢复期或后遗神经痛期，患部皮损大部分消退，但疼痛不止或隐痛绵绵；伴心烦，夜寐不宁，或咳嗽动则加重，舌质暗紫，苔白，脉细涩。临床加减：发于胸胁者，加柴胡、川楝子；发于头额部者，加菊花、菖蒲；发于肩背部者，加桑枝引药直达病所；发于尾骶及外阴者，加柴胡、枳壳；纳差者，加山药、葛根；眠差者，加夜交藤、珍珠母等。

二十四、黄褐斑 1 号方

【组成】柴胡 10g 白芍 10g 赤芍 10g 当归 10g
川芎 6g 白芷 12g 冬瓜子 10g 丹参 10g
葫芦巴 6g 白茯苓 10g 白术 10g 炙甘草 3g

【功效】疏肝理气、活血化瘀。

【主治】肝郁气滞之黄褐斑。

【方解】本方既有柴胡疏肝解郁，又有当归、白芍养血柔肝，当归养血活血，为治肝郁血虚之要药；白术、茯苓、冬瓜子健脾去湿，使脾胃运化有权，气血生化有源；丹参、赤芍活血，川芎、葫芦巴行气；如此配伍既补肝体，又助肝用，气血兼顾，肝脾并治；炙甘草益气补中，缓肝之急，虽为佐使之品，却有襄赞之功。

当代中医皮肤科临床家丛书（第三辑）

杨志波

【按语】本方主要适用于肝郁气滞之黄褐斑，功在疏肝理气、活血化瘀。情志不畅导致肝郁气滞，气郁化热，熏蒸于面，灼伤阴血而生，面部黄褐色斑片，以妇女为主，伴月经不调病史，性情急躁，胸肋胀痛，乳房胀痛，舌质暗红，苔少，脉弦。临证加减：月经后期不至，乳房胀，小腹隐痛，加香附；月经先期或量多加益母草、香附等。

二十五、黄褐斑 2 号方

【组成】党参 15g　　白术 10g　　　白莲 10g　　　白茯苓 15g
　　　　怀山 15g　　薏苡仁 30g　　白扁豆 10g　　砂仁 6g
　　　　陈皮 6g　　　红花 5g　　　　甘草 3g

【功效】健脾益气、除湿祛斑。

【主治】脾虚湿蕴之黄褐斑。

【方解】本方以四君子汤为基础，党参、白术、茯苓、甘草健脾益气，为主药；以白扁豆、薏苡仁、山药、莲子健脾化湿，为臣药。以砂仁芳香醒脾，促中州运化，通上下气机，陈皮理气健脾调中，红花活血祛斑。诸药合用，共奏益气健脾、化湿祛斑之功。

【按语】本方主要适用于脾虚湿蕴之黄褐斑，饮食不节，忧思过度，损伤脾胃，脾失健运，湿热内生，熏蒸而致病。临床症见面色苍白或萎黄，黄褐斑呈淡褐色；伴有心慌、气短、神疲纳少、带下清稀，舌质淡红微胖，苔薄黄微腻，脉濡。方以健脾益气、化湿祛斑为主。加减：腹胀、腹泻、腹痛者加木香以辛温行气止痛。

二十六、黄褐斑 3 号方

【组成】熟地黄 15g　　山茱萸 10g　　茯苓 15g　　　牡丹皮 10g
　　　　红花 6g　　　丹参 10g　　　泽泻 10g　　　女贞子 10g
　　　　旱莲草 10g　　甘草 3g

【功效】滋补肝肾、养颜祛斑。

【主治】肝肾阴亏之黄褐斑。

【方解】本方为六味地黄丸化裁而来，方选"三补"：熟地黄，滋阴补肾；山茱萸，温肝逐风、涩精秘气；山药，清虚热于肺脾，补脾固肾；"三泻"：牡丹皮，泻君相之伏火，凉血退蒸；茯苓，渗脾中湿热，而通肾交心；泽泻，泻膀胱水邪，而聪耳明目。配伍红花、丹参活血退斑，女贞子、旱莲草滋阴，甘草调和诸药。六经备治，而功专肝肾，寒燥不偏，而兼补益气血。

【按语】本方主要适用于肝肾阴亏之黄褐斑，临床患病多病程长，斑片色灰暗，如蒙灰尘；伴头晕耳鸣、腰酸腿软、五心烦热，舌红苔少，脉细数。全方功在滋补肝肾、养颜祛斑。临床加减：阴虚火旺者加知母、黄柏；遗精盗汗者，加金樱子、芡实。

二十七、克玫 I 号

【组成】丹皮 6g　　栀子 10g　　柴胡 6g　　当归 10g
　　　　香附 6g　　茯苓 10g　　白芍 10g　　赤芍 10g
　　　　合欢皮 6g　　甘草 6g

【功效】疏肝解郁、清热凉血。

【主治】肝郁血热之玫瑰痤疮。

【方解】方选柴胡、白芍疏肝柔肝，配香附理气解郁；丹皮、栀子、赤芍清热凉血；当归活血养血，茯苓健脾利湿，合欢皮安神宁心；甘草调和诸药。诸药相合，共奏疏肝解郁、清热凉血之功。

【按语】本方主要适用于肝郁血热之玫瑰痤疮，素体血热，情志不畅，气血运行不畅，蕴结于面部所致，症见面部潮红，皮温高，自觉灼痒，易受情绪影响，遇热加重。本方功在疏肝解郁、清热凉血。加减：面部瘙痒灼热者加珍珠母、凌霄花；情绪焦虑者加郁金等。

二十八、克玫 2 号

【组成】枇杷叶 10g　　桑白皮 10g　　栀仁 10g　　白花蛇舌草 15g
　　　　赤芍 10g　　生地 15g　　泽泻 10g　　银花 15g
　　　　黄芩 10g　　甘草 6g

【功效】清肺疏风解毒。

【主治】肺经风热之玫瑰痤疮。

【方解】本方取性微寒，味苦辛之枇杷叶清肺气、降肺火，桑白皮清热解毒为君药；黄芩清肺热；泽泻清热利湿；金银花、白花蛇舌草、栀子仁清热解毒；生地黄、赤芍清热活血；甘草调和诸药。

【按语】本方主要适用于肺经风热之玫瑰痤疮，患者素体阳热偏盛，肺经蕴热，复受风邪，熏蒸面部而发，临床见于初发阶段，以鼻尖为中心起红斑，伴丘疹、粉刺，轻度灼热瘙痒。

当代中医皮肤科临床家丛书（第三辑）　杨志波

二十九、克玫 3 号

【组成】黄连 3g　　黄柏 15g　　黄芩 10g　　蒲公英 10g
栀子 10g　　苍术 6g　　赤芍 10g　　泽泻 10g
甘草 3g

【功效】清热除湿解毒。

【主治】脾胃湿热之玫瑰痤疮。

【方解】本方黄芩泻肺火于上焦，黄连泻脾火于中焦，黄柏泻肾火于下焦，栀子通泻三焦之火，从膀胱而出。蒲公英清热解毒，苍术、泽泻健脾利湿，赤芍清热凉血活血，甘草调和诸药。

【按语】本方主要适用于脾胃湿热之玫瑰痤疮，患者嗜食肥甘厚味，三焦积热，脾胃湿热蕴结中焦上泛面部而发病。全方功在清热除湿解毒，阳盛则阴衰，火盛则水衰，故用大苦大寒之药，抑阳而扶阴，泻其亢盛之火。

三十、克玫 4 号

【组成】桃仁 6g　　红花 3g　　赤芍 10g　　川芎 10g
当归 10g　　浙贝母 10g　　夏枯草 15g　　陈皮 3g
皂角刺 10g　　甘草 6g

【功效】活血祛瘀、化痰散结。

【主治】痰瘀互结之玫瑰痤疮。

【方解】本方桃仁、红花活血化瘀；当归养血活血，川芎行气活血，赤芍凉血活血，助桃红之力；夏枯草、浙贝母清热化痰；陈皮理气燥湿化痰；皂角刺软坚散结；甘草调和诸药。

【按语】本方主要适用于痰瘀互结之玫瑰痤疮，功在活血祛瘀、化痰散结。本证多以脾气不足，运化失常，湿浊内停，郁久化热，热灼津伤，煎炼成痰湿热瘀痰凝滞颜面鼻部所致。全方以化痰散结为主，活血化瘀为辅，相辅相成。

三十一、紫癜 1 号方

【组成】板蓝根 20g　　白茅根 20g　　紫草 15g　　茜草 15g
生地黄 15g　　金银花 15g　　牡丹皮 15g　　赤芍 10g
槐花 6g　　荆芥炭 10g　　防风 10g

【功效】清热疏风、凉血活血。

【主治】血热夹风之过敏性紫癜。

【方解】板蓝根、金银花清热解毒；白茅根凉血止血；紫草清热凉血；茜草凉血止血，且能化瘀，治疗血热妄行之出血证；生地黄、牡丹皮、赤芍清热凉血活血；槐花活血化瘀；荆芥炭取其止血之功，又能防风疏风解表。

【按语】本方主要适用于血热挟风之过敏性紫癜，临床症见皮疹突然发生，初起颜色鲜红，后渐变紫，分布较密，甚则皮损融合成片，发生与消退均较快，部位游走不定，伴有微痒、发热、咽痛、全身不适，或有关节疼痛，苔薄黄，脉浮数。加减：大便秘结者，加生大黄、枳实；口干口苦明显者加地骨皮、生石膏；关节肿痛者加羌活、独活；咽痛较甚者加牛蒡子、黄芩、丹皮等。

三十二、紫癜 2 号方

【组成】茵陈 15g　　栀子 10g　　茜草 15g　　槐花 6g
　　　　川牛膝 15g　生地黄 15g　牡丹皮 10g　山药 20g
　　　　薏苡仁 20g　赤小豆 15g

【功效】清热利湿、凉血活血。

【主治】湿热熏蒸之过敏性紫癜。

【方解】方中重用茵陈、清热利湿；栀子清热降火、通利三焦，助茵陈引湿热从小便而去。茜草凉血止血、化瘀，治疗血热妄行之出血证；槐花清热凉血；川牛膝活血化瘀，引药下行；生地黄、牡丹皮清热凉血活血；山药、薏苡仁、赤小豆利湿健脾。

【按语】本方主要适用于湿热熏蒸之过敏性紫癜，皮疹多发于下肢，间见黑紫色血疱，疱破糜烂，常伴腿踝肿痛，多见腹痛较甚，甚则便血或柏油样便，轻者腹微胀痛、纳呆、恶心、呕吐，舌红或带紫，苔白腻或黄腻，脉濡数。全方有补有泻，层次分明，功在清热利湿、凉血活血。临床加减：便血明显者，加地榆炭。

三十三、紫癜 3 号方

【组成】黄芪 15g　　白术 10g　　茯苓 10g　　当归 15g
　　　　白芍 15g　　蒲黄炭 10g　地榆炭 10g　川芎 10g
　　　　熟地黄 15g

当代中医皮肤科临床家丛书（第三辑）　杨志波

【功效】健脾益气、养血止血。

【主治】脾不统血之过敏性紫癜。

【方解】方中黄芪补中益气、升阳举陷；当归、白芍补血和营；熟地黄补血滋阴、益精填髓；白术、茯苓健脾益气；蒲黄炭、地榆炭止血；川芎行气，体现"气为血之帅"；综合全方，一则补气健脾，使后天生化有源，脾胃气虚诸证自可痊愈；一则升提中气，恢复中焦升降之功能，相辅相成。

【按语】本方主要适用于脾不统血之过敏性紫癜，起病缓慢，迁延日久，皮疹淡紫斑，分布稀疏，伴腹胀、便溏、恶心、纳呆、倦怠无力、面色萎黄，或间见心悸、头晕、目眩、面色无华、唇淡，舌质淡，少苔，脉沉细或弱。全方功在健脾益气、养血止血。加减：失眠多梦者加合欢皮、茯神；兼有阴虚症状者加麦冬、黄精；血瘀而有郁热者加黄芩、丹皮等。

第四章　特色疗法

一、穴位埋线

【定义】

穴位埋线是在中医的脏腑、气血、经络理论指导下，通过针具将医用羊肠线埋入相应穴位或特定部位，而产生一系列治疗效应，达到防治疾病目的的一种医疗方法。是一种融多种疗法、多种效应于一体的复合性治疗方法。

【功效】

刺激经络、平衡阴阳、调和气血、调节脏腑。

【适应证】

在皮肤科适用于慢性荨麻疹、慢性湿疹、皮肤瘙痒症、斑秃、神经性皮炎、银屑病、痤疮、白癜风、黄褐斑、扁平疣等。

【禁忌证】

5岁以下儿童；晕针者；严重心脏病患者；孕妇及月经期妇女；肺结核活动期、骨结核；皮肤局部有感染或有溃疡；意识不清、身体极度衰弱患者；有出血倾向性患者。

【操作步骤】

（1）知情告知：埋线前向患者详细介绍本疗法的治疗特点、操作过程以及注意事项。

（2）用物准备：医用一次性使用无菌穴位埋线包、无菌手套、络合碘、剪刀、棉签。

（3）施术者用清洁剂认真揉搓手心、指缝、手背、手指、指腹、指尖、腕部，时间不少于10~15秒，流动水清洗，戴无菌手套。

（4）患者根据所选穴位，选取舒适、持久的体位。

（5）施术局部皮肤常规消毒，镊取一段约1~2cm长已消毒的羊肠线，放置在埋线针针管的前端，后接针芯。

（6）将针快速直刺入穴位，左手拇、食指绷紧或提起进针部位皮肤，右手持针，刺入到所需深度，线体深度为1.5~2.0cm。

（7）适当提插捻转使埋线针出现酸麻胀痛针感后，边推针芯，边退针管，将羊肠线埋填在穴位的皮下组织或肌层内。

（8）出血者用消毒棉球压迫针眼片刻以止血，针孔处敷盖消毒纱布。

（9）操作完毕，清理用物，洗手。

【疗程】

根据疾病的不同，可分别选择每 7 天、15 天、30 天、45 天治疗 1 次，4 次为 1 个疗程。

【注意事项】

（1）严格无菌操作，防止感染。

（2）根据不同部位掌握埋线的角度和深度，在躯干部埋线时，要防止损伤内脏；四肢末端由于皮下组织和骨头之间肌肉较少，埋线比较困难，尽量不用埋线；有些穴位下方有血管和神经，对于这些穴位应该避免深刺，以防伤及血管和神经。

（3）羊肠线最好埋入肌层，不宜埋于脂肪组织之中，以防脂肪液化，线头不可露出皮肤，如局部化脓时，有液渗出，或线头露出，可抽出肠线，处理好伤口，无菌包扎。并用抗感染处理。

（4）术后休息 2 ~ 3 天，局部严禁浸水，3 ~ 5 之内埋线局部有酸麻胀痛反应，个别病人如对羊肠线有过敏现象时应及时处理。

二、穴位注射

【定义】

穴位注射法是用注射器的针头作为针刺用具刺入穴位，在得气后注入药液来治疗疾病的方法。它是把针刺与药理及药液等对穴位的渗透刺激作用结合在一起发挥综合效能，故对某些皮肤疾病能提高疗效。

【功效】

刺激经络、平衡阴阳、调和气血、调节脏腑。

【适应证】

穴位注射在皮肤科适用于带状疱疹后遗神经痛、风疹、湿疹、慢性荨麻疹、皮肤瘙痒症、痤疮、银屑病、斑秃、白癜风、黄褐斑等。

【禁忌证】

5 岁以下儿童；晕针者；严重心脏病患者；肺结核活动期、骨结核；皮肤局部有感染或有溃疡；意识不清、身体极度衰弱患者；有出血倾向性患者。

【操作步骤】

（1）知情告知：穴位注射前向患者详细介绍本疗法的治疗特点、操作过程以及注意事项。

（2）用物准备：医用一次性注射器、无菌手套、络合碘、棉签、注射用药物。

（3）施术者用清洁剂认真揉搓手心、指缝、手背、手指、指腹、指尖、腕部，时间不少于 10～15 秒，流动水清洗，戴无菌手套。

（4）患者根据所选穴位，选取舒适、持久的体位。

（5）按注射药量的不同选用注射器和针头。

（6）局部皮肤常规消毒后，用无痛快速进针法将针刺入皮下组织，然后慢慢推进或上下提插，出现酸胀等"得气"感应后，回抽一下，如无回血，即可将药物注入。

（7）药物注射完毕后，无痛快速退针。

（8）消毒棉球或棉签压迫针眼片刻以止血，针孔处敷盖消毒纱布。

（9）操作完毕，清理用物，洗手。

【疗程】

急症每日 1～2 次；慢性病每日或隔日 1 次；6～10 次为 1 个疗程。反应强烈者，可隔 2～3 日 1 次，穴位可左右交替使用。每疗程间可休息 3～5 日。

【注意事项】

（1）治疗时应对患者说明治疗的特点和注射后的正常反应，如注射后局部可能有酸胀感，48 小时内局部有轻度不适，有时持续时间较长，但一般不超过 1 日。

（2）严格无菌操作，防止感染。

（3）不宜在患者极度疲劳、饥饿状态下进行此操作。

（4）让患者采取舒适的体位，做好心理准备，以防晕针。

（5）注意药物的性能、药理作用、剂量、配伍禁忌、不良反应、过敏反应、药物的有效期、药物有无沉淀变质等情况。凡能引起过敏反应的药物，如青霉素、链霉素、普鲁卡因等，必须做皮试，阳性反应者不可应用此药。不良反应较强的药物，使用应当谨慎。

（6）一般疾病用中等速度推入药液；慢性病或体弱者用轻刺激，将药液缓慢推入；急性病或体强者，可用强刺激，快速推入药液。如需注入药液较多时，可由深至浅，边推药液边退针，或将注射针头向几个方向刺入注射药液。

（7）穴位注射的用药剂量决定于注射部位及药物的性质和浓度。小剂量注射时，可用原药物常规剂量的 1/5 ~ 1/2。一般以穴位部位来分，头面部可注射 0.3 ~ 0.5ml，耳穴可注射 0.1ml，四肢部可注射 0.5 ~ 2ml，胸背部可注射 0.5 ~ 1ml，腰臀部可注射 2 ~ 5ml 或 5% ~ 10% 葡萄糖注射液 10 ~ 20ml。

（8）一般药液不宜注入关节腔、脊髓腔和血管内，否则会导致不良后果。此外，应注意穴位注射法避开神经干，以免损伤神经。

（9）孕妇的下腹部、腰骶部和三阴交、合谷等穴不宜用穴位注射，以免引起流产。年老、体弱者，选穴宜少，药液剂量应酌减。

（10）如出现药物过敏者，应立即停药，并进行抗过敏治疗；过敏严重出现休克者，应立即进行抢救。

（11）如出现局部红肿、发热等，甚至形成脓疡者，应及时处理，以防病情恶化。

三、自血疗法

【定义】

自血疗法，是把患者自身的血液，从静脉血管内抽出来，再注入到特定穴位，从而刺激机体的非特异性免疫反应，促进白细胞吞噬作用，达到调理人体内环境，降低机体的敏感性和增强机体免疫力，中医认为可以持久刺激穴位，调节经气，以治疗某些疾病的方法。

【功效】

刺激经络、平衡阴阳、调和气血、调节脏腑。

【适应证】

自血疗法在皮肤科适用于银屑病、白癜风、慢性荨麻疹、皮肤瘙痒症、湿疹、过敏性紫癜、某些大疱性皮肤病、毛囊炎、痤疮、斑秃等。

【禁忌证】

5 岁以下儿童；晕针、晕血者；孕妇及月经期妇女；严重心脏病患者；肺结核活动期、骨结核；皮肤局部有感染或有溃疡；意识不清、身体极度衰弱患者；有出血倾向性患者。

【操作步骤】

（1）知情告知：自血疗法前向患者详细介绍本疗法的治疗特点、操作过程以及注意事。

（2）用物准备：医用一次性注射器、无菌手套、络合碘、棉签、止血带。

（3）施术者用清洁剂认真揉搓手心、指缝、手背、手指、指腹、指尖、腕部，时间不少于10~15秒，流动水清洗。戴无菌手套。

（4）患者根据所选穴位，选择舒适、持久的体位。

（5）按所选穴位及所需抽血量的不同，选用注射器和针头（耳穴一般用1ml注射器，肌肉薄浅部位一般用2ml注射器，四肢及肌肉丰满之处一般用5ml注射器）。

（6）用止血带系在患者肘正中静脉近心端处，常规消毒后注射器抽取静脉新鲜血液2~4ml，拔出针头。局部按压止血。

（7）根据针刺角度及注射深浅，迅速将所取静脉血注入所选穴位中，每穴0.5~1ml，每次取3~6穴。

（8）注射完毕后，迅速拔出针头，用棉签压迫止血。

（9）操作完毕，清理用物，洗手。

【疗程】

每周1次，连用4~6次为1个疗程，每疗程间间隔15天。

【注意事项】

（1）治疗时应对患者说明治疗的特点和注射后的正常反应，如注射后局部可能有酸胀感，48小时内局部有轻度不适，有时持续时间较长，但一般不超过1日。

（2）严格无菌操作，防止感染。

（3）不宜在患者极度疲劳、饥饿状态下进行此操作。

（4）让患者采取舒适的体位，做好心理准备，以防晕针、晕血。

（5）如出现局部红肿、发热等，甚至形成脓疡者，应及时处理，以防病情恶化。

四、火针疗法

【定义】

火针，是用火烧红的针尖迅速刺入人体，以治疗疾病的一种方法。

【功效】

温经散寒、通经活络、祛痛止痒、消癥散结、清热解毒。

【适应证】

火针疗法在皮肤科适用于银屑病、白癜风、痤疮、病毒疣、带状疱疹后

当代中医皮肤科临床家丛书（第三辑） 杨志波

遗神经痛、慢性湿疹、皮肤淀粉样变、结节性痒疹、糠秕孢子菌毛囊炎、神经性皮炎等。

【禁忌证】

晕针者；孕妇及哺乳期妇女；年老体弱者；严重心脏病、高血压、糖尿病、恶性肿瘤患者；肺结核活动期、骨结核；皮肤局部有感染或有溃疡；意识不清。

【操作步骤】

（1）知情告知：火针疗法前向患者详细介绍本疗法的治疗特点、操作过程以及注意事项。

（2）用物准备：医用无菌火针或不锈钢针、无菌手套、络合碘、棉签、酒精灯。

（3）施术者用清洁剂认真揉搓手心、指缝、手背、手指、指腹、指尖、腕部，时间不少于10～15秒，流动水清洗。戴无菌手套。

（4）患者根据所选施术部位，选择舒适、持久的体位。

（5）施术部位常规消毒，对于不能耐受疼痛者，局部予以浸润麻醉（或外敷麻醉）。

（6）左手固定患部，右手持针，将针在酒精灯上烧红，迅速刺入施术部位；针刺的深度据施术部位及疾病而定。

（7）操作完毕，清理用物，洗手。

【疗程】

1～2周1次。

【注意事项】

（1）治疗时应对患者说明治疗的特点和治疗后的正常反应及相关注意事项。

（2）严格无菌操作，防止感染。

（3）不宜在患者极度疲劳、饥饿状态下进行此操作。

（4）让患者采取舒适的体位，做好心理准备，以防晕针。

（5）保持施术部位干净。

（6）如出现局部红肿、发热等，甚至形成脓疡者，应及时处理，以防病情恶化。

五、中药箍围疗法

【定义】

箍围疗法是借助于箍围药的截毒、束毒、拔毒作用而起到清热消肿、散瘀定痛、温经化痰等治疗效应的一种敷贴方法。

【功效】

清热消肿、散瘀定痛、温经化痰。

【适应证】

疮疡各期、肿势散漫不聚、无集中硬块者。

【禁忌证】

局部大面积破溃、感染、流脓者；对箍围药物过敏者。

【操作步骤】

（1）知情告知：向患者详细介绍中药箍围疗法的治疗特点、操作过程以及注意事项。

（2）选取合适药物：

在选用箍围药时首先要根据患者的病情辨证论治。痈疡疮肿表现为红、肿、热、痛之急性过程者，应选取金黄散、玉露散等药性寒凉诸方以清热解毒、消肿散瘀；痈疡疮肿表现为漫肿不高，不红不热等慢性过程，或迁延不愈，反复发作者，可选用回阳玉龙膏等药性偏温诸方以温经散寒、祛瘀化痰。介于上述热证与寒证之间而表现为半阴半阳者，可选取药性平和的冲和膏等方，以疏风行气、活血定痛、散瘀消肿。

（3）药物调制：

根据患者病情性质与病变阶段，箍围药可选择各种液状赋形剂调配，将箍围药调和至干湿适中的药糊，以增强其药效作用。常用的赋形剂有醋、酒、蜂蜜、葱汁、姜汁、麻油、各种新鲜草药汁等。

箍围药与醋调敷，能增强其解毒祛瘀软坚等作用；以酒调敷，可促使药性散发，并增强其活血通络等作用；以金银花、蒲公英等汁调敷，则取其清热解毒之性；以葱、姜、韭、蒜等汁调敷，则取其辛通散邪之长；以麻油、蜂蜜调敷，取其清热解毒之功效。

如果箍围药物自身含有汁液，如鲜仙人掌、鲜芙蓉叶等，则可捣烂成糊状后直接敷用。

（4）治疗前准备：

当代中医皮肤科临床家丛书（第三辑） 杨志波

病人取能够充分暴露敷贴药物患处的体位，医生将患处洗净擦干，有创口者则应清创消毒后，用干棉球或纱布覆盖创口。

（5）箍围敷贴：

上箍围药时，如果是痈疽、疮疖初起，或肿势散漫者，可满敷其患处；若其毒已结聚，或破溃后余肿未消，宜敷贴其四周，中间留一小孔，以干棉球覆盖保护，以便箍围拔毒。涂抹箍围药时，其范围一般应略超出其肿起外缘。有些部位在敷药后可能污染衣物或容易脱落，则应用纱布或胶布包扎固定。

（6）药物箍围 3～4 小时后，或患者自觉药物干燥，与皮肤有摩擦刺痒感，将药物取下。局部用柔软的湿纱布或毛巾擦拭。

（7）操作完毕，清理用物，洗手。

【疗程】

每日 1 次，5 次为 1 个疗程。

【注意事项】

（1）在运用本疗法前，应根据患者的病情选用合适的箍围药和赋形剂。就其基本原则而言，阳热证不得选用以温热药为主组成的箍围药，以免助长火毒；阴寒证不得选用以寒凉药为主组成的箍围药，以免导致寒痰凝瘀不化。

（2）调配箍围药时，要注意掌握好药物的干湿程度，以既不至于流淌，又不致于脱落为适宜。敷贴之后，箍围药应保持湿润，如果药已变干或脱落，则应随时更换，使其药力持续作用于患处。

（3）治疗 1 个疗程后，若症状无明显改善，应加用或改用其他治疗方法，以免耽误病情。

六、梅花针叩刺疗法

【定义】

梅花针又称皮肤针，是用 5～7 枚不锈钢针，集束固定在针柄的一端而成，形如小锤，用此针在人体一定部位或穴位上进行叩打的一种治疗方法。

【功效】

活血化瘀、疏通经络、调节脏腑、止痒止痛。

【适应证】

在皮肤科适用于各种皮炎、湿疹、带状疱疹、银屑病、斑秃、白癜风、硬皮病、淀粉样病变及各种肥厚性疾病。

【禁忌证】

晕针者；孕妇及哺乳期妇女；年老体弱者；严重心脏病、高血压、糖尿病、恶性肿瘤患者；肺结核活动期、骨结核；皮肤局部有感染或有溃疡；疲劳、空腹者；意识不清者。

【操作步骤】

（1）知情告知：梅花针叩刺疗法前向患者详细介绍本疗法的治疗特点、操作过程以及注意事项。

（2）用物准备：治疗盘、无菌梅花针、皮肤消毒剂、无菌棉签、弯盘、小剪刀。

（3）施术者用清洁剂认真揉搓手心、指缝、手背、手指、指腹、指尖、腕部，时间不少于 10～15 秒，流动水清洗。戴无菌手套。

（4）协助患者取合适的体位，暴露叩刺部位，与患者交流、沟通。

（5）检查针具：针头平齐，无钩无锈无破损。

（6）用 75% 的酒精消毒局部皮肤，护士手持针柄后段，食指伸直压在针柄中段，针尖段对准叩刺部位，使用手腕之力，将针尖垂直叩刺在皮肤上，并迅速弹起，反复进行，一般皮肤出现潮红或点状出血为止。

（7）叩刺过程中注意患者的面色、表情、皮肤颜色，询问患者有无不适，一旦发现有异常现象立即停止治疗，采取处理措施。

（8）叩刺完毕，消毒局部皮肤，皮肤如有出血，用消毒干棉签擦拭干净，保持清洁，以防感染。协助患者整理衣着，整理床单。

（9）操作完毕，清理用物，洗手。

【疗程】

每疗程 7～10 次，每天 1 次或隔日 1 次，疗程间可间隔 3～5 日。

【注意事项】

（1）治疗前作好解释工作，避免紧张。

（2）严格无菌操作，防止感染。

（3）操作前检查针尖是否有毛钩、针面是否平齐，针柄和针具是否有松动。

（4）操作时针尖必须与皮肤保持垂直，叩刺部位要准确，用力要均匀，避免慢、压、斜、拖，以减轻疼痛。

（5）使用后的针具应及时处理。

杨志波

（6）如出现局部红肿、发热等，甚至形成脓疡者，应及时处理，以防病情恶化。

七、耳穴压豆疗法

【定义】

采用药籽或菜籽等物品贴压及刺激耳廓上的穴位或反应点的一种治疗方法。

【功效】

通经活络、调节气血。

【适应证】

各种疼痛性病症、各种炎症性病症、某些功能紊乱性疾病、过敏与变态反应性疾病、内分泌代谢性疾病、各种慢性病、保健防病、针刺麻醉、戒烟、减肥等。

【禁忌证】

耳部炎症、冻伤的部位；习惯性流产的孕妇。

【操作步骤】

（1）知情告知：耳穴压豆疗法前向患者详细介绍本疗法的治疗特点、操作过程以及注意事项。

（2）用物准备：治疗盘、菜籽或药籽、胶布、75%酒精、棉签、镊子、探棒、小剪刀、弯盘。

（3）取穴，探查并做好标记。

（4）协助患者取合适的体位。

（5）耳穴部位用75%酒精消毒及脱脂。

（6）左手手指托持耳廓，右手用镊子夹取备好的小方块胶布，中间黏上准备好的药籽，对准穴位紧紧贴压其上，并轻轻揉按1~2分钟。

（7）询问患者感觉。

（8）操作完毕，清理用物，洗手。

【疗程】

隔1~2天1次，3~5次为1个疗程。

【注意事项】

（1）取穴宜根据病症取其反应明显的穴位，要少而精，每次以贴5~7穴为宜，每日按3~5次，如有污染及时更换，两组穴交替贴压，两耳交替或同时贴用。

（2）洗澡、洗头时保护好耳部，以延长贴压时间。

（3）耳穴贴压期间，局部感到热、麻、胀、痛属正常现象。

八、拔罐疗法

【定义】

拔罐疗法是一种以罐为工具，借助燃火、抽气等方法，排除罐中空气，利用负压使之吸附于腧穴或病变部位，造成局部皮肤充血、瘀血现象的一种治疗方法。

【功效】

祛寒祛湿、疏通经络、祛除瘀滞、消肿止痛、拔毒泻热，具有调节人体阴阳平衡、解除疲劳、增强体质的功效，从而达到扶正祛邪，治愈疾病的目的。

【适应证】

适用于荨麻疹、皮炎、湿疹，银屑病、硬皮病、带状疱疹、丹毒及感冒、发热、肩颈腰腿疼等。

【禁忌证】

月经期妇女及孕妇的腰腹部、心尖搏动处、乳房、大血管处、骨凸不平处及毛发较多处。

【操作步骤】

（1）知情告知：拔罐疗法前向患者详细介绍本疗法的治疗特点、操作过程以及注意事项。

（2）用物准备：治疗盘、罐具、止血钳、95%酒精棉球、打火机、弯盘、小口瓶（内盛少量水）、必要时备浴巾。

（3）协助患者取合适的体位，暴露患者操作部位的皮肤，注意防寒和保护患者的隐私。

（4）根据部位不同，选择合适的火罐，并检查好罐口边缘是否光滑有无缺损，清洁局部皮肤。

（5）拔罐：一般用一只手持罐，另一只手拿止血钳夹住95%酒精棉球，在罐中烧1~2周（切勿将罐口烧热，以免烫伤皮肤），迅速退火，立即将罐扣在所选部位，将棉球置小口瓶中熄灭。

常用的拔罐法：留罐：又称坐罐，即拔罐后留置10~15分钟。闪罐：将罐拔住后，立即取下，再吸再取，如此反复多次，直至皮肤潮红。走罐：又称推罐，一般用于肌肉丰富的部位，在罐口吸附部位涂薄层凡士林，火罐吸住皮肤后，扶住罐体，上下左右用力慢慢推动称走罐法。

（6）拔罐过程中要随时观察火罐吸附情况和皮肤颜色，询问患者感觉。

（7）起罐：一手扶住罐体，将火罐向一侧倾斜，另一手以拇指或食指将罐口边缘的皮肤轻轻按下，使空气经缝隙进入罐内，罐子自然与皮肤脱开，不要强行拉扯，不要硬拉或转动。若起罐太快，易造成空气迅速进入罐内，则负压骤减，使患者产生疼痛。

（8）操作完毕用温热毛巾或软纸轻轻擦净皮肤上的油渍，让患者休息一会。

（9）协助患者整理衣着，置舒适体位，整理床单。

（10）操作完毕，清理用物，洗手。

【疗程】

每日或隔日1次，7～10天为1个疗程。

【注意事项】

（1）拔罐时应取合适的体位，选择肌肉较丰厚的部位。

（2）操作前仔细检查罐口周围是否光滑，有无裂痕。如有破损，禁止使用。

（3）拔罐时要稳、准、快，起罐不可强拉。患者感觉异常，立即停止拔罐。

（4）酒精棉球不可过多或过湿，燃烧时灌口不宜过热，以免烧伤或烫伤皮肤。

（5）一般为轮流拔罐。局部瘀血尚未消退时，不应再于原部位重复拔罐。

（6）拔罐过程中，切勿变换体位，以免火罐脱落。

（7）注意保暖，防止受寒。

九、中药灌肠疗法

【定义】

将中药经肛门灌入，保留在肠道内，通过肠黏膜吸收达到治疗目的。

【功效】

清热解毒、软坚散结、活血化瘀。

【适应证】

适用于湿疹、瘾疹、神经性皮炎、脂溢性皮炎、银屑病、药物性皮炎、瘙痒症、急慢性前列腺炎、高热等。

【禁忌证】

腹泻，肛门、结肠、直肠手术者。

【操作步骤】

（1）评估患者病情并知情告知：评估患者肛周皮肤情况，向患者及家属解释中药灌肠法的目的、操作程序和注意事项，教会患者放松和配合的方法，嘱患者排空大小便，保持肛周皮肤清洁。

（2）用物准备：治疗盘内放 50ml 注射器/灌肠筒、一次性肛管、按医嘱备药液、液体石蜡油、无菌棉签、电热杯、止血钳、弯盘、一次性手套、水温计，治疗盘外备纸巾、一次性治疗单、小垫枕。

（3）环境准备：温湿度适宜，关闭门窗，需要时用屏风或围帘遮挡。

（4）体位：协助患者取侧卧位，双膝屈曲，裤子退至膝部，将小垫枕和一次性治疗单垫于臀下。注意保暖，对不能自理或不配合的患者由家属侧抱，抬高臀部 10cm，防止药液外溢。

（5）将药液加热至 39～41℃，用水温计测量，符合要求方可使用。

（6）抽吸药液、排气：遵医嘱抽吸药液及剂量，连接一次性肛管、排气。根据年龄、体重、病情选择剂量，一般药量成人为 50～100ml，小儿 15～20ml。

（7）润滑、注药洗手，戴手套，用液体石蜡棉签润滑肛管，左手分开臀部，暴露肛门，右手轻轻地插入肛管 7～10cm（小儿插管 5～7cm），缓慢推注药液，注意观察患者的反应。

（8）缓慢拔出肛管，用纸巾擦净肛门，同时夹闭肛门 3～5 分钟。注意防止药液外溢。

（9）操作结束撤弯盘及一次性治疗单，脱手套。协助患者整理衣着，取侧卧位，清理用物，洗手。

【疗程】

每天或隔 1～2 天 1 次，4 次 1 个疗程。

【注意事项】

（1）严格掌握药液温度和剂量。

（2）观察患者反应，如出现严重腹泻、腹痛，应及时通知医生，对症处理，调整治疗方案。

（3）每个疗程 4 次，超过 3 个疗程者慎用，以免长期使用导致药物蓄积发生中毒。

当代中医皮肤科临床家丛书（第三辑） 杨志波

（4）灌肠时，若小儿哭闹、排便等，应拔出肛管，休息片刻，待患儿情绪平稳再行灌肠。

（5）灌肠后，患者取侧卧位，保留药液 15 分钟以上，使药液充分被吸收。

十、热奄疗法

【定义】

中药热奄包疗法是指将加热好的中药药包置于身体的患病部位或身体的某一特定位置如穴位上，通过奄包的热蒸气使局部的毛细血管扩张血液循环加速利用其温热达到温经通络、调和气血、祛湿祛寒为目的的一种外治方法。

【功效】

温经通络、调和气血、祛湿祛寒。

【适应证】

适用于皮肤病中角化过度、肥厚浸润、皮下结节、皮肤发硬、麻木疼痛及顽固瘙痒等症，如结节性红斑、硬皮病、结节性痒疹、带状疱疹后遗神经痛、斑块型银屑病、慢性湿疹及冻疮等。

【禁忌证】

急性皮炎，水疱、浸渍、渗出、糜烂性损害；皮肤破损、感染处；对封包物品及药物过敏者；面部、皮肤黏膜及褶皱部位，如腋下、会阴部、腘窝等。

【操作步骤】

（1）知情告知：热奄疗法前向患者详细介绍本疗法的治疗特点、操作过程以及注意事项。

（2）根据不同病情将药物放入热奄包内并缝好。

（3）将药包放入锅内煮 30 分钟，捞出，挤出多余药液，不滴水，或微波加热后取出。

（4）将奄包敷于患处，温度以患者能耐受，不烫伤皮肤为度。

（5）清理用物，归还原处。

【疗程】

每次治疗时间 20~30 分钟，每日 1~2 次。

【注意事项】

（1）敷药包前嘱患者排空小便。

（2）微波加热时控制好时间，防止药物燃烧变质。

（3）温度适宜，不宜过烫，一般温度为 50～70℃。

（4）随时观察，防止烫伤，患者感到局部疼痛，出现水疱应停止操作，给予适当处理。

（5）布袋、毛巾用后清洗消毒备用或专人专用。

（6）冬季注意患者的保暖。

十一、中药药浴疗法

【定义】

中药药浴是指按照中医辨证施治的原则，根据不同的疾病，选择不同的药物，并将药液或含有药液水盛于器皿内，浸泡身体的某些部位或全身，利用水温本身对皮肤、经络、穴位的刺激和药物的透皮吸收，达到治疗疾病、养生保健目的一种治疗方法。

【功效】

疏通经络、活血化瘀、祛风散寒、清热解毒、消肿止痛、调整阴阳、协调脏腑、通行气血、濡养全身。

【适应证】

适用于湿疹、荨麻疹、银屑病、硬皮病、多发性肌炎、风湿性关节炎、内痔脱垂、外痔肿痛、脱肛等。

【禁忌证】

妇女月经和妊娠期、高血压患者不宜使用熏洗和坐浴；伴有急性传染病、重症心脑血管疾病者禁用；内痔出血量较大时、缝合伤口术后禁用。

【操作步骤】

（1）知情告知：中药药浴疗法前向患者详细介绍本疗法的治疗特点、操作过程以及注意事项。

（2）物品准备：药物、浴具。热水约 1500ml 左右。

（3）患者准备：排净大小便。

（4）一般在药中加入 1500ml 左右的水，先浸泡 20 分钟，泡完后开火，将药材与水一起煮沸 30 分钟，过滤弃药渣。

（5）将煎好的药汤趁热倒入浴具内，待药液温度降到 40℃ 左右时，嘱患者坐于浴具内，药液泡洗患处 20～30 分钟。

（6）无菌纱布擦干。

（7）操作完毕，清理用物，归还原处。

【疗程】

每日 1~2 次，7~10 天为 1 个疗程。

【注意事项】

（1）熏洗过程中一定要根据病人的耐受程度调节适宜的药液温度，特别是老年患者，由于对温度的敏感性下降，治疗时要防止烫伤的发生。

（2）合并有传染病的患者应使用单独的浴具，并单独严格消毒。

（3）皮疹、瘙痒等过敏症状时应立即停止使用，必要时外用可外涂抗过敏药膏，口服抗过敏药物。

（4）对于烫伤后皮肤局部出现水疱或溃烂者患者，应避免抓挠，保护创面或涂烫伤软膏、万花油、红霉素软膏等。

十二、电针疗法

【定义】

电针疗法，是指将针刺入腧穴得气后，在针具上通以接近人体生物电的微量电流，利用针和电两种刺激相结合，以防治疾病的一种方法。

【功效】

疏通经络、活血化瘀。

【适应证】

在皮肤科适用于带状疱疹后遗神经痛、硬皮病、慢性荨麻疹等。

【禁忌证】

妇女月经和妊娠期；安装有心脏起搏器者；患严重心脑血管疾病不能耐受者；体质虚弱不能耐受者；癫痫及精神异常者。

【操作步骤】

（1）知情告知：电针疗法前向患者详细介绍本疗法的治疗特点、操作过程以及注意事项。

（2）备齐用物，携至床旁，做好解释，取得患者配合。

（3）协助患者松开衣着，按针刺部位，取合理体位。

（4）选穴位：一般选用其中的主穴，配用相应的辅助穴位，多选同侧肢体的 1~3 对穴位为宜。

（5）选好腧穴后，先用拇指按压穴位，并询问患者有无感觉。

（6）消毒进针部位后，按腧穴深浅和患者胖瘦，选取合适的毫针，同时检查针柄是否松动，针身和针尖是否弯曲或带钩，术者消毒手指。

（7）根据针刺部位，选择相应进针方法，正确进针。

（8）当刺入一定深度时，患者局部产生酸、麻、胀、重等感觉或向远处传导，即为"得气"。

（9）电针方法在使用电针机前，必须先把强度调节旋钮调至零位（无输出），再将电针机上每对输出的两个电极分别连接在两根毫针上。一般将同一对输出电极连接在身体的同侧，在胸、背部的穴位上使用电针时，不可将两个电极跨接在身体两侧，更不应让电流从心脏部位穿过。通电时调节电钮，使电量从无到有，由小到大。切忌由大到小，或忽有忽无，忽小忽大。电量的大小因人而异，一般以患者感到舒适为度。临床治疗，一般持续通电 15 分钟左右，从低频到中频，使病人出现酸、胀、热等感觉或局部肌肉作节律性的收缩。

（10）当达到预定时间后，先将输出电位器退至"0"位，然后关闭电源开关，取下导线，最后按一般起针方法将针取出。

（11）操作过程中密切观察有无晕针及其他不适等情况。如出现意外，紧急处理。

（12）操作完毕，协助患者穿好衣着，安置舒适卧位，整理床铺。

（13）清理用物，归还原处。

【疗程】

急症、新发病每日 1~2 次，5~7 次为 1 个疗程；慢性病每日或隔日 1 次，10 次为 1 个疗程。两疗程之间休息 3~5 天。

【注意事项】

（1）每次治疗前，检查电针机输出是否正常。治疗后，须将输出调节电钮等全部退至零位，随后关闭电源，撤去导线。

（2）电针感应强，通电后会产生肌收缩，须事先告诉病人，使其思想上有所准备，配合治疗。

（3）对患有严重心脏病的病人，治疗时应严加注意，避免电流回路经过心脏；不宜在延髓、心前区附近的穴位施用电针，以免诱发癫痫和引起心跳、呼吸骤停。

（4）曾作为温针使用过的毫针针柄表面往往氧化，而导电不良；有的毫针针柄由铝丝绕制，并经氧化处理成金黄色，导电性能也不好。这类毫针最好不用，如使用时须将输出电极夹在针身上。

当代中医皮肤科临床家丛书（第三辑）

杨志波

（5）治疗时，如遇到输出电流时断时续，往往是电针机发生故障或导线断损，应修理后再用。

（6）毫针多次使用后，易缺损，在消毒前应加以检查，以防断针。

十三、刺络放血疗法

【定义】

刺络放血疗法，是指运用三棱针、梅花针、毫针等特制的针具点刺浅表血络、穴位、皮肤等部位，放出少量血液或淋巴液，以治疗疾病的外治方法。

【功效】

调理阴阳、调和气血、通络止痛、祛瘀消肿、泻热祛邪、解毒开窍、镇静止痒等。

【适应证】

既适用于实证和热证，也可用于实寒证。常用于某些急症和慢性病，如昏厥、高热、中暑、中风闭证、顽癣、疖痈初起、扭挫伤、痔疮、丹毒、湿疹、神经性皮炎、带状疱疹后遗神经痛等。

【禁忌证】

妇女月经和妊娠期；有自发性出血倾向者；明显贫血者；患严重系统性疾病或体质虚弱不能耐受者；过饥、过饱、有晕血晕针倾向者；施术部位有严重创伤、开放性伤口、溃疡或感染者。

【操作步骤】

（1）知情告知：刺络放血疗法前向患者详细介绍本疗法的治疗特点、操作过程以及注意事项。

（2）备齐用物，携至床旁，做好解释，取得患者配合。

（3）患者取合理体位，协助松开衣着，暴露施针部位，进行皮肤消毒。

（4）操作方法：

三棱针刺络放血：右手拇、食两指持住针柄，中指扶住针尖部，露出针尖1~2分许，以控制针刺深浅度，针刺时左手夹持、舒张皮肤，右手持三棱针针刺，根据病情，选择相应刺法。

腧穴点刺：先在腧穴部位上下推按，使血聚集穴部，常规消毒皮肤、针尖后，右手持针对准穴位迅速刺入0.3cm，立即出针，轻轻按压针孔周围，使出血数滴，然后用消毒干棉球按压针孔止血。

刺络：用三棱针缓慢地刺入已消毒的较细浅静脉，使少量出血，然后用消毒干棉球按压止血。

散刺：又叫豹纹刺，不同疾病有两种不同刺法：顽癣、疖肿初起（未化脓），严密消毒后可在四周刺出血；扭伤、挫伤后局部瘀肿，在瘀肿局部消毒后如豹纹般散刺出血。

挑刺：左手按压施术部位的两侧，或夹起皮肤，使皮肤固定，右手持针，将经过消毒过的腧穴或反应点表皮挑破，使出血或流出黏液；也可再刺入0.5cm左右深，将针身倾斜并使针尖轻轻提高，挑断皮下部分纤维组织，然后局部消毒，覆盖敷料。

梅花针刺络放血：右手持针柄，针尖对准叩刺部位，垂直叩在皮肤上，使用腕力叩刺，并立即弹起，反复进行，根据病情，选择叩刺深度。

分轻重中三度：轻叩——操作部位潮红，中叩——微微出血，重叩——出血如珠。

（5）根据情况，可配合拔罐疗法，放出适量血液。

（6）在施针过程中，应观察患者面色、神情，询问有无不适反应，预防晕针。

（7）操作完毕后，协助患者衣着，安排舒适体位，整理床单。

（8）清理用物，归还原处。

【疗程】

每日或隔日1次，3～5次为1个疗程。急症也可每日治2次。如治疗需出血较多者，每周治疗1～2次为宜。

【注意事项】

（1）放血过程中：要严格消毒，防止感染；解除患者的紧张、畏惧心理，注意患者体位舒适，并须与医生配合，还须注意预防晕针；手法以准、稳、快为佳，放血量根据病情而定；刺络放血以浮络为主，放血量较多；刺络拔罐疗法以刺孙络为主，少量放血；针刺不可过浅或过深，过浅则出血量过少影响疗效，过深则易导致刺偏，刺穿或损伤过度。

（2）放血后调理：放血当日不宜洗澡，尤其大量放血；放血后可贴创可贴，防止感染；放血后瘀斑为正常现象，1周左右可自然吸收。

（3）放血不良反应：不可在同一部位连续针刺，以免形成硬结；放血后头昏、口渴、嗜睡、出冷汗无力，参考晕针的处理；部分患者形成皮下血肿，或误伤动脉而出血不止，量较多等。

十四、湿敷塌渍疗法

【定义】

塌渍是塌疗和渍疗的组合，塌是将含药液的纱布或棉絮敷于患侧，渍是将患处浸泡于药液之中。两法往往同时进行，故两法结合称之塌渍法。

【功效】

通过辨证选用的不同药物，将塌疗和渍疗组合以达到疏通腠理、祛风除湿止痒、清热解毒、通络止痛、软坚散结的作用。

【适应证】

在皮肤科适用于湿疹、银屑病、神经性皮炎、白癜风、带状疱疹等。

【禁忌证】

皮肤对中药过敏者或婴幼儿慎用，治疗部位皮肤有水疱、瘢痕、破溃、活动性出血或有出血倾向者禁用。

【操作步骤】

（1）知情告知：湿敷塌渍疗法前向患者详细介绍本疗法的治疗特点、操作过程以及注意事项。

（2）充分暴露治疗部位，注意保暖及保护隐私。

（3）根据治疗部位及病情选择适宜的药垫，药液均匀浸泡，干湿度适中，以不滴水为宜。

（4）药液温度以皮肤耐受为度，不可过热，以免烫伤皮肤；若药液已冷，可再加热后浸泡。热塌、罨敷的温度宜在45~60℃之间。

（5）治疗中注意观察，如局部皮肤出现红疹、瘙痒、泛红或水疱时，应停止治疗，报告医师并配合处理。

（6）清理用物，归还原处。

【疗程】

每日或隔日1次，急症也可每日2次。

【注意事项】

（1）防止烫伤及药物过敏。

（2）烫伤后给以生理盐水冲洗并外敷清热解毒药物，药物过敏后立即停药，并给以抗过敏药物对症处理。

（3）塌渍面积较大时，注意患者的保暖，防止感冒。

十五、穴位贴敷

【定义】

穴位贴敷疗法，是以中医经络学说为理论依据，把药物研成细末，用水、醋、酒、蛋清、蜂蜜、植物油、清凉油、药液甚至唾液调成糊状，或用呈凝固状的油脂（如凡士林等）、黄醋、米饭、枣泥制成软膏、丸剂或饼剂，或将中药汤剂熬成膏，或将药末散于膏药上，再直接贴敷穴位、患处（阿是穴），用来治疗疾病的一种无创痛穴位疗法。

【功效】

扶正强身、活血化瘀、清热拔毒、消肿止痛、止血生肌、消炎排脓、改善周围组织营养的作用。

【适应证】

主要用于在秋冬春之际容易反复发作或者加重的慢性、顽固性肺系疾病。常用于慢性咳嗽、慢性支气管炎、支气管哮喘、慢性阻塞性肺病；小儿体虚易感冒者、反复呼吸道感染者；变应性鼻炎、慢性鼻窦炎、慢性咽喉炎。

【禁忌证】

孕妇；对药物过敏者不宜贴敷；对橡皮膏过敏者应提前告诉医生，换用其他方式固定；严重皮肤病，如皮肤长疱、疖以及皮肤有破损或有皮疹者；严重的荨麻疹患者；疾病发作期的患者，如急性咽喉炎、发热、黄疸、咯血、糖尿病血糖控制不良患者、慢性咳喘病的急性发作期等；热性疾病、阴虚火旺者以及严重心肺功能疾病患者不能采用。

【操作步骤】

（1）知情告知：穴位贴敷疗法前向患者详细介绍本疗法的治疗特点、操作过程以及注意事项。

（2）贴法：将已制备好的药物直接贴压于穴位上，然后外覆医用胶布固定；或先将药物置于医用胶布黏面正中，再对准穴位粘贴；硬膏剂可直接或温化后将硬膏剂中心对准穴位贴牢。

（3）敷法：将已制备好的药物直接涂搽于穴位上，外覆医用防渗水敷料贴，再以医用胶布固定。使用膜剂者可将膜剂固定于穴位上或直接涂于穴位上成膜。使用水（酒）浸渍剂时，可用棉垫或纱布浸蘸，然后敷于穴位上，外覆医用防渗水敷料贴，再以医用胶布固定。

（4）填法：将药膏或药粉填于脐中。外覆纱布，再以医用胶布固定。

（5）熨贴法：将熨贴剂加热，趁热外敷于穴位。或先将熨贴剂贴敷穴位上，再用艾火或其他热源在药物上温熨。

（6）操作完毕，清理用物，归还原处。

【疗程】

一般在每年夏季，农历三伏天的初、中、末伏的第一天进行贴敷，连续贴敷3年为1个疗程。疗程结束后，患者可以继续进行贴敷，以巩固或提高疗效。

【注意事项】

（1）敷药前应洗澡，衣着宜凉爽，避免过多出汗；治疗期间如有不适需及时联系医生，外敷时感到局部灼热痛痒难忍，可以随时揭去药膏。如出现痒、热、微痛等感觉或皮肤有色素沉着，此为正常反应，不必过多担心。

（2）贴敷期间，饮食要清淡，避免烟酒、海味、少食辛辣刺激食品、冰冻食品、豆类及豆制品、黏滞性食物及温热易发食物（如羊肉、狗肉、鸡肉、鱼、黄鳝、螃蟹、虾等）。

（3）贴敷当天避免贪凉，不要过度吹电风扇和在过冷的空调房中停留，更要避免空调冷风直接吹到贴敷部位，不利于药物吸收。否则，体内阴寒发不出去，可能影响治疗效果。

（4）注意室内通风，注意防暑。适当活动，但不要做剧烈运动。

（5）贴敷部位起水疱或破溃者，应待皮肤愈后再贴敷。

（6）水疱处理：小的水疱一般不必特殊处理，让其自然吸收。大的水疱应以消毒针具挑破其底部，排尽液体，消毒以防感染。破溃的水疱应做消毒处理后，外用无菌纱包扎，以防感染。

第五章　专病论治

一、带状疱疹

带状疱疹是一种皮肤上出现成簇水疱，沿身体一侧呈带状分布的急性疱疹性皮肤病。其特点为皮肤上出现红斑、水疱或丘疱疹，沿一侧周围神经呈带状分布，累累如串珠，常突然发生，自觉局部刺痛或伴淋巴结肿大。中老年人多见，愈后极少复发，好发于春秋季节。中医称之为"蛇串疮"。

1. 病因病机

中医认为本病为情志内伤，忧思恼怒，肝气郁结，久而化火，肝经火毒，外溢肌肤而发；或饮食不节，脾失健运，水湿内停，停久化热，湿热内蕴，外犯肌肤，复感邪毒而发；或年老体弱，血虚肝旺，湿热毒盛，气血凝滞，以致疼痛剧烈，病程迁延。总因湿热火毒蕴蒸肌肤而成。其病位在肌肤，与肝、脾有关；其病性以火毒、湿热、气滞实证为主，部分夹有气虚、阴虚之证。

2. 辨证论治

杨志波教授将带状疱疹分为肝经郁热证、脾虚湿蕴证、气滞血瘀证等。

肝经郁热证

【主症】常见于本病的急性发疹期，皮肤潮红，疱壁紧张，灼热刺痛，伴口苦咽干，急躁易怒，大便干，小便黄。舌红，苔薄黄或黄腻。脉弦滑数。

【治法】清热利湿、解毒止痛。

【方药】带疱1号方。

龙胆草_{酒炒}，10g	栀子_{酒炒}，10g	泽泻10g	木通6g
当归_{酒炒}，10g	生地黄_{酒炒}，6g	柴胡8g	生甘草6g

【加减】肝胆实火较盛者，可去木通，加黄连3g，以助泻火之力；湿盛热轻者，可去生地黄，加滑石15g、薏苡仁25g，以增利湿之功；大便秘结者，可加大黄5g，以泻火解毒；疼痛明显者，可加延胡索15g、丹参10g、赤芍10g，以行气活血止痛。

【中成药】龙胆泻肝丸、季德胜蛇药片。

脾虚湿蕴证

【主症】皮损颜色较淡，疱壁松弛，破后糜烂、渗出，疼痛轻，口不渴，纳差或食后腹胀，大便时溏。舌淡，苔白或白腻。脉沉、缓或滑。

【治法】健脾利湿、佐以解毒。

【方药】带疱2号方。

萆薢 10g	薏苡仁 15g	黄柏 15g	赤苓 10g
牡丹皮 6g	泽泻 10g	滑石 15g	通草 5g

【加减】湿重于热者，加茵陈15g、土茯苓15g利湿清热；热重于湿者，加蒲公英15g、金银花15g、板蓝根15g清热解毒；疼痛明显者，加泽兰6g、延胡索15g行气活血止痛。

【中成药】新癀片、参苓白术丸。

气滞血瘀证

【主症】常见于本病的恢复期或后遗神经痛期，患部皮损大部分消退，但疼痛不止或隐痛绵绵，伴心烦，夜寐不宁，或咳嗽动则加重。舌质暗紫，苔白。脉细涩。

【治法】活血化瘀、行气止痛、清解余毒。

【方药】带疱3号方。

延胡索 15g	地黄 12g	当归 9g	白芍 9g
川芎 6g	桃仁 9g	红花 6g	

【加减】发于胸胁者，加柴胡8g、川楝子10g疏肝理气；发于头额部者，加菊花15g、菖蒲10g祛风清热；发于肩背部者，加桑枝3g引药直达病所；发于尾骶及外阴者，加柴胡8g、枳壳6g疏肝行气；纳差者，加山药10g健脾开胃；眠差者，加夜交藤10g珍珠母（先煎）20g镇静安神。

【中成药】复方丹参片、丹七片。

3. 临床验案

医案1：姜某，男，35岁。

【主诉】右侧腰背部起水疱伴灼热刺痛3天。

【现病史】3天前右侧腰背部皮肤灼热疼痛，不久出现水疱，用西药治疗疗效欠佳，要求中医治疗，遂来我院门诊就诊。

【现在症】患处灼热疼痛，口干苦，小便黄，大便结，舌边尖红，苔黄腻，脉弦滑数。既往嗜食辛辣煎炸之品。

【体格检查】体温37.7℃，脉搏86次/分，血压120/85mmHg。自主体位，全身浅表淋巴结不肿大，心肺肝脾肾（-）。

【专科情况】右侧腰背部见呈带状分布簇集性水疱，绿豆至黄豆大小，数目较多，部分融合成大疱，疱周基底潮红，疱液浑浊，水疱间皮肤正常，皮疹未过正中线，触痛（+）。

【辅助检查】血常规：血细胞 7.2×10^9/L，中性粒细胞 0.75，淋巴细胞 0.25。

【西医诊断】带状疱疹。

【中医诊断】蛇串疮。

【辨证】肝胆湿热证。

【治法】清肝利湿、解毒止痛。

【处方】带疱 1 号方加减。

龙胆草 10g	黄芩 10g	柴胡 10g	郁金 10g
延胡索 10g	薏苡仁 15g	牡丹皮 15g	大青叶 15g
甘草 6g	板蓝根 15g	车前草 10g	茯苓 15g

7 剂，水煎服，每日 1 剂，早晚分服。

【中医外治法】疱液抽提，马齿苋溶液湿敷，红升丹点涂，青黛散外敷。

【复诊】服药 3 剂后复诊，体温恢复正常，水疱大部分干涸结痂，局部红晕见少，疼痛刺痒感减轻。维持上述治疗，继服上方 5 剂后，诸症悉除。

【按语】本例患者主要由情志内伤，肝胆不和，郁久化热，湿热火毒，泛溢肌肤而发水疱。故治疗以清肝泻火、解毒止痛为原则，同时配合中医外治。方中龙胆草、黄芩清肝胆实火、化中焦湿热为君药。薏苡仁、车前草、茯苓渗淡利湿，既给肝胆湿热以出路，又健脾运化绝水湿之源；柴胡、郁金、延胡索疏肝理气解郁、活血化瘀定痛；大青叶、板蓝根清热解毒，共为臣药。牡丹皮归肝经，既清肝胆之热，又防血热气滞成瘀，为佐药。甘草为使药，和解诸药。患者喜食辛辣煎炸之品，饮食失调，加之情志内伤，肝气郁结，久而化火，湿热火毒，外攻肌肤而发水疱；肝经火毒循经侵袭肌腠，故水疱呈带状分布未过前后正中线；火毒郁阻经脉，不通则痛，故感患处灼热疼痛；肝胆火热炽盛，湿热上泛，故觉口干口苦；热盛灼津，故小便黄，大便结；舌边尖红，苔黄腻，脉弦滑数皆为肝胆湿热之象。本病病位在肌肤，病性属实，可与外阴疱疹之湿热下注证及反复发生暗耗气津之阴虚内热证等进行鉴别。该病其本在肝胆，病位在肌肤，病性属实。中医辨证为肝胆郁热证，需要和脾虚湿蕴证相鉴别，后者多为素体脾虚或饮食伤脾，脾不运化，湿邪蕴

当代中医皮肤科临床家丛书（第三辑）

杨志波

阻，日久化热，循经外溢于肌肤而发。

急性期带状疱疹，外治上可结合以下方法：①抽疱：无菌操作下行疱液抽取，可用注射器抽取，也可用针头扎破后用大棉签或纱布引流吸取疱液。②湿敷：中药煎液（疱疹擦剂）（板蓝根30g、金银花20g、贯众20g、地榆30g、苦参30g、生大黄30g、马齿苋、枯矾20g等）、抗病毒擦剂（院内制剂）、三黄洗剂、复方黄柏洗液、庆大霉素生理盐水等。③拔罐：皮疹周围正常皮肤处拔火罐，注意不要在皮损上拔罐，拔罐时间不宜过久。④照灯：神灯（TDP）照射皮损区域，不宜离皮损太近以防灼伤。⑤涂药：青黛膏（麻油调）、中药自配药（配方颗粒碾粉调麻油，成分：青黛、滑石粉、儿茶、板蓝根、甘草、冰片、马齿苋等）、喷昔洛韦乳膏、莫匹罗星软膏。⑥封包：涂药后需要用无菌纱布封盖患处，主要防止衣物接触摩擦和继发感染。

医案2：向某，男，60岁。初诊日期：2016年5月12日。

【主诉】右侧胸背部起水疱愈后仍疼痛1个月。

【现病史】患者自诉1个月前无明显诱因自觉右侧胸背部烧灼样疼痛，后开始出现散在红斑，其上可见绿豆至花生大小水疱，皮损呈带状分布，未过中线，疼痛加重，为求治疗，在长沙市某医院就诊，诊断为"带状疱疹"，给予抗病毒、止痛对症治疗（具体不详），水疱干涸结痂，但疼痛未缓解，遂来我院门诊就诊。

【现在症】右侧胸背部及上肢见暗红斑基础上结痂，部分形成瘢痕，自觉剧烈疼痛，拒按。睡眠差，大便偏干，小便黄。舌暗红，苔薄黄，脉弦。

【专科情况】右侧胸背部及上肢见暗红斑基础上结痂，部分脱落形成瘢痕，皮损未过中线，触痛（＋＋）。

【西医诊断】带状疱疹。

【中医诊断】蛇串疮。

【辨证】气滞血瘀证。

【治法】活血化瘀行气止痛。

【处方】带疱3号方加减。

黄芪30g	当归尾12g	赤芍10g	川芎12g
桃仁10g	红花10g	地龙10g	延胡索10g
白芍10g	甘草6g	白术10g	柴胡12g
茯神10g			

7剂，水煎服，每日1剂，早晚分服。局部疼痛配合梅花针叩刺加拔罐，同时配合神灯治疗。

【复诊】服药7剂后复诊，疼痛减轻，睡眠改善，舌红偏暗，苔薄黄偏燥，脉弦细，上方去柴胡10g、赤芍10g，加麦冬15g、生地20g，嘱服药半月，来电告知疼痛基本缓解。

【按语】本案例属于气滞血瘀证，多见于本病后期，皮疹减轻或消退后局部疼痛不止，坐卧不安，入夜尤甚，口干心烦，舌暗红或见瘀点，苔白或薄黄，脉弦细。治宜活血化瘀、益气养阴为法，方选带疱3号方，常用药有柴胡、郁金、桃仁、红花、牡丹皮、延胡索、赤白芍、生地、麦冬等。也可选用六神丸、龙胆泻肝丸、双黄连粉针剂等中成药。中医外治可选用以下方法：①梅花针叩刺加拔罐疗法：以原发皮疹处为叩刺区域，力度以患者忍受为度，尽量叩刺微微出血为佳，加拔火罐放血，拔罐时间不宜长，以15～30秒左右。②刺络放血疗法：以患者主观感受最痛点为刺络放血点，采用三棱针为佳，亦可用注射器针头或放血针等，放血量宜偏大，注意消毒，放血后24小时不宜进水或接触污物。③普通针针刺＋电针：取穴内关、足三里、曲池、合谷、三阴交、肝俞、胆俞、太冲、阿是穴等，普通针针刺提插捻转得气后通电针仪，留针30分钟左右，15分钟时行气1次，电流强度和频率以患者忍受为度。④穴位注射：邻近取穴，皮疹在脐以上区域取内关、曲池，皮疹在脐以下区域取足三里、三阴交。循经取穴，主穴肝俞、胆俞、太冲，配穴风门、肺俞、环跳、足三里。亦可以选取局部痛点阿是穴。方法，采用50%当归注射液、维生素B_1、醋酸强的松龙悬液等，任选一种，针刺得气后，每穴分别推注0.5ml，隔日1次，5次为1个疗程。⑤穴位埋线：选取足三里、三阴交、曲池，或局部痛点，穴位埋线或皮损内埋线的方法。⑥火针：痛点以火针治疗，针刺宜快速浅刺，注意防止继发感染。⑦耳穴：耳穴压豆或耳针，选穴：肝区、神门、角窝中、肾上腺等，或压痛点，每日1次，直至疼痛消失为止，压豆后日间可做按压动作。⑧艾灸：在疼痛部位（痛点），或周围取穴行艾灸。⑨照灯：神灯（TDP）照射皮损疼痛区域，不宜离皮损太近以防灼伤。以上治疗方法可单用或组合使用。

二、疣

疣是一种发生于皮肤浅表的良性赘生物。因其皮损形态及病变部位不同而名称各异，发于手背、手指等处，称千日疮或瘊子；发于颜面部、前臂等处称为扁瘊；发于胸背部、脐窝的赘疣，称鼠乳；发于足跖部，称跖疣；发于颈周及眼睑部位，呈细软丝状突起者，称丝状疣。本病一般分为寻常疣、扁平疣、传染性软疣、掌跖疣和丝状疣。中医药在治疗本病上积累了丰富的经验。

1. 病因病机

多由风热毒邪搏于肌肤而生，或怒动肝火，肝旺血燥，筋气不荣，肌肤不润所致。跖疣多由局部气血凝滞而成，外伤、摩擦常为其诱因。正如《外科正宗》所说："枯筋箭乃忧郁伤肝，肝无荣养，以致筋气外发。"

2. 辨证论治

（1）疣目（寻常疣）

杨志波教授把疣目分为两种基本证型：风热血燥证、湿热血瘀证。

风热血燥证

【治法】养血活血、清热解毒。

【方药】疣目 1 号方。

熟地黄 15g	何首乌 10g	杜仲 10g	赤芍 10g
白芍 6g	川牛膝 10g	桃仁 10g	红花 4g
赤小豆 15g	白术 6g	板蓝根 15g	夏枯草 15g

【加减】瘙痒剧烈者酌加白鲜皮、蒺藜子、皂角刺等。

湿热血瘀证

【治法】清化湿热、活血化瘀。

【方药】疣目 2 号方。

马齿苋 15g	紫草 8g	败酱草 10g	大青叶 10g
薏苡仁 20g	冬瓜仁 10g	丹皮 10g	车前草 15g

（2）扁瘊（扁平疣）

杨志波教授把扁瘊分为两种基本证型：风热蕴结证、热瘀互结证。

风热蕴结证

【治法】疏风清热、解毒散结。

【方药】扁瘊 1 号方。

马齿苋 15g	紫草 8g	败酱草 10g	大青叶 10g
木贼草 10g	郁金 8g	浙贝母 15g	板蓝根 10g

热瘀互结证

【治法】活血化瘀、清热散结。

103

【方药】扁瘊 2 号方。

桃仁 10g　　　红花 4g　　　　川芎 6g　　　　熟地黄 10g

生黄芪 15g　　板蓝根 10g　　紫草 8g　　　　马齿苋 15g

薏苡仁 20g　　赤芍 10g

3. 临床验案

王某，男，45 岁。

【主诉】双手背起疹 1 个月。

【现病史】患者 1 个月前无明显诱因双手背出现有数颗扁平赘生物，无痒痛及其他不适，未予以重视，未处理，期间逐渐增多，来我院皮肤科门诊就诊，门诊诊断"扁平疣"。既往有"高血压病"病史，最高在 160/98mmHg，自行服用硝苯地平缓释片控制血压，自诉目前控制可。否认冠心病、糖尿病、肝炎、结核病史；已婚。否认食物、药物过敏史。否认吸烟史、饮酒史，否认家族遗传病，有冶游史。

【现在症】双手背起褐色赘生物，精神可，食纳可，夜寐欠佳，咽痛，大便干，小便赤，舌质红，苔薄黄，脉弦数。

【体格检查】体温 37℃，脉搏 90 次/分，血压 110/90mmHg。自主体位，全身浅表淋巴结未触及肿大。

【专科情况】双手背可见密集性针尖大小扁平褐色丘疹，部分融合成片，压之不褪色，皮温不高。

【西医诊断】扁平疣。

【中医诊断】扁瘊。

【辨证】风热蕴结证。

【治法】疏风清热、解毒散结。

【处方】扁瘊 1 号方。

马齿苋 15g　　紫草 8g　　　败酱草 10g　　大青叶 10g

木贼草 10g　　浙贝母 15g　　板蓝根 10g　　牛蒡子 6g

火麻仁 15g　　酸枣仁 10g　　甘草 6g

7 剂，水煎服，每日 1 剂，早晚分服。外治以自制扁瘊外洗方涂布患处，每日 2～3 次。

【复诊】服药 7 剂后复诊，皮损逐渐扁平，无咽痛，瘙痒，嘱咐服上方去牛蒡子，3 个月余，来电告知皮损已消失，未复发。

【按语】患者本禀赋不耐，复感风热之邪，内外合邪蕴结于肌肤而发病。

故双手背可见密集性针尖大小扁平褐色丘疹，风热之邪犯表则咽痛，热邪下注大便干、小便赤。舌质红，苔薄黄，脉弦数均为风热蕴结之象。方中选用性寒之马齿苋、大青叶清热解毒；紫草性寒，有剥脱肥厚皮损之功效；败酱草活血化瘀；木贼草性甘、平，疏风清热，解表入肺经；浙贝母、板蓝根、牛蒡子清热利咽；火麻仁润肠通便；酸枣仁宁心安神；甘草调和诸药。纵览全方，"整体"理论体现全面，层次分明。

三、风疹

1. 病因病机

本病因感染风热时邪，邪毒由口鼻而入，郁于肺卫，蕴于肌肤，与卫气相搏而发疹。

2. 论治思想

尽可能去除一切可疑致病因素。中医治疗以祛风清热凉血为主，并发内部疾病时宜标本兼顾，采用内外兼治方法。

3. 辨证论治

杨志波教授把风疹分为两种基本证型：风热犯表证、邪热炽盛证。

风热犯表证

【治法】疏风清热解表。

【方药】风疹1号方。

连翘 15g	银花 15g	苦桔梗 6g	薄荷 6g
竹叶 4g	生甘草 5g	荆芥穗 10g	淡豆豉 5g
牛蒡子 6g			

邪热炽盛证

【治法】凉血解毒。

【方药】风疹2号方。

桑叶 10g	菊花 10g	薄荷 6g	连翘 15g
牛蒡子 6g	赤芍 10g	紫花地丁 10g	黄连 3g

4. 临床验案

王某，男，35岁。

【主诉】全身起疹3天，发热1天。

【现病史】患者3天前感冒后全身起疹，无明显瘙痒，自行口服抗病毒口服液治疗，病情未见明显好转，1天前发热，体温在38～39.5℃之间，今日遂来急诊治疗，急诊诊断"风疹"。否认冠心病、糖尿病、肝炎、结核病史，否认食物、药物过敏史，否认吸烟史、饮酒史，否认家族遗传病史。

【现在症】全身起疹，无明显瘙痒，伴鼻塞、流涕、口渴，大便干，小便赤，舌质红，苔薄黄，脉浮数。血常规 13×10^9/L、淋巴细胞比率60%。大便常规正常、小便常规：隐血（＋）。

【体格检查】体温38℃，脉搏78次/分，血压105/70mmHg。自主体位，双耳后淋巴结肿大，可触及一绿豆大小结节，质韧，活动度可，无粘连。软腭可见针头大小的红色瘀点。

【专科情况】躯干、四肢可见密集性淡红色丘疹，压之不褪色，皮温高。

【西医诊断】风疹。

【中医诊断】风疹。

【辨证】风热犯表证。

【治法】疏风清热解表。

【处方】风疹1号方。

连翘 15g	银花 15g	苦桔梗 6g	薄荷 6g
竹叶 4g	生甘草 5g	荆芥穗 10g	淡豆豉 5g
牛蒡子 6g			

【按语】患者为青壮年，素体健，无其他病史，故感风疹病毒为轻证。本方为银翘散化裁而来。连翘、银花辛凉；芥穗芳香，散热解毒；牛蒡子辛平润肺、解热散结；苦桔梗、薄荷除风利咽；竹叶祛心火；淡豆豉散热解毒；配伍甘草调和诸药。

四、疖

疖是发生在肌肤浅表部位、范围较小的急性化脓性感染。可分为有头疖、无头疖、疖病等。临床特点是肿势局限，范围小于3cm，色红、疼痛、易脓、易溃、易敛。

1. 病因病机

本病多因内郁湿火，外感风邪，两者搏结，蕴阻肌肤所致；或夏季感暑毒而生；或因外伤染毒；或因消渴、便秘等慢性疾病者，反复发作所致。

2. 辨证论治

杨志波教授在临床上，将疖分为四种基本证型：暑湿热郁证、热毒蕴结证、阴虚内热证、脾胃虚弱证。杨志波教授以清热解毒为主，夏季兼清暑；

（左侧竖排）当代中医皮肤科临床家丛书（第三辑） 杨志波

夹虚者，兼扶正。

暑湿热郁证

【治法】清暑化湿解毒。

【方药】清暑汤。

金银花10g　连翘10g　天花粉12g　赤芍10g

滑石包,30g　车前草10g　泽泻10g　淡竹叶10g

【加减】发于头面部者，加野菊花12g、防风12g等；发于下部者，加苍术10g、黄柏10g等；热蕴内盛者，加黄连3g、黄柏10g、山栀10g等；大便干结者，加生大黄6g（后下）、枳实10g等。

热毒蕴结证

【治法】清热解毒。

【方药】五味消毒饮。

金银花20g　蒲公英12g　连翘10g　紫花地丁10g

冬葵子10g　天花粉10g　野菊花12g

阴虚内热证

【治法】养阴清热解毒。

【方药】仙方活命饮合增液汤。

金银花20g　白芷5g　浙贝母10g　天花粉12g

野菊花12g　当归10g　防风10g　陈皮10g

麦冬10g　生地黄20g　皂角刺20g　玄参15g

生甘草10g

脾胃虚弱证

【治法】健脾和胃、清热化湿。

【方药】四君子汤加味。

党参15g　白术12g　茯苓10g　金银花15g

连翘12g　赤芍10g　淡竹叶10g　当归10g

甘草6g

3. 临床验案

徐某，男，39岁。

【主诉】躯干部反复起红疖肿痛、溃破3年，再发10余天。

【现病史】患者3年前7月，天气较热，食用油炸物后，左侧臀部皮肤开始出现3个红色小疖，约黄豆大小，局部烧灼感，无发热、恶寒，服用"牛黄解毒片"。5 天后，疖肿自行溃破，流少量黄色脓液，3 天后自行收敛创口。期间逢天气炎热时出现，以躯干、臀、大腿根部为主，疖肿此消彼长。10 天前再次发作，部分疖肿溃破，为进一步就诊，随来我科门诊就诊。

【专科情况】躯干、臀部可见近 10 个直径约 1.5cm 近圆形红色疖突出体表，边界清，基底潮红，部分疖肿中有黄色脓点，压痛，无波动感。以臀部明显。舌质红，苔黄，脉滑数。小便黄，大便干。我院门诊血常规、随机血糖均正常。

【西医诊断】毛囊炎。

【中医诊断】疖病。

【辨证】暑湿热郁证。

【治法】清暑化湿解毒。

【处方】清暑汤。

【方药】

金银花 10g	连翘 10g	天花粉 12g	赤芍 10g
滑石包, 30g	车前草 10g	泽泻 10g	淡竹叶 10g
皂角刺 10g	荷叶 15g	生大黄 后下, 10g	
生甘草 10g			

7 剂，水煎服，每日 1 剂，早晚分服，每日 2 次。

西黄丸，3g，每天 2 次，以清热解毒、消肿止痛。

【复诊】服药 7 剂后复诊，患者疖肿大部分消减，臀部有 4 个，颜色较前淡化，无脓点及新发疖肿。患者大便通软，小便黄，口干，舌质红，苔黄，脉滑。患者暑湿仍存，原方去大黄、皂角刺，加莲心 12g，再服 7 服。

【按语】疖多因湿热、暑湿、外感发病；素体湿热复遇夏暑炎热发病，延绵不愈。躯干、臀部多发疖病，夏暑发病，舌质红，苔黄，脉滑数。小便黄，大便干皆为暑湿热郁之象。其病位在肌肤，病性实。治疗以清暑化湿解毒，方选清暑汤加减。方中以金银花、滑石粉清理暑湿，故以为君。金银花、连翘清热散结；车前草、泽泻、淡竹叶清利湿热、引热下行；天花粉、皂角刺清热排脓；赤芍活血通络，佐以大量清凉药物，瘀阻经络；生甘草清热解毒、调和诸药。"诸痛痒疮皆属于火"，疖病为心火旺盛，故杨志波教授，在治疗该病用药时，加用荷叶清利暑湿、健脾、醒胃，莲子心清心热，另用生大黄后下，使湿热从二便出。

五、痈

痈是发生于体表皮肉之间的急性化脓性感染。有"内痈""外痈"之分，多见于中老年人。临床特点是局部红肿疼痛，界限不清，有多个脓栓同存，溃破后呈蜂窝状，易向周边及深部发展。发生部位不同，命名各异，生于脑后部的称"脑疽""对口疮"等。中医治疗该病有丰富的临床经验。

1. 病因病机

中医认为本病基本病因为外感热邪，脏腑蕴毒，气血凝滞；或皮肤外伤感染毒邪；或因风热相搏，湿热交蒸，从外感受而发；或因情志内伤，肾水亏损，阴虚火炽，脏腑蕴毒而发。老弱及消渴者易发本病。患者正气盛衰与本病的转归、内陷与否关系密切。

2. 辨证论治

杨志波教授在临床上，将外痈分为三种基本证型：火毒凝结证、热胜肉腐证、气血两虚证。

火毒凝结证

【治法】清热解毒、行瘀活血。

【方药】仙方活命饮。

金银花 20g	白芷 5g	浙贝母 10g	天花粉 12g
当归 15g	防风 10g	陈皮 10g	没药 10g
乳香 10g	皂角刺 10g	穿山甲 5g	甘草 6g

【加减】发于上部者，加牛蒡子 12g、野菊花 12g；发于中部者，加龙胆草 10g、黄芩 10g、山栀仁 10g；发于下部者，加苍术 10g、黄柏 10g、川牛膝 10g。

热胜肉腐证

【治法】和营清热、透脓托毒。

【方药】仙方活命饮和五味消毒饮。

金银花 20g	白芷 5g	浙贝母 10g	蒲公英 12g
连翘 10g	紫花地丁 10g	天花粉 12g	当归 15g
防风 10g	陈皮 10g	没药 10g	乳香 10g
皂角刺 20g	穿山甲 10g	甘草 6g	

气血两虚证

【治法】益气养血、托毒生肌。

【方药】托里消毒散。

金银花20g	生黄芪30	茯苓10g	白芍12g
党参12g	白术10g	桔梗10g	皂角刺20g
川芎10g	当归10g	甘草6g	

3. 临床验案

钱某，女，59岁。

【主诉】右枕后红肿疼痛1天。

【现病史】患者1天前无明显诱因出现右枕后部皮肤胀痛，周边牵扯不适，家属查看见局部皮肤泛红，颜色鲜红，约4cm大小，无剧痛；无发热、恶寒。随来我科门诊就诊。患者有2型糖尿病8年，一直服用二甲双胍0.5g，每天3次，空腹血糖波动在7~8mmol/l之间。

【专科情况】右枕后可见约5cm近圆形皮肤泛红肿块突出体表，边界不清，中无脓点，压痛，无波动感。舌质红，苔黄腻，脉滑。小便黄，口干。

【检查】我院门诊血常规示：白细胞10.2×10^9/L，中性粒细胞0.76；餐后随机血糖13.5mmol/L。

【西医诊断】右枕后蜂窝组织炎，2型糖尿病。

【中医诊断】脑疽。

【辨证】火毒凝结证。

【治法】清热解毒、行瘀活血。

【处方】仙方活命饮。

【方药】金银花20g	白芷5g	浙贝母10g	天花粉12g
野菊花12g	当归10g	防风10g	陈皮10g
没药10g	乳香10g	皂角刺10g	穿山甲5g
生甘草10g			

5剂，水煎服，每日1剂，早晚分服，每日2次。

外用如意金黄散外敷，每天2次，以清热解毒、消肿止痛。同时配合西药抗炎、继续服用降血糖药物。

【复诊】服药5剂后复诊，右枕后疼痛基本消失，偶有牵扯性隐痛，仍有口干；查看局部稍红，红肿面积约3cm，周边稍硬，中间无波动感。舌质红，苔黄，脉滑。患者火毒有所消减，无肉腐，原方去皂角刺、穿山甲；加麦冬15g、玄参12g，因患者消渴病久，阴虚内存，再服5剂。

【按语】该患者消渴病久，素体阴虚内热，不慎外感热毒，热毒瘀阻经络，气血凝滞，化火为毒而致。口干，舌质红，苔黄腻，脉滑皆为火毒凝结之象。其病位在肌肤，病性虚中夹实。辨该患者为脑疽之火毒凝结，治疗以清热解毒、行瘀活血，方选仙方活命饮加减。方中以金银花、生甘草散热解毒，痈疽圣药，故以为君。白芷燥湿排脓；天花粉、贝母清痰降火，并能排脓消肿；当归和阴而活血；陈皮燥湿而行气；防风泻肺疏肝，故以为臣。乳香调气，托里护心；没药散瘀消肿定痛，故以为佐。穿山甲善走能散；皂角刺辛散剽锐，皆厥阴阳明正药，能贯穿经络，直达病所，而溃壅破坚，故以为使。另外用如意金黄散外敷以清热解毒、消肿止痛。

杨志波教授在治疗外痈时，将外痈分为 3 证型相对应 3 个期；未成脓期（火毒凝结证），以消为主；成脓期（热胜肉腐证），主张切开排脓、引流，配合补益排脓；溃破期（气血两虚证），主张托补、养阴、益气生肌，重用生黄芪。

六、褥疮

褥疮是一种因长期卧床，躯体重压或长期摩擦，导致皮肤破损而形成的溃疡。西医认为，身体任何部位，尤其是在骨隆起处，因长时间遭受过度压迫，局部皮肤血循环障碍而发生坏死及溃疡。它可造成从表皮到皮下组织、肌肉甚至骨和关节的破坏，严重者继发感染，引起败血症而危及生命。此外，局部潮湿、受摩擦，感染及全身一般状况不良也与本病发生有关。多见于长时间昏迷、瘫痪、半身不遂、骨折、大面积烧伤等久病卧床患者，好发于尾骶、足跟、肘踝、髂、肩胛等易受压和摩擦的部位。古代文献对该病的论述并不多，大多称之为"席疮"。

1. 病因病机

《外科启玄》中有"席疮乃久病着床之人，挨擦磨破而成"的记载。本病多因久病、大病之后，气血耗伤，加之长期卧床不起，久卧伤气，气虚而血行不畅，复因受压的部位气血失于流通，不能营养肌肤，局部肌肤失养，皮肉坏死而成。若再因挨擦磨破，皮肤破损染毒，则会加重病情的发展。

2. 辨证论治

气滞血瘀证

【治法】理气活血、疏通经络。

【方药】褥疮 1 号方（血府逐瘀汤加减）。

当归 10g　　　　川芎 10g　　　　柴胡 10g　　　　生地黄 10g

赤芍 10g	牛膝 10g	桔梗 10g	丹参 10g
羌活 10g	甘草 6g		

【加减】气虚者加党参 10g、黄芪 20g；气滞者加延胡索 10g、枳壳 8g。

蕴毒腐溃证

【治法】益气养阴、利湿托毒。

【方药】褥疮 2 号方（生脉饮、透脓散合萆薢渗湿汤加减）。

人参 10g	麦冬 10g	五味子 10g	萆薢 10g
苍术 10g	荆芥 10g	防风 10g	羌活 10g
独活 10g	黄芪 10g	川芎 10g	蔓荆子 10g
甘草 6g			

【加减】脓腐较多者加银花 15g、败酱草 10g、浙贝母 10g。

气血两虚证

【治法】大补气血、托毒生肌。

【方药】褥疮 3 号方（八珍汤和托里消毒散加减）

人参 10g	川芎 10g	当归 10g	白芍 10g
白术 10g	金银花 10g	茯苓 10g	白芷 10g
皂角刺 10g	黄芪 10g	升麻 10g	甘草 6g

【加减】腐肉未清或低热、口干等余毒未清者，加夏枯草 10g、连翘 10g；若阴虚内热者加麦门冬 10g、玄参 15g、地骨皮 15g、鳖甲 10g。

3. 临床验案

医案黄某，女，79 岁。

【主诉】尾骶部溃烂流脓 1 个月余。

【现病史】患者因截瘫 20 年长期卧床，1 个月前尾骶部出现溃烂流脓，周围皮色暗红，上覆黄色脓性分泌物，质稀薄，恶臭，由门诊以"褥疮"收入我科。

【现在症】尾骶部溃烂，流脓，无明显疼痛，无胸闷胸痛，精神可，纳食一般，夜寐欠佳，二便调。舌暗红，苔薄黄，脉细。

【体格检查】体温 36.5℃，脉搏 80 次/分，血压 130/70mmHg。被动体位，全身浅表淋巴结未触及肿大。

【专科情况】尾骶部可见 5cm×7cm 大小溃疡面，可探及 3cm 潜在空腔抵达肌层，基底凹凸不平，呈污秽色，肉芽暗红，上覆黄黑色脓性分泌物，质稀薄，恶臭，周围皮色暗红。

【西医诊断】褥疮。

【中医诊断】褥疮。

【辨证】气血两虚，夹瘀。

【治法】益气活血、托毒生肌。

【处方】褥疮3号方。

人参 10g	川芎 10g	赤芍 10g	红花 10g
牛膝 10g	当归 10g	白芍 10g	白术 10g
金银花 10g	茯苓 10g	白芷 10g	皂角刺 10g
黄芪 10g	升麻 10g	甘草 6g	

7剂，水煎服，日1剂，早晚分2次温服。外治先以常规消毒清洗创面坏死组织，继用九华膏祛腐生肌，每2天1换。

【1周后复诊】揭开敷料所见，仍有大量黄色脓性分泌物，质稀薄，恶臭，创面肉芽较前明显鲜红，基底部至顶层约2cm。内外治法如前。

【2周后复诊】黄色脓性分泌物较前明显减少，创面肉芽鲜红，周围皮色淡红，表皮爬行，予内服八珍汤，外予溃疡油中药涂搽治疗以促进生肌长皮。

【3周后复诊】创面明显缩小，表皮爬行，肉芽鲜红，无明显脓性分泌物，周围皮色淡红，基底肉芽变浅。舌淡红，苔薄黄，脉细。内服药仍以原方为主，重用黄芪，去金银花、白芷解毒、排脓之味，加五倍子敛疮生肌之品，外用溃疡油中药涂搽治疗以生肌。

【4周后复诊】局部干燥无渗液，创面结痂，基本愈合。

【按语】《疡医大全·席疮门》曰："席疮乃久病著床之人，挨摩擦磨破而成，上而背脊，下而尾闾。"对本病的原因及好发部分做了准确的描述，与今之褥疮同。本病是由于久病卧床，局部受压，气血凝滞，郁而生热，热盛肉腐所致。多发生在尾骶、足跟、肘踝、髋、肩胛等易受压和摩擦的部位，以皮肤破溃，疮口经久不愈为临床特征。在调摄人身气血的基础上，须内外兼治。对于局部创面不论大小深浅，首要吊毒祛腐，清创换药，令腐去肌生，方能皮长，腐不去肌不生，皮不长，这是褥疮愈合过程中的必然病理，因此祛腐药、生肌药应有所区别；其次局部周围的适当手法按摩、被动移换体位等辅助疗法亦当配合。

七、臁疮

臁疮一般是指小腿胫骨部位的慢性皮肤溃疡，中医又称为"裤口风""裙风""老烂脚"等。本病多见于久立、久行者，常为筋瘤的后期并发症。主要发于双小腿内、外侧的下 1/3 处，其特点是经久难以收口，或虽经收口，但易因损伤而复发，与季节无关。西医学认为下肢深、浅静脉及交通支静脉的结构异常、静脉压力增高是小腿皮肤营养性改变和溃疡发生的解剖病理基础，长期深静脉瓣膜功能不全或深静脉血栓形成后遗症造成的下肢深静脉血液回流不畅是溃疡形成的主要原因，而长期站立、腹压过高和局部皮肤损伤是诱发溃疡的因素。

1. 病因病机

本病多因久立或负重远行，过度劳累致小腿筋脉横解，青筋显露，耗伤气血，瘀湿博结，久而化热；或因湿热下注，阻滞气机，气滞血瘀，瘀湿互结，青筋累累；或因中气下限，以致下肢气血运行不畅，瘀停脉络；或因脉恶气血瘀滞于肌肤，肌肤失养；复因蚊虫叮咬、湿疮、碰伤等外伤，皮肤破损染毒，湿热之邪乘虚而入，发为疮疡，肌肤溃烂，经久不愈。

2. 辨证论治

湿热下注证

【治法】清热利湿、和营解毒。

【方药】臁疮 1 号方（茵陈汤合二妙丸加减）。

茵陈10g	苦参10g	苍术10g	黄柏10g
茯苓10g	银花10g	牛膝10g	车前子10g
紫花地丁10g	甘草6g	川芎10g	山药10g

【加减】红肿疼痛重者，加赤芍、丹参；肢体肿胀明显者，加泽泻。

气虚血瘀证

【治法】益气活血、祛瘀生新。

【方药】臁疮 2 号方（补阳还五汤合四妙汤加减）。

黄芪10g	当归10g	银花10g	归尾10g
赤芍10g	地龙10g	川芎10g	桃仁10g
红花10g	甘草6g		

中气下陷证

【治法】补中益气、除湿升阳。

【方药】臁疮 3 号方。

黄芪30g	白术10g	苍术10g	陈皮10g
升麻10g	柴胡10g	豨莶草15g	垂盆草15g

当代中医皮肤科临床家丛书（第三辑）

杨志波

　　　柴胡 10g　　　炙甘草 10g

3. 临床验案

周某，女，69 岁。

【主诉】右小腿反复溃烂 1 个月余。

【现病史】患者诉 1 个月前无明显诱因右小腿出现绿豆大小水疱，自行予疱液抽取术后致右小腿出现糜烂，予络合碘消毒，病情未见好转，溃烂面积逐渐增大，伴流脓，疼痛，为求中西医综合治疗于我院就诊，门诊以"下肢溃疡"收住我科。既往体健，否认药物及食物过敏史。

【现在症】右小腿溃烂，伴流脓，疼痛，行走时加重，无恶寒发热，无胸闷、头晕，精神可，纳食可，夜寐可，二便调。舌红，苔黄腻，脉滑。

【体格检查】体温 36.7℃，脉搏 70 次/分，血压 110/70mmHg。自主体位，全身浅表淋巴结未触及肿大。

【专科情况】右小腿可见大小约为 3cm×5cm 溃疡面，肉芽暗红，上覆褐黑色脓性分泌物，质稀薄，恶臭，周围皮色紫暗，肿胀，皮肤紧绷光亮，按之凹陷，皮温偏低，足背动脉搏动正常，直腿抬高苍白试验（-）。

【西医诊断】慢性下肢溃疡。

【中医诊断】臁疮。

【辨证】湿热下注证。

【治法】清热利湿、和营解毒、兼以生肌长皮。

【处方】臁疮 1 号方加减。

　　　茵陈 10g　　　苦参 10g　　　苍术 10g　　　黄柏 10g
　　　茯苓 10g　　　银花 10g　　　牛膝 10g　　　车前子 10g
　　　紫花地丁 10g　甘草 6g　　　川芎 10g　　　山药 10g

　　7 剂，水煎服，日 1 剂，早晚分 2 次温服。外治予九华膏祛腐生肌，溃疡油促进创口愈合。

【1 周后复诊】疮面肉芽较前鲜活，伴见少量脓性分泌物，周围皮色较前变淡，肿胀基本消退。继续守原方口服，外治予九华膏祛腐生肌，隔物灸活血通络，溃疡油促进生肌。

【2 周后复诊】疮面肉芽鲜红，伴少许脓性分泌物，表皮爬行缓慢，继续守原方口服，外治予九华膏祛腐生肌，隔物灸法活血通络，溃疡油促进生肌。

【3 周后复诊】疮面肉芽鲜红，无明显分泌物，表皮爬行，周围皮色正常，基本无肿胀，皮温较前升高。给予口服八珍汤，外治予溃疡油促进生肌。

【4 周后复诊】创面干燥、结痂。

八、糖尿病足

糖尿病足（DF）是指糖尿病患者由于合并神经病变及各种不同程度末梢血管病变而导致下肢感染、溃疡形成和（或）深部组织的破坏。其临床特点为早期肢端麻木、疼痛、发凉和（或）有间歇性跛行、静息痛，继续发展则出现下肢远端皮肤变黑、组织溃烂、感染、坏疽。由于此病变多发于四肢末端，因此又称为"肢端坏疽"。西医学认为糖尿病足的发病与糖尿病并发血管病变、神经病变、肌腱病变、感染及多种诱因有关。其病理基础是动脉粥样硬化、毛细血管基膜增厚、内皮细胞增生、红细胞变形能力下降、血小板聚积黏附力增强、血液黏稠度增加、中小动脉管腔狭窄或阻塞、微循环发生障碍，致使组织器官缺血、缺氧及同时并发神经病变等造成坏疽。糖尿病足溃疡使患者生活质量严重下降，且治疗相当困难，治疗周期长，医疗费用高。本病属中医"筋疽""脱疽"等范畴。

1. 病因病机

本病为糖尿病日久耗伤气阴，五脏气血阴阳俱损，肌肤失养，血脉瘀滞，日久化热，灼伤肌肤和（或）感受外邪致气滞、血瘀、痰阻、热毒积聚，以致肉腐骨枯所致。若过食肥甘、醇酒厚味，损伤脾胃，致湿浊内生，湿热互结，气血运行不畅，络脉瘀阻，四肢失养；或脾运失常，痰湿内停，阻遏气机，气滞血瘀，久而化热，热盛肉腐；或肝阴亏虚，疏泄失职，气血瘀滞，郁久化热，热瘀相合，筋烂肉腐；或年高脏腑功能失调，正气不足，肝肾之气渐衰，水亏火炽，火毒炽盛，热灼营血；复因感受外邪及外伤等诱因，致皮肤经脉受损，局部瘀血阻滞，瘀久化火，蕴热湿毒灼烁脉肉、筋骨而发为坏疽、溃疡。本病为本虚标实之证，以气血阴阳亏虚为本，以湿热、邪毒、血瘀为标。

2. 辨证论治

湿热毒蕴证

【治法】清热利湿、解毒化瘀。

【方药】四妙勇安汤合茵栀汤加减。

金银花 10g	玄参 10g	当归 10g	茵陈 10g
栀子 10g	半边莲 10g	连翘 10g	桔梗 10g
甘草 6g			

当代中医皮肤科临床家丛书（第三辑） 杨志波

【加减】热甚加蒲公英 15g、虎杖 10g；肢痛加白芍 10g、木瓜 10g。

热毒伤阴证

【治法】清热解毒、养阴活血。

【方药】顾步汤加减。

黄芪20g	石斛10g	当归10g	牛膝10g
紫花地丁10g	太子参10g	金银花10g	甘草6g
蒲公英10g	菊花10g		

【加减】口干、便秘加玄参 15g、生地黄 15g。

气血两虚证

【治法】补气养血、化瘀通络。

【方药】生脉散合血府逐瘀汤加减。

党参10g	麦冬10g	当归10g	川牛膝10g
桃仁5g	红花5g	川芎10g	赤芍10g
枳壳10g	地龙5g	熟地黄10g	甘草6g

【加减】足部皮肤暗红发凉加制附片 10g、川断 10g；疼痛剧烈加乳香 10g、没药 10g。

肝肾阴虚证

【治法】滋养肝肾、活血通络。

【方药】六味地黄丸加减。

熟地黄10g	山萸肉10g	山药10g	牡丹皮10g
茯苓10g	三七10g	鹿角霜5g	地龙5g
穿山甲10g	枳壳10g	甘草6g	

【加减】口干、胁肋隐痛不适加白芍 10g、沙参 10g；腰膝酸软加女贞子 10g、旱莲草 10g。

脾肾阳虚证

【治法】温补脾肾、化痰通脉。

【方药】阳和汤加减或金匮肾气丸加减。

制附子10g	桂枝20g	地黄10g	山萸肉10g
山药10g	黄精10g	枸杞子10g	三七粉冲，3g
水蛭粉冲，5g	海藻10g		

【加减】肢端不温，冷痛明显，重用制附子 20g，加干姜 10g、木瓜 10g；气虚明显，加用黄芪 20g。

3. 临床验案

吴某，男，45 岁。

【主诉】左足背反复红肿溃烂 1 年余。

【现病史】1 年前无明显诱因左足背出现水疱，自行予疱液抽取术后致左足背皮肤破溃形成浅在绿豆大小溃疡面，当时未予重视，予络合碘外涂消毒处理，溃烂面未见好转。后左足背溃烂面积增大，伴左足背肿胀，自觉疼痛，于当地诊所就诊，予抗炎、外科换药等处理，病情未见明显好转。既往有糖尿病病史 20 年，早、中、晚餐前 30 分钟予胰岛素注射液，目前血糖控制尚可。否认药物及食物过敏史，否认家族遗传病史。

【现在症】左足背红肿溃烂，自觉疼痛，口干，无口苦，多饮，精神可，纳食一般，小便黄，大便结，1 ~ 2 天 1 次，舌红，苔黄腻，脉弦滑。

【体格检查】体温 36.8℃，脉搏 80 次/分，血压 118/78mmHg。自主体位，全身浅表淋巴结未触及肿大。

【专科情况】左足背外侧可见大小为 3cm×4cm 溃疡面，上覆黄褐色脓性分泌物，质稀薄，无明显恶臭，其内肉芽组织暗红色，周围皮肤紫暗、肿胀，皮肤紧绷光亮，按之凹陷，皮温偏低，皮肤干燥、脱屑，足背动脉搏动消失。

【西医诊断】糖尿病足。

【中医诊断】筋疽。

【辨证】湿热毒蕴证。

【治法】清热利湿、解毒化瘀。

【处方】方选四妙勇安汤合茵栀汤加减。

金银花 10g	玄参 10g	当归 10g	茵陈 10g
栀子 10g	陈皮 10g	黄芪 20g	半边莲 10g
生地黄 20g	连翘 10g	桔梗 10g	甘草 6g

7 剂，水煎服，每日 1 剂，早晚分服。外治以自制九华膏外科换药，每日 1 次。

【复诊】服药 7 剂后复诊；红肿基本消退，无口干，溃烂处肉芽鲜红，表皮爬行，嘱按原方服 7 剂后复诊。

九、丹毒

1. 病因病机

丹毒是患者皮肤突然发红成片，色如涂丹为主要表现的急性感染性疾病，通常在患处出现水肿性红斑，境界清楚，表面紧张灼热，迅速向四周扩大，有时可发生水疱，严重时可出现皮下血疱。好发于小腿及头面部，通常具有发病急剧的特点，常先有恶寒、发热、头痛、恶心、呕吐等前驱症状。中医属丹毒范畴，西医病名亦为丹毒，中医认为其多因素体血分有热，外受火毒，火侵脉络，热毒博结，瘀阻肌肤而发；或因皮肤黏膜有伤，毒邪乘隙侵入而发；或因湿热下注，湿热之邪郁蒸血分而反复发作，缠绵难愈。凡发于头面者挟有风热，发于胸腹者挟有肝火，发于下肢者挟有湿热，发于新生儿者多由胎热火毒所致。西医认为本病是链球菌感染所致的一种网状淋巴管炎症性皮肤病。多由皮肤或黏膜破坏而入侵人体，可随血行感染，临床上足癣和鼻炎是引起小腿丹毒和颜面丹毒的主要诱因。

2. 论治思想

杨志波教授认为本病临床上多以下肢及颜面为多见，尤其下肢为多，多因为常年脚湿气导致趾缝皮肤卫外不固，风热毒邪由皮肤破损处侵入营血而致肌肤发斑。人体下部多湿，丹毒多火热与湿热博结，肿胀甚者多湿重于热，故在下肢丹毒中除解毒消斑外，可加用利湿消肿行气行血之药物，如苍术、黄柏、川牛膝、鸡血藤、泽兰、茜草等药物；发于颜面者，多因风温蕴久化火，治疗多着重清热败火，根据病情变化酌情加减风药，火毒炽盛者，暂不予风药，以免风助火势，后期火邪已去，余毒未清者，可适当加入升麻、野菊花、金银花之升轻药物，取"从头越之"之意。

3. 辨证论治

杨志波教授把丹毒分为四种基本证型：风热化火证、肝火脾虚证、湿热毒蕴证、毒邪内攻证。

风热化火证

【主症】发于头面部，恶寒发热、皮肤焮红灼热，肿胀疼痛，甚至发生水疱，眼睑肿胀难争，舌淡红，苔薄黄或黄，脉浮。

【治法】疏风清热解毒。

【方药】丹毒1号方。

黄芩30g	柴胡10g	连翘10g	生地黄10g
陈皮10g	升麻10g	黄连10g	薄荷5g
防风10g	土茯苓20g	荆芥10g	甘草6g

【加减】大便干结者，加生大黄10g、芒硝10g；咽痛者，加玄参20g。

肝脾湿火证

【主症】躯干部位皮肤焮红灼热，肿胀疼痛，大便或结或溏；舌红，质胖，苔黄，脉滑，常伴口苦。

【治法】清肝健脾、利湿消肿。

【方药】丹毒2号方。

龙胆草10g	木通10g	泽泻10g	车前子10g
水牛角10g	陈皮10g	白术6g	黄柏10g
茯苓10g	当归30g	甘草6g	

【加减】肿胀甚者加丹10g，改水牛角为川牛膝10g；热甚者加紫草10g、茜草10g。

湿热毒蕴证

【主症】发于下肢，除发热等症状外，局部以红赤肿胀，灼热疼痛为主，亦可发生水疱、紫斑、血疱，甚则化脓或皮肤坏死，舌红，苔黄腻，脉洪数。

【治法】利湿清热、解毒消斑。

【方药】丹毒3号方。

萆薢10g	苍术10g	黄柏10g	川牛膝10g
泽泻10g	薏苡仁30g	白茅根30g	生地黄30g
牡丹皮10g	赤芍10g	板蓝根15g	忍冬藤15g

【加减】大便不通者，加生大黄10g。

毒邪内攻证

【主症】红斑迅速发展蔓延，呈燎原之势扩散伴全身壮热神昏，烦躁谵语，呼吸急促，头痛剧烈，恶心呕吐，便结溲赤。舌红或红绛，苔黄，脉洪数。

【治法】凉血解毒、清营开窍。

【方药】丹毒4号方。

生地20g	黄连10g	黄芩10g	丹皮10g
石膏30g	栀子10g	甘草5g	竹叶10g
玄参10g	犀角30g	连翘10g	芍药10g
知母10g	桔梗10g		

4. 临床验案

医案1：王某，男，34岁。

【主诉】右足背红肿疼痛2天。

【现病史】患者3天前因足癣瘙痒，搔抓后，第2天开始感右足背、小腿肿胀不适，继而出现右足背部皮肤泛红，颜色鲜红，约鸡蛋大小，当晚见红肿逐渐扩大至巴掌大小，感胀痛明显，行走不适，久走后胀痛加重，无发热、恶寒。遂来我科门诊就诊。

【专科情况】右足背部稍肿胀，皮肤紧张、透亮，有约巴掌大小皮肤发红，边界清楚，中间稍低平，皮温高，触痛。第2~4足趾间浸润性发白，中有糜烂。舌质红，苔黄腻，脉滑。小便黄，口苦。

【检查】我院门诊血常规示：白细胞$11.05 \times 10^9/L$，中性粒细胞0.75。

【西医诊断】右足背蜂窝组织炎足癣。

【中医诊断】丹毒。

【辨证】肝经郁热证。

【治法】清泻肝火、解毒消肿。

【处方】方选龙胆泻肝汤加减。

龙胆草 10g	黄柏 12g	车前草 12g	山栀仁 10g
牛膝 10g	生地黄 10g	泽泻 10g	当归 10g
柴胡 10g	苦参 10g	白鲜皮 12g	白茅根 20g
甘草 6g			

5剂，水煎服，每日1剂，早晚分服，每日2次。外用如意金黄散外敷，每天2次，以清热解毒、消肿止痛。同时配合西药抗炎、抗真菌处理。

【复诊】服药5剂后复诊，患者感行走十分钟后，右足背稍肿胀，经抬高患肢后缓解。查体见右足背部稍肿胀，皮皱，近肤色，稍压痛，皮温基本正常，足趾间仍有浸润性发白，无明显糜烂面。舌质红，苔黄，脉滑。

【按语】该患者素体湿热内蕴，因足癣搔抓，湿热毒邪乘隙而入，内外合邪，壅阻经络，与气血相搏所致。口苦，小便黄，舌质红，苔黄腻，脉弦数皆为肝经郁热之象。其病位在肌肤，病性属实。辨该患者为丹毒之肝经郁热，治疗以清泻肝火、解毒消肿，方选龙胆泻肝汤加减。方中以龙胆草大苦大寒，大泻肝胆之湿火；柴胡疏肝胆之气，黄芩更以黄柏，加清下焦之湿热，山栀清热导下，佐之以车前、白茅根、泽泻，引邪热从小便而出，白茅根清热利湿、凉血；古人治病，泻邪必兼顾正，否则邪去正伤，恐犯药过病所之弊，故以当归、生地黄养肝血；苦参、白鲜皮燥湿止痒；甘草缓中气，调和各药，使苦寒之性不伤胃气。另外用如意金黄散外敷以清热解毒、消肿止痛。杨志波教授在治疗丹毒时，运用中西医结合治疗，发挥各自优势，做到了全身用药与局部治疗相结合，祛除病因，以免复发。

医案2：戴某，男，50岁。

【主诉】左小腿红肿疼痛3天。

【现病史】3天前无明显诱因左小腿突发红肿疼痛，伴壮热恶寒，头痛恶心。于当地诊所就诊，予抗炎等处理后，发热情况稍有好转，然左小腿红肿疼痛未见明显好转，且红肿范围逐渐增大，皮肤紧绷光亮，按之凹陷，皮温偏高。既往有足癣病史，喜搔抓，平素体健。否认家族病史。

【现在症】左小腿红肿疼痛，低热恶寒，头痛恶心，小便赤，便结溲赤，舌红，苔腻，脉洪大。

【体格检查】体温38.1℃，脉搏90次/分，血压112/80mmHg。自主体位，左腹股沟淋巴结肿大。

【专科情况】左小腿至踝部，大片焮红肿赤，色如涂丹，边界清楚，皮肤紧绷光亮，其上体见大疱，触之灼热。

【西医诊断】丹毒。

【中医诊断】丹毒。

【辨证】湿热毒蕴证。

【治法】利湿清热、解毒消斑。

【处方】丹毒3号方加减。

草薢 10g	苍术 10g	黄柏 10g	川牛膝 10g
泽泻 10g	薏苡仁 30g	白茅根 30g	生地黄 30g
牡丹皮 10g	赤芍 10g	板蓝根 15g	忍冬藤 15g
生大黄 10g			

5剂，水煎服，每日1剂，早晚分服。外治以如意金黄散外敷，每日2次。

【复诊】服方5剂，体温正常，大便已通，患处疼痛减半，皮损，色淡，水疱渐退，肿胀始退。前方再进5剂，停用外用药。

【三诊】皮损基本消退，留有色素沉着斑，其上多有皮屑，擦之即落，舌脉已如常人，遂嘱其服用中成药二妙散1周。病愈后至今未见复发。

【按语】此例为足癣感染致湿热毒邪循经上攻于小腿，与下注于小腿的湿热之邪相合，故见皮疹起大疱，舌红，脉洪大，皆为湿热毒盛之象，当治以利湿清热、解毒消斑。用丹毒3号加减，其方为萆薢渗湿汤加减而来，加白茅根、板蓝根、生地黄、牡丹皮、赤芍清热凉血消斑，忍冬藤解毒，加生大

当代中医皮肤科临床家丛书（第三辑）　杨志波

黄清热通便，使热从大便去。外用如意金黄散内外合治而获效。三诊以二妙散调养，是清解余热湿毒，巩固前期之功。

十、接触性皮炎

1. 病因病机

接触性皮炎是指因皮肤或黏膜接触某些外界致病物质所引起的皮肤急性或慢性炎症反应。其特点是发病前均有明显的接触某种物质病史。由于患者禀赋不耐，皮肤腠理不密，接触某些物质，例如漆、药物、塑料、橡胶制品、染料或某些植物的花粉、叶、茎等，使毒邪侵入皮肤，蕴郁化热，邪热与气血相搏而发病。但体质因素是发病的主要原因，同一种物质，禀赋不耐者接触后发病，体质强盛者则不发病。

2. 论治思想

本病以清热祛湿止痒为主要治法。首先应避免接触过敏物质，否则治疗无效。急性者以清热祛湿为主；慢性者以养血润燥为主。

3. 辨证论治

杨志波教授把接触性皮炎分为三种基本证型：风热蕴肤证、湿热蕴毒证、血虚风燥证。

风热蕴肤证

【治法】疏风清热止痒。

【方药】消风散加减。

荆芥 10g	防风 10g	当归 10g	生地黄 15g
苦参 6g	苍术 10g	蝉蜕 6g	牛蒡子 6g
知母 10g	甘草 6g		

湿热蕴毒证

【治法】清热祛湿、凉血解毒。

【方药】龙胆泻肝汤加减。

龙胆草 6g	栀子仁 15g	黄芩 10g	车前草 15g
生地黄 15g	金银花 15g	青蒿 10g	当归 10g
泽泻 10g	玄参 10g		

【加减】黄水多者，加土茯苓 10g、紫荆皮 10g、马齿苋 10g；红肿面积广泛者，加紫荆皮 10g、桑白皮 10g。

血虚风燥证

【治法】养血润燥、祛风止痒。

【方药】当归钦子加减。

当归 10g	白芍 10g	川芎 6g	生地黄 15g
刺蒺藜 10g	防风 10g	荆芥 10g	何首乌 10g
黄芪 15g	甘草 6g		

【加减】瘙痒甚者加僵蚕 10g、紫荆皮 10g、徐长卿 12g。

4. 临床验案

李某，男，53 岁。

【主诉】全身起疹瘙痒伴乏力半月余。

【现病史】患者自诉于半月前在野外劳动接触有机磷毒药后夜间开始出现全身皮肤瘙痒，呈阵发性剧痒，因痒进行搔抓，出现皮肤破溃、疼痛，以双手背、前臂、颈部显著，早晨及夜间稍有减轻，白天瘙痒及疼痛加重，同时伴有皮疹、乏力，无寒战、高热，有咳嗽、咳痰，无心慌、心悸，无尿频、尿急及血尿。曾到当地卫生室就诊后上述症状未见明显好转。为求进一步诊治，来我院就诊，门诊以"接触性皮炎"收住入院。病程中患者精神饮食尚可，睡眠欠佳，二便正常，体重无显著变化。否认冠心病、糖尿病、肝炎、结核病史，否认食物、药物过敏史，否认吸烟史、饮酒史，否认家族遗传病史。

【现在症】全身皮肤瘙痒，呈阵发性剧痒，皮肤渗液、疼痛，以双手背、前臂、颈部显著；早晨及夜间稍有减轻，白天瘙痒及疼痛加重，同时伴有皮疹、乏力、咳嗽、咯痰，大便干，小便赤，舌质红，苔薄黄，脉浮数。

【体格检查】体温 36.5℃，脉搏 65 次/分，血压 126/70mmHg。自主体位，全身浅表淋巴结未触及肿大。

【专科情况】躯干、四肢、颈部可见片状红斑，并可见抓痕，以双手背、前臂、颈部显著，部分皮肤破溃，轻度红肿，皮温高。

【西医诊断】接触性皮炎。

【中医诊断】药毒。

【辨证】风热蕴肤证。

【治法】疏风清热止痒。

【处方】消风散加减。

| 荆芥 10g | 防风 10g | 当归 10g | 生地黄 15g |

当代中医皮肤科临床家丛书（第三辑） 杨志波

苦参 6g　　　　苍术 10g　　　　牛蒡子 6g　　　　知母 10g

甘草 6g

【复诊】服药 7 剂后复诊，症状明显好转，无其他不适，舌脉同前。

【按语】患者素体不耐，复感风热之邪，毒邪侵入皮肤，蕴郁化热，邪热与气血相搏而发病。风热侵袭可见咳嗽咯痰，有机磷药物侵袭肌肤致皮肤瘙痒难忍，破溃渗液。邪毒蕴结肌肤，肌肤红肿，皮温高。本方为消风散化裁，方选荆芥、防风为君药，荆芥味辛性温，善去血中之风；防风，能发表祛风、胜湿，长于祛一切风，二药相伍，疏风以止痒；苦参、苍术为臣，苦参性寒，善清热燥湿、止痒，苍术燥湿、辟秽、发汗、健脾，两者相配，燥性尤强，即燥湿止痒，又散风除热；佐以牛蒡子疏散风热、透疹、解毒，蝉蜕散风热、透疹，此二味不仅可增荆芥、防风祛风之力，更能疏散风热透疹；知母清热泻火；木通利湿热；生地、当归滋阴养血润燥，且生地善清血中之热，与清气分热之知母共除内热；当归兼可活血，有治风先行血，血行风自灭之理；甘草清热解毒，又可调和诸药，用为佐使。诸药合用，于祛风之中伍以除湿、清热、养血之品，使风邪去、湿热除、血脉和，则瘙痒自止。

十一、湿疹

湿疮是一种由多因素引起的具有明显渗出倾向的炎症性、过敏性皮肤病。其临床特点为多形性皮损、对称分布、渗出倾向、自觉瘙痒、反复发作、易成慢性。一般分为急性、亚急性、慢性三期，在急性阶段以丘疱疹为主，在慢性阶段以表皮肥厚和苔藓样变为主。本病男女老幼皆可罹患，以先天禀赋不耐者为多，没有明显季节性。

1. 病因病机

总因禀赋不耐，风、湿、热阻于肌肤，或日久肌肤失养所致；或因过食辛辣鱼腥动风之品，伤及脾胃，健运失职，而致湿热内生，复外感风湿热邪，内外合邪，两相搏结，浸淫肌肤而发；或因素体脾虚，湿蕴中焦，缠绵凝恋，肌肤濡养乏源，湿邪泛溢肌肤所致；或因湿热蕴久，耗血伤阴，化燥生风而致血虚风燥，肌肤失养而生。湿疮发病与心、脾、肝关系密切，急性发作期多责之于心，亚急性期多责之于脾，慢性期多责之于肝。

2. 辨证论治

杨志波教授治疗湿疹分为三种基本证型有：湿热浸淫证、脾虚湿蕴证、血虚风燥证。

湿热浸淫证

【主症】多见于急性湿疹或慢性湿疹急性发作期，发病迅速，皮损潮红灼热，瘙痒无度，滋水淋漓，伴身热、心烦、口渴，大便干结，小便短赤，舌红，苔薄白或黄腻，脉滑或数。

【治法】清热利湿、祛风止痒。

【方药】湿疮 1 号方。

龙胆草 6g	栀子 10g	黄芩 10g	赤芍 10g
生地 20g	泽泻 10g	薏苡仁 30g	赤小豆 20g
白鲜皮 20g	防风 10g	车前子 10g	甘草 9g

脾虚湿蕴证

【主症】多见于亚急性湿疹，发病较缓，皮损潮红，瘙痒，抓后糜烂渗出，可见鳞屑，伴有神疲、腹胀便溏，舌淡，苔白或腻，脉弦缓。

【治法】健脾利湿、祛风止痒。

【方药】湿疮 2 号方。

苍术 10g	厚朴 10g	陈皮 6g	泽泻 10g
赤茯苓 10g	白术 8g	防风 10g	甘草 6g
白鲜皮 15g	萆薢 10g	赤芍 10g	生地 10g

血虚风燥证

【主症】多见于慢性湿疹，迁延日久，皮损色暗或色素沉着，剧痒，或皮损粗糙肥厚，伴口干不欲饮，纳差腹胀，舌淡，苔白，脉细弦。

【治法】养血润肤、祛风止痒。

【方药】湿疮 3 号方。

生地 20g	当归 15g	赤芍 10g	荆芥 10g
薄荷 3g	蝉蜕 6g	柴胡 8g	川芎 10g
黄芩 10g	甘草 6g		

中成药可选用：龙胆泻肝颗粒、清解片合地龙片、当归片合乌梢蛇片等。

【中医外治】①急性湿疹发病初期，仅有皮肤潮红、丘疹，或少数水疱而无渗液时，外治宜清热，避免刺激，选用清热止痒的中药苦参片、黄柏、地肤子、荆芥等煎汤温洗，或 10% 黄柏溶液、炉甘石洗剂外搽；若水疱糜烂、渗出明显时，外治宜收敛、消炎，促进表皮恢复，可选用黄柏、生地榆、马齿苋、野菊花等煎汤，或 10% 黄柏溶液、三黄洗剂等外洗并湿敷，再用青黛散麻油调搽。急性湿疮后期，滋水减少时，外治宜保护皮肤，避免刺激，促

当代中医皮肤科临床家丛书（第三辑）

杨志波

进角质新生，清除残余炎症，可选用黄连软膏、青黛膏外搽。②亚急性湿疹外治以消炎、止痒、干燥、收敛为原则，选用三黄洗剂等外搽。③慢性湿疹可选用各种软膏剂、乳剂，根据皮肤肥厚程度加入不同浓度的止痒剂、角质促成和溶解剂，一般可外搽青黛膏、5%硫黄软膏等。

针刺疗法：主穴：大椎、曲池、足三里；配穴：血海、三阴交、合谷。急性者，用泻法，慢性者，用补法。

3. 临床验案

医案1：孙某，女，50岁。

【主诉】面部、四肢反复起疹，自觉瘙痒4年，复发1周。

【现病史】患者于4年前由外地来长沙工作，不久四肢出现散在红斑丘疹，伴瘙痒。曾于医院诊治，给予氯雷他定片等抗组胺类药物口服，外涂丁酸氢化可的松乳膏，症状明显缓解，但每到春夏季节，或饮食海鲜、牛、羊、狗肉后皮疹明显增多，逐渐发展至四肢、颜面、颈项等部位，瘙痒明显。一周前，因食用海虾，面部出现片状红斑、丘疹，瘙痒较剧，遂来诊。

【现在症】面部红肿、渗出，自觉瘙痒难忍，便结溲赤，舌质红，苔黄腻，脉滑数。

【体格检查】体温37.2℃，脉搏88次/分。

【专科情况】面部、耳廓红肿，散在红色斑丘疹、丘疱疹，部分丘疱疹融合成片，表面有渗出、结痂，四肢可见散在暗红色丘疹，伴抓痕血痂。

【西医诊断】湿疹。

【中医诊断】湿疮。

【辨证】湿热浸淫，湿热并重。

【治法】清泻湿热、解毒凉血。

【处方】湿疮1号方加减。

龙胆草 10g	黄芩 10g	苦参 10g	紫花地丁 10g
生地 15g	白鲜皮 10g	车前草 10g	泽泻 10g
丹皮 10g	生薏苡仁 20g	生石膏 20g	野菊花 15g
六一散 6g	生大黄 6g	茯苓 15g	甘草 5g

5剂，水煎服，每日1剂，早晚分服。

【中医外治法】每日内服药第三次煎液湿敷或外洗。嘱忌用热水烫洗及肥皂等刺激物洗涤，避免搔抓，忌食辛辣、鸡、鸭、牛肉、羊肉、海鲜等发物。

【复诊】面部四肢红斑丘疹大半消退，渗出减少，瘙痒相对缓解，耳廓仍有少量糜烂渗出。上方加僵蚕 10g、苍耳子 10g 以加强祛风之力，继服药 5 天，外治同前。

【三诊】面部尚有少量潮红斑，自觉紧绷感，偶有痒痛，耳廓附着较多未脱落的痂皮。患者时觉口干，舌质红干，苔薄黄，脉细数。当兼顾养胃阴，治以养阴清热凉血。

【处方】 白术 10g　　生地 15g　　玉竹 10g　　生薏仁 10g
　　　　 丹参 10g　　紫草 10g　　苦参 10g　　沙参 10g
　　　　 麦冬 10g　　丹皮 10g　　甘草 6g

外涂甘草油。服上方 7 剂后，红斑完全消退，面部、耳部、四肢皮疹消失，诸症悉除。

【按语】本病以多形性皮疹、对称分布、有渗出倾向、瘙痒剧烈、反复发作、易成慢性为诊断要点。病因复杂，为内外因素相互作用的结果。根据病情和皮损特点，一般将本病分为急性、亚急性、慢性三类。以上案例患者素体禀赋不耐，初入他乡，水土不服，始发皮疹，后每于春夏之季，或因饮食失调，而反复罹患。总由素体不耐，饮食伤脾，健运失职，湿热内生，再加炎热多湿之气外犯，内生湿热杂合外感风湿之邪，两相搏结于肌肤而发丘疹、丘疱疹；湿热浸淫，外溢于表，故见黄水渗出；风湿热邪客于肌腠，气血失和，郁久而生湿热，故觉瘙痒；瘙痒难忍，每欲搔之而后快，故见抓痕血痂；湿热之邪正合于春夏之气，故于春夏多复发或加重；湿热灼阴，故见便结溲赤；舌质红，苔黄腻，脉滑数，皆为湿热浸淫之象。本病病位在肌肤，病性属实，中医诊断为湿疮，辨证为湿热浸淫证，需要和脾虚湿蕴证及血虚风燥证相鉴别。处方中龙胆草、黄芩、生石膏清热泻火，苦参、白鲜皮燥湿祛风止痒；茯苓、泽泻、车前草、生薏苡仁利湿健脾，给湿热之邪以出路；佐野菊花、紫花地丁清热解毒，生地、丹皮清热凉血活血，生大黄通腑泻热，六一散清暑利湿；甘草为使药，和解诸药。全方既除热泻火以清其源，又化湿利水以洁其流，以得源清流洁之功，再兼解毒凉血通腑之力，则病去抽丝，诸症可愈。

医案 2：陈某，女，27 岁，初诊日期：2016 年 4 月 16 日。

【主诉】全身反复起红疹伴瘙痒 3 余年，再发加重 1 个月。

【现病史】患诉 3 年前无明显诱因，双下肢及腰背部起红色皮疹，自觉瘙痒，于当地诊所以"疥疮"予"硫软膏"等外用药外涂，病情未缓解，后予

"地塞米松片、盐酸左西替利嗪、中药内服"治疗，皮疹有所缓解，此后皮疹时有反复。近半年来，皮疹再发，逐渐发至全身，近1个月来病情加重，为求进一步治疗遂来我院门诊求治。

【现在症】躯干四肢见米粒至绿豆大小红斑、丘疹，散在抓痕，伴色素沉着，自觉瘙痒明显，夜间尤甚，精神倦怠，情绪如常，纳差，寐欠安，二便调。舌红，苔白腻，脉滑。

【专科情况】躯干四肢见散在米粒至绿豆大小红斑、丘疹、结节，散在抓痕、渗出，伴色素沉着，皮肤偏干燥。

【西医诊断】湿疹。

【中医诊断】湿疮。

【辨证】脾虚湿蕴证。

【治法】健脾利湿、祛风止痒。

【处方】湿疹2号方加减。

党参10g	茯苓10g	白术20g	萆薢10g
薏苡仁30g	防风10g	黄芩10g	苦参12g
苍术10g	白鲜皮20g	甘草6g	白芷12g

7剂，水煎服，每日1剂，早晚分服。局部疼痛配合梅花针叩刺加拔罐，同时配合神灯治疗。

【复诊】服药7剂后复诊，瘙痒明显减轻，红斑变淡，丘疹区域消退，未新发皮疹，无渗出，舌红，苔薄白，脉细滑，上方去防风、苍术，加麦冬15g、山药10g，嘱服药半月，三诊基本痊愈。

【按语】《诸病源候论》曰："浸淫疮是心家有风热，发于肌肤，初生甚小，先痒后痛而成疮，汁出浸渍肌肉，浸淫渐阔，乃遍体。""成疮者，由肤腠虚，风湿之气，折于血气，结聚所生，多著手足间，递相对，如新生茱萸子，痛痒，抓搔成疮，黄汁出。浸淫生长，拆裂，时瘥时剧"，"湿癣者，亦有匡廓，如虫行，浸淫，赤，湿痒，搔之多汁"，"干癣，但有匡廓，皮枯索痒，搔之白屑出也"。《医宗金鉴·外科心法要诀》中说："浸淫疮此证初生如疥，瘙痒无比，蔓延不止，抓津黄水，浸淫成片。由心火脾湿受风而成……"以上案例，患者反复发病，缠绵不愈，中医四诊资料参合辨证属于脾虚湿蕴，治以健脾利湿、祛风止痒，方用参苓白术散加减。金·李东垣《脾胃论》曰："脾胃虚则百病生，调理中州，其首务也。"脾虚湿蕴重在调理脾胃，湿疹2号方加减是在四君子汤基础上加山药、莲子、白扁豆、薏苡仁、砂仁、桔梗而成；诸药合用，共奏益气健脾渗湿之功，使脾气健运，湿邪得去，则诸症自除，是治疗"脾虚湿盛证，调补后天之本"的代表方剂。补脾和胃，助脾气输精于全身，以资后天气血生化之源不竭；既能渗湿止泻，使之分利有度，又有宣肺利气，通调水道之效，使之升降有度，体现了"培土生金"之意。方中党参易人参，取其补脾益气之功，白术健脾燥湿和中，茯苓淡渗健脾利湿，三者为君以达益气健脾渗湿；山药、莲子肉助君药以健脾益气，兼能止泻；白扁豆、薏苡仁助君药以健脾渗湿；砂仁醒脾和胃、行气化滞；桔梗宣肺利气、通调水道，又能载药上行、培土生金；炒甘草健脾和中、调和诸药，共为佐使。临床辨证抓住病机关键，异病同治，各类皮肤病中后期但凡出现脾虚湿蕴之证候者均可用之。各类苦燥寒凉之品有伤脾败胃之虞，方中均应考虑顾护脾胃，权衡脾虚湿蕴之转化，谨守病机，灵活变通。方药加减上，湿浊化热者，加萆薢、滑石、赤茯苓；兼夹血热者，加赤芍、牡丹皮；兼有伤阴者，加生地、麦冬；血虚风燥者，加当归、熟地、蒺藜子；夹瘀者，加鸡血藤、丹参。

十二、荨麻疹

瘾疹是一种常见的瘙痒性过敏性皮肤病。以皮肤出现红色或苍白色风团，形如豆瓣，堆累成片，发无定处，时隐时现，瘙痒无度，骤起骤消，消退后不留任何痕迹为特征。反复发作者可转为慢性，常达数月或数年之久。相当西医的荨麻疹。

1. 病因病机

中医认为本病多因禀赋不耐，外邪入侵，卫外不固，风热、风寒之邪客于肌表，阻于肌肤；或因饮食不节，脾失健运，湿热内生，化热动风，气滞于里，外溢于表；或因素体气血亏虚，卫外失固，气血不和，肌肤失养，化燥生风而发本病。此外，情志内伤、冲任不调、肝肾不足等，致营卫不和，皆可发病。其病位在肌肤，与肺、脾、肝、肾有关；其病性以风热、风寒、湿热实证为主，部分夹有气虚血亏之虚证。

2. 辨证论治

杨志波教授治疗荨麻疹临床分为四种证型：风寒束表证、风热犯表证、胃肠湿热证、气血亏虚证。

风寒束表证

【主症】风团色白或肤色，遇风寒诱发或加重，得暖则减，口不渴；舌淡，苔白，脉浮紧。

【治法】疏风散寒止痒。

【方药】瘾疹 1 号方。

桂枝 10g　　麻黄 6g　　芍药 10g　　苏叶 10g

防风 10g　　荆芥 10g　　甘草 6g

风热犯表证

【主症】症见风团鲜红，灼热剧痒，遇热诱发或加重，伴有发热、恶寒，咽喉肿痛，苔薄白或薄黄，脉浮数。

【治法】疏风清热止痒。

【方药】瘾疹 2 号方。

荆芥 10g　　防风 10g　　牛蒡子 8g　　薄荷 3g

蝉蜕 6g　　银花 10g　　生地 20g　　竹叶 10g

甘草 6g

胃肠湿热证

【主症】发疹前后或发疹时，胃脘腹胀满疼痛，神疲纳呆，大便干结或黏滞；舌红，苔黄腻，脉滑数。

【治法】疏风解表、通腑泄热。

【方药】瘾疹 3 号方。

白术 10g　　山栀子 10g　　生大黄 6g　　黄芩 10g

茯苓 10g　　泽泻 10g　　防风 10g　　荆芥 10g

连翘 10g　　滑石 10g

气血亏虚证

【主症】多见于慢性瘾疹，反复发作，迁延日久，风团色白，劳累后或夜间加剧；伴神疲乏力，面色无华，舌淡红有齿痕，苔薄白，脉细弱。

【治法】补气养血、润肤止痒。

【方药】瘾疹 4 号方。

党参 15g　　白术 10g　　茯苓 10g　　川芎 10g

何首乌 10g　　黄芪 15g　　当归 15g　　熟地 10g

白芍 10g　　炙甘草 6g

【中成药】乌蛇止痒丸、湿毒清胶囊、玉屏风散、清开灵注射液、鱼腥草注射液等。

【中医外治】急慢性瘾疹皮疹广泛者可用中药煎液兑水外洗或药浴，每日 1 次；局部红肿瘙痒者，可外用三黄洗剂、炉甘石洗剂等外搽，每日 3 ~ 5 次。其他治疗可选用针刺疗法、耳针、放血疗法、拔罐、穴位注射、自血疗法等。

3. 临床验案

医案 1：张某，男，44 岁。

【主诉】反复起风团伴瘙痒 5 年，加剧 1 年。

【现病史】5 年前夏天首次泛发风团，伴瘙痒，经抗过敏药物治疗，症状缓解，后经常反复发生，风团来去无定，时隐时现，瘙痒尚能忍受，但觉疲倦。近年来，风团发生频繁，瘙痒明显加剧，夜间影响睡眠，遂来我院门诊就诊。

【现在症】皮疹瘙痒，睡眠不佳，自觉疲乏，口渴欲饮但不多，大便结，舌淡，苔薄白，脉弦细。

【专科情况】四肢躯干见点滴状或黄豆大小水肿性红斑，色淡红或淡白，似隐似现，皮温不高，皮肤划痕症（±）。

【西医诊断】慢性荨麻疹。

【中医诊断】瘾疹。

【辨证】气血亏虚证。

【治法】补益气血、祛风剔邪。

【处方】瘾疹 4 号方加减。

黄芪 15g	肉桂兑，3g	党参 15g	白术 10g
炙甘草 6g	白芍 12g	川芎 10g	当归 12g
白芷 10g	桔梗 10g	藿香 6g	麦冬 15g
生姜 3 片	大枣 5g		

7 剂，水煎服，每日 1 剂，早晚分服。嘱忌食辛辣、鱼腥发物，慎避风寒、风热之邪。

【复诊】7 剂后复诊，精神可，"风团"时有发生，但较前明显见少，瘙痒减轻，效不更方，守前方再服 10 剂。10 剂后再诊：约 1 周前未见有风团发生，予玉屏风散善后。

【按语】患者素体禀赋不耐，气血虚弱，营卫失和，肌肤失养，而发风团。气虚则卫外失固，风邪易乘虚而入，风善行数变，故见皮疹时隐时现，来去无定；血虚则易化燥生风，故觉瘙痒难忍；脾气虚弱，运化失职，精微不步，四肢失养，故常觉疲倦乏力；气血亏虚日久，生化乏源，消耗如故，势必加重虚损之象，故近年来，病势加重，病发频繁；营血不足，心阴虚损，加之血虚风燥瘙痒频作，故见失眠，睡眠不足又可加重疲乏；血虚肠道濡养不足，气虚腑气推动无力，故见大便干结；气血不足，津不上呈口舌，故见口渴但不欲多饮。舌淡，苔薄白，脉弦细皆为气血亏虚之象。本病病位在肌肤，其本在肺、脾、肾，病性属虚，可与热疮进行鉴别。中医辨证为气血亏虚证，需要和风寒束表证相鉴别，后者多因受凉或吹冷风之后发病。病机主要素体气血虚弱而发风团。故治疗以补益气血、祛风剔邪为原则。方中黄芪、党参、白术益气健脾，以资气血生化之源；当归、白芍、大枣养血活血，以补营血亏损之虚，加川芎为"气中血药"，以助补血之功；肉桂量小旨在温煦中阳，阳气升发，气血自然得充；白芷、桔梗、藿香三者合而祛在表之风邪，又可引药上行，使药达病所而功成；生姜和胃以助健脾之力，炙甘草既能益气养血，又能调和诸药。全方共奏补益气血，祛风剔邪之功，使补虚而无滋腻之碍，祛邪以绝耗散之弊，以补为主，攻补皆施。

医案2：熊某，女，25岁，初诊日期：2016年4月8日。

【主诉】全身皮肤起红斑风团伴瘙痒反复发作2年，频繁发作半月。

【现病史】患者自诉2年前无明显诱因躯干开始起红疹伴瘙痒，搔抓后起红斑、风团，骤起骤消，时好时发，夜间好发，晨起能消退，消退后不留痕迹。近半月以来，病情加重，皮疹反复发作频繁，自觉瘙痒剧烈，难以忍受，遂来我院求治。

【现在症】全身散见红斑、风团，伴见抓痕，以躯干为甚，瘙痒剧烈，夜间及高温时易发，部分消退后不留痕迹。舌红，苔黄，脉弦数。

【专科情况】全身散见红斑、风团，大小不等，形态各异，部分融合成片，褪后不留痕迹，伴见抓痕，皮肤划痕征（＋）。

【西医诊断】慢性荨麻疹急性发作。

【中医诊断】瘾疹。

【辨证】风热血热证。

【治法】疏风清热、凉血止痒。

【处方】瘾疹2号方加减。

荆芥 10g	防风 10g	黄芩 10g	生地黄 15g
苦参 12g	白鲜皮 15g	赤芍 10g	泽泻 10g
山药 20g	金银花 15g	薏苡仁 25g	白花蛇舌草 15g

茯苓 15g　　　　徐长卿 8g　　　甘草 5g

15 剂，水煎服，1 日 3 次，饭后服。

【复诊】服药 15 剂后复诊，风团基本消退，瘙痒缓解，舌淡红，苔薄黄，脉弦细，上方去荆芥、金银花、苦参，加党参 10g、麦冬 15g，服药半月而愈。

【按语】中医称荨麻疹为"瘾疹"，俗称"风疹块"，《医宗金鉴》云："由汗出受风，或露卧乘凉，风邪多中表虚之人，初起皮肤作痒，次发扁疙瘩，形如豆瓣，堆累成片……"其病因外感风邪所致，而西医学认为是过敏体质的一种变态反应。杨志波教授认为本例患者，系皮腠虚、受风而发疹，风蓄而化燥，影响营血，所以治疗以清热凉血祛风，逐渐奏效，最后以养阴润燥而告愈。所采用基本方为"消风散"，杨志波教授认为此方可谓冠皮肤病论治群方之首，纵观全方，疏风以卫外，清热以安内，除湿以祛邪，养血以固本。除湿则热顺之泻而湿热得解，养血则风随其灭而瘙痒自除。其立意深远，组方考究，实为皮肤杂症辨证论治之圭臬。杨志波教授认为学其死方，不如领其活意，消风散虽运用广泛，而非普遍适用，不可拘泥自封，需要灵活变通，随症加减，方能切中肯綮，得心应手。临床上本方常用于急慢性荨麻疹、湿疹、过敏性皮炎、药物性皮炎、神经性皮炎等属于风热或风湿所致者。本方所治之湿疹皮炎、荨麻疹等皮肤病，是由风湿或风热之邪侵袭人体，浸淫血脉，内不得疏泄，外不得透达，郁于肌肤腠理之间所致，故见皮肤瘙痒不绝、疹出色红，或抓破后津水流溢等。治宜疏风为主，佐以凉血止痒之法。

十三、丘疹性荨麻疹

1. 病因病机

人体皮肤被昆虫叮咬，接触其毒液，或接触虫体的有毒毛刺，邪毒侵入肌肤，与气血相搏，或禀赋不耐，过敏而致病。

2. 论治思想

本病以预防为主，发病后以外治为主，轻者外治可愈，重者内、外合治。治法主要为清热解毒止痒。外治是关键。

3. 辨证论治

热毒蕴结证

【治法】清热解毒、消肿止痒。

【方药】五味消毒饮加减。

金银花 15g	野菊花 6g	蒲公英 6g	紫花地丁 6g
紫背天葵子 6g	黄连 3g	黄柏 6g	黄芩 10g
栀仁 10g			

4. 临床验案

李某，男，14 岁。

【主诉】双下肢起风团样红斑、瘙痒反复发作 2 个月余。

【现病史】患者 2 个月前无明显诱因双下肢出现风团样红斑，瘙痒反复发作，多家皮肤病门诊部予地塞米松 5mg 肌内注射及口服抗组胺药、外用炉甘石洗剂治疗，效果不明显。为求进一步诊治，来我院就诊，门诊诊断"丘疹性荨麻疹"。患者精神饮食尚可，睡眠欠佳，二便正常，体重无显著变化。否认冠心病、糖尿病、肝炎、结核病史，否认食物、药物过敏史，否认吸烟史、饮酒史，否认家族遗传病史。

【现在症】双下肢风团样红斑、瘙痒反复发作，大便干，小便赤，舌质红，苔薄黄，脉浮数。

【体格检查】体温 36.5℃，脉搏 65 次/分，血压 105/70mmHg。自主体位，全身浅表淋巴结未触及肿大。

【专科情况】双下肢可见散在豌豆大丘疹，抓痕，血痂，丘疹边缘触之较硬，呈暗紫色。

【西医诊断】丘疹性荨麻疹。

【中医诊断】虫咬皮炎。

【辨证】热毒蕴结证。

【治法】清热解毒、除湿止痒。

【处方】五味消毒饮加减。

金银花 15g	野菊花 6g	蒲公英 6g	紫花地丁 6g
紫背天葵子 6g	黄连 3g	黄柏 6g	黄芩 10g
栀仁 10g			

另用马齿苋 30g、蛇床子 20g 煎汤外洗。

【复诊】服药 5 剂后复诊，瘙痒大减，患处硬结变软。效不更方，上方再服 5 剂，丘疹变小，已不作痒。

【按语】患者年幼未成年，接触虫体的有毒毛刺，邪毒侵入肌肤，与气血相搏，蕴结于肌肤而发病，热毒蕴结肌肤为豌豆大小硬结节，瘙痒难忍。本方为五味消毒饮合黄连解毒汤化裁而来，方中金银花清热解毒、消散痈肿；紫花地丁、蒲公英、野菊花、紫背天葵子清热解毒、凉血消肿散结；少加酒以通血脉，有利于痈肿疔毒之消散。配合成方，共奏清热解毒、散结消肿之功。三焦积热，邪火妄行，故用黄芩泻肺火于上焦，黄连泻脾火于中焦，黄柏泻肾火于下焦，栀子通泻三焦之火，从膀胱而出。盖阳盛则阴衰，火盛则水衰，故用大苦大寒之药，抑阳而扶阴，泻其亢盛之火，而救其欲绝之水，然非实热，不可轻投。

十四、药疹

1. 病因病机

总由禀赋不耐，邪毒侵犯所致。风热之邪侵袭腠理，入里化热，热入营血，血热妄行，溢于肌肤；或禀血热之体，受药毒侵袭，火毒炽盛，燔灼营血，外发皮肤，内攻脏腑；或禀湿热之体，受药毒侵袭，体内湿热蕴蒸，郁于肌肤。病久药毒灼伤津液，气阴两伤，肌肤失养；或病久阴液耗竭，阳无所附，浮越于外，病重而危殆。引起本病的药物很多，常见的有抗生素类、解热镇痛类、磺胺类、巴比妥类、安眠药及各种预防接种的生物制品，近年来也有某些中药、中成药引起药毒的报道。

2. 论治思想

停用一切可疑药物，临床以清热利湿解毒为主。重症宜中西医结合治疗。多饮水及静脉输液，以促进致敏药物从体内排出。

3. 辨证论治

湿毒蕴肤证

【治法】清热利湿、解毒止痒。

【方药】龙胆泻肝汤加减。

龙胆草 6g	栀子仁 15g	黄芩 10g	车前草 15g
生地黄 15g	金银花 15g	青蒿 10g	当归 10g
泽泻 10g	甘草 5g		

热毒入营证

【治法】清热凉血、解毒护阴。

【方药】犀角地黄汤加减。

水牛角 30g	生地黄 15g	玄参 9g	竹叶心 3g
麦冬 9g	丹参 6g	黄连 3g	金银花 15g
甘草 5g			

当代中医皮肤科临床家丛书（第三辑）

杨志波

气阴两虚证

【治法】益气养阴、清解余热。

【方药】生脉饮加减。

玄参30g	生地黄15g	沙参9g	麦冬15g
竹茹10g	山药15g	甘草5g	

4. 临床验案

李某，10岁，男。

【主诉】全身皮肤起红斑、水疱7天。

【现病史】患儿7天前因感冒后，服用感冒药，具体药名不详。感冒症状稍有好转，但患儿突烦躁不安，哭闹不休，表情痛苦，口唇干裂，全身皮肤暗红色，随起蚕豆大小椭圆形红斑、水疱，伴瘙痒，为求系统治疗，遂来我院求治，门诊以"药疹"收住入院。患者精神饮食尚可，睡眠可，二便正常，体重无显著变化。否认冠心病、糖尿病、肝炎、结核病史，否认食物、药物过敏史，否认家族遗传病史。

【现在症】四肢、躯干、口唇部位起蚕豆大小椭圆形水肿性红斑，伴瘙痒。精神一般，食纳欠佳，夜寐欠安。舌质红，苔薄黄，脉滑数。

【体格检查】体温38.7℃，脉搏65次/分，血压105/70mmHg。自主体位，咽后壁充血红肿，扁桃体无肿大。全身浅表淋巴结未触及肿大。

【专科情况】四肢、躯干、口唇部位起蚕豆大小椭圆形水肿性红斑，中央有水疱，边缘带紫色，对称分布，皮温高。

【西医诊断】药疹。

【中医诊断】药毒。

【辨证】湿毒蕴肤证。

【治法】清热利湿、解毒止痒。

【处方】龙胆泻肝汤加减。

龙胆草6g	栀子仁6g	黄芩5g	车前草6g
生地黄6g	金银花6g	青蒿5g	当归5g
泽泻5g	甘草5g		

【复诊】5天后斑疹消退大半，所留疹色转淡，舌脉正常。嘱按前方服10剂后斑疹完全消退，痊愈。随访半年未复发。

【按语】患儿禀湿热之体，受药毒侵袭，体内湿热蕴蒸，郁于肌肤而发水肿性红斑、水疱。本方为龙胆泻肝汤化裁而来，方用龙胆草大苦大寒，上泻肝胆实火，下清下焦湿热，为本方泻火除湿两擅其功的君药。黄芩、栀子具有苦寒泻火之功，在本方配伍龙胆草，为臣药。泽泻、车前草、青蒿清热利湿，使湿热从水道排除。肝主藏血，肝经有热，本易耗伤阴血，加用苦寒燥湿，再耗其阴，故用生地、当归滋阴养血，以使标本兼顾。甘草有调和诸药之效。综观全方，泻中有补，利中有滋，以使火降热清，湿浊分清，循经所发诸症乃相应而愈。

十五、日光性皮炎

1. 病因病机

日晒疮是一种因日光照射而引起过敏或灼伤的皮肤病，以暴露部位出现红斑、水疱或多形性皮损，自觉灼热、瘙痒，有明显的季节性为临床特征。总因禀赋不耐，腠理不密，日光暴晒所致。腠理失去其防卫功能，以致不能耐受阳光照射，毒热之邪郁于肌肤，不得外泄而发病。西医认为引起本病的作用光谱为中波紫外线，发生机制为光毒性反应和光线照射诱发的变态反应。

2. 论治思想

治疗以局部外用药物为主，以消炎、安抚、止痛为原则。一般可外用炉甘石洗剂和糖皮质激素等。避免暴晒，并在暴晒部位外用物理性或化学性遮光剂。中医治疗以清热凉血、利湿解毒为原则，内治与外治相结合。分为热毒外侵证和湿毒蕴结证两个基本证型。

3. 辨证论治

热毒外侵证

【治法】凉血清热解毒。

【方药】凉血解毒汤。

水牛角 30g	赤芍 10g	丹皮 8g	生地黄 20g
紫草 8g	地肤子 10g	麦冬 10g	甘草 6g

湿毒蕴结证

【治法】清热利湿、解毒止痒。

【方药】龙胆泻肝汤加减。

龙胆草 6g	栀子仁 6g	黄芩 5g	车前草 6g
生地黄 6g	金银花 6g	青蒿 5g	当归 5g
泽泻 5g	甘草 5g		

当代中医皮肤科临床家丛书（第三辑） 杨志波

4. 临床验案

周某，女，30 岁。

【主诉】双前臂出现红斑、丘疹伴刺痛 3 天。

【现病史】患者 3 天前夏天，外出太阳暴晒后出现双前臂出现红斑、丘疹伴刺痛，穿长袖衣服，避免日光照射可以缓解，稍经太阳照射立即加重，今日遂来我院门诊就诊，门诊诊断"日光性皮炎"。舌尖红，苔黄，脉数。精神饮食尚可，睡眠可，二便正常，体重无显著变化。否认冠心病、糖尿病、肝炎、结核病史，否认食物、药物过敏史，否认吸烟史、饮酒史，否认家族遗传病史。

【现在症】双前臂起散在大小不等红斑、丘疹，皮肤潮红、肿胀，皮温高，触痛明显，舌质红，苔薄黄，脉滑数。

【体格检查】体温 36.3℃，脉搏 65 次/分，血压 105/70mmHg。自主体位，全身浅表淋巴结未触及肿大。

【专科检查】双前臂起散在大小不等红斑、丘疹，皮肤潮红、肿胀，皮温高，触痛（＋）。

【西医诊断】日光性皮炎。

【中医诊断】日晒疮。

【辨证】热毒外侵证。

【治法】凉血清热解毒。

【处方】凉血解毒汤加减。

水牛角 30g	赤芍 10g	丹皮 8g	生地黄 20g
紫草 8g	地肤子 10g	麦冬 10g	甘草 6g

7 剂，水煎服，每日 1 剂。

【复诊】患者外涂药加内服 3 天后，患处皮肤已不痒，丘疹消退，连用 7 天皮肤恢复正常，整个夏天未再复发。

【按语】禀赋不耐，腠理不密，失去其防卫功能，以致不能耐受阳光照射，毒热之邪郁于肌肤，不得外泄而发病，故双前臂起散在大小不等红斑、丘疹，皮肤潮红、肿胀，皮温高。本方选用水牛角、生地黄凉血解毒为君药，赤芍、牡丹、紫草皮清热凉血，地肤子性寒，味辛、苦，清热止痒，热毒外侵多耗伤阴气，故予以麦冬凉血滋阴，甘草调和诸药。纵览全方，泻中有补，相得益彰。

十六、夏季皮炎

1. 病因病机

暑热疮是指因夏季炎热而发生的一种常见皮肤病，中医称之为"暑热疮"。以每年夏季高温时发作的细小红色丘疹，灼热、奇痒难忍，天凉后自愈为临床特征。因禀赋不耐，血热内蕴，盛夏暑热毒邪外侵，与血热相搏而成；也可因炎热暑热，贪凉饮冷，脾阳受遏，运化失司，湿热蕴结，外发肌肤所致。

2. 论治思想

以通风降温为主要原则。外用药物以清凉止痒为主。局部可用1%薄荷炉甘石洗剂、0.1%地塞米松霜等。痒剧者可口服抗组胺药。中医治疗以清暑利湿、凉血解毒为原则，一般可分为暑热毒邪证和暑热显邪证两个证型。

3. 辨证论治

暑热毒邪证

【治法】祛暑解毒、凉血清热。

【方药】清暑汤加减。

金银花 15g	甘草 5g	滑石 10g	车前草 15g
泽泻 10g	丹皮 8g	生石膏 10g	西瓜翠衣 10g

暑热湿邪证

【治法】清暑解热、化浊利湿。

【方药】藿香正气散加减。

藿香 15g	白芷 10g	紫苏 10g	茯苓 15g
半夏 10g	白术 10g	厚朴 10g	苦桔梗 10g
炙甘草 6g	大腹皮 10g	西瓜翠衣 10g	生薏仁 20g

4. 临床验案

李某，36岁，男。

【主诉】双小腿胫侧起细小红色丘疹伴瘙痒7天。

【现病史】患者诉7天前因外出工作3小时后，双小腿胫侧突感瘙痒，触之有灼热感。自行购买皮炎平软膏，症状未见明显好转，双小腿胫侧皮肤潮红，随起细小红色丘疹，瘙痒剧烈，灼热感强烈。为求系统治疗，遂来我院求治。患者胸满心烦，食少纳呆，口干唇焦，多汗。睡眠一般，二便正常，体重无显著变化。否认冠心病、糖尿病、肝炎、结核病史，否认

当代中医皮肤科临床家丛书（第三辑）

杨志波

食物、药物过敏史，否认吸烟史、饮酒史，否认家族遗传病史。

【现在症】双小腿胫侧皮肤潮红，随起细小红色丘疹，瘙痒剧烈，灼热感强烈。伴胸满心烦，食少纳呆，口干唇焦，多汗，舌质红，苔黄腻，脉洪大。

【体格检查】体温 36.4℃，脉搏 65 次/分，血压 105/70mmHg。自动体位，全身浅表淋巴结未触及肿大。

【专科情况】双小腿胫侧起片状针头到粟米大密集细小红斑，数条条状抓痕、血痂。边界清楚，呈对称分布，皮温高。

【西医诊断】夏季皮炎。

【中医诊断】暑热疮。

【辨证】暑热毒邪证。

【治法】祛暑解毒、凉血清热。

【方药】清暑汤加减。

金银花 15g	甘草 5g	滑石 10g	车前草 10g
泽泻 10g	丹皮 8g	生石膏 10g	西瓜翠衣 10g

【复诊】5 天后斑疹消退大半，所留疹色也转淡。舌脉正常。嘱按前方服 10 剂后斑疹完全消退，痊愈。

【按语】患者禀赋不耐，血热内蕴，盛夏暑热毒邪外侵，与血热相搏而发病，故可见双小腿胫侧皮肤潮红，随起细小红色丘疹，瘙痒剧烈，灼热感强烈。暑热毒邪蕴结于中焦可见胸满心烦、食少纳呆，暑热毒邪蕴结于上焦可见口干唇焦、多汗。本方选用金银花为君药清热解毒，滑石、生石膏、西瓜翠衣清热凉血祛暑，车前草、泽泻增加本方利湿之功，丹皮清热凉血，西瓜翠衣祛暑之功倍增。纵览全方，层次分明。

十七、皮肤瘙痒症

1. 病因病机

西医认为本病病因较复杂。瘙痒症的最常见病因是皮肤干燥，其他如神经因素（如各种神经功能障碍或器质性病变以及情绪紧张、焦虑、恐惧、激动和忧郁等）、系统性疾病（如尿毒症、胆汁性肝硬化、甲状腺功能亢进或减退、糖尿病、淋巴瘤、白血病以及其他恶性肿瘤）、妊娠、药物或食物、气候改变（如温度、湿度）、工作和居住环境、生活习惯（如使用碱性过强的肥皂、清洁护肤化妆品）、贴身穿着的衣物等均可引起全身性瘙痒。

中医本病称之为风瘙痒，又称为"痒风"，是一种无原发皮损的瘙痒性疾病。本病总因禀赋不耐，由于风邪外袭，饮食不节，情志内伤，肝肾阴亏等导致血虚生风生燥，肌肤失于濡养因而发病。

2. 论治思想

治疗上应以祛风清热、凉血止痒以治标，益气固表、培补肝肾以治本。

3. 辨证论治

杨志波教授把皮肤瘙痒症分为三种基本证型：风热血热证、湿热蕴结证、血虚风燥证。

风热血热证

【治法】凉血清热、消风止痒。

【方药】凉血消风散加减。

荆芥 10g	防风 10g	苦参 12g	黄芩 10g
川芎 10g	赤芍 10g	当归 10g	生地黄 15g
甘草 5g			

【加减】瘙痒剧烈者，加白鲜皮 15g、刺蒺藜 10g；皮肤灼热明显者，加金银花 15g、连翘 15g、丹参 10g。

湿热蕴结证

【治法】清热利湿止痒。

【方药】龙胆泻肝汤加减。

| 龙胆草 6g | 栀仁 10g | 黄芩 10g | 柴胡 6g |
| 生地黄 15g | 车前草 10g | 泽泻 10g | 木通 3g |

【加减】女阴瘙痒，带下腥臭黄浊者，加土茯苓 25g、蛇床子 10g；肛门瘙痒者加苦参 12g、白鲜皮 15g、地肤子 10g；阴囊瘙痒者加柴胡 6g、浮萍 6g；纳差，完谷不化，大便溏者加白术 10g、山药 15g、砂仁 6g。

血虚风燥证

【治法】养血润燥、祛风止痒。

【方药】当归饮子加减。

当归 15g	白芍 15g	川芎 10g	生地黄 15g
白蒺藜 10g	防风 10g	荆芥穗 10g	何首乌 10g
黄芪 10g			

【加减】瘙痒剧烈者酌加白鲜皮 15g、皂角刺 10g；心悸失眠者加枣仁 15g、柏子仁 10g；神疲乏力者加人参 10g；血虚便秘者倍用当归，加肉苁蓉

15g；皮肤肥厚脱屑者加丹参 10g、阿胶 15g。

4. 临床验案

刘某，男，54 岁。

【主诉】躯干四肢起疹瘙痒 6 个月余。

【现病史】患诉 6 个月前，自觉身上微微作痒，热水烫洗后稍缓解，但不久后瘙痒更甚，夜间瘙痒更为明显。患者自行购买复方醋酸地塞米松乳膏、复方酮康唑软膏等外用，症状无缓解，瘙痒逐渐加重，躯干四肢皮肤干燥、脱屑。今为求中西医结合治疗于我科就诊。既往有"2 型糖尿病"病史，目前服用降糖药物（具体不详），血糖控制不佳，空腹血糖大约在 8～10mmol/L。舌红，苔薄，脉弦细。

【现在症】躯干四肢瘙痒，搔抓后皮肤疼痛。纳可，夜寐差，大便干，小便尚可。

【体格检查】体温 36.6℃，脉搏 95 次/分，血压 105/90mmHg。自主体位，全身浅表淋巴结未触及肿大。

【专科情况】躯干四肢皮肤干燥，可见细小鳞屑，伴见明显抓痕及血痂。

【西医诊断】皮肤瘙痒症。

【中医诊断】风瘙痒。

【辨证】血虚风燥证。

【治法】养血润燥、祛风止痒。

【处方】方选当归饮子加减加减。

当归 10g	川芎 10g	生地黄 20g	白芍 10g
黄芪 20g	防风 10g	白蒺藜 10g	山药 15g
玄参 15g	玉竹 12g	天花粉 10g	甘草 5g

7 剂，水煎服，每日 1 剂，早晚分服。外治以甘油涂敷患处，每日 2～3 次。

【复诊】服药 7 剂后复诊，鳞屑明显减少，瘙痒较前明显缓解，效不更方，嘱咐服上方 2 个月余，来电告知瘙痒近 1 个月未复发。

【按语】中医文献对老年皮肤瘙痒症早有记载，《内经》有"诸痛痒疮，皆属于心，火之为物，能消烁万物""诸痛为实，诸痒为虚""邪之所凑，其气必虚"。《诸病源候论》曰："风瘙痒者，是体虚受风，邪气微，不能冲击为痛，故但瘙痒也。"《外科证治全书》曰："遍身瘙痒，搔之不止。"《医宗金鉴》云："血风疮，由肝、脾二经湿热，外受风邪，郁于肺经，日久耗血生火，此属火燥血短。"《素问·上古天真论》曰："女子七七，任脉虚，太冲脉衰少，天癸竭，地道不通，故形坏而无子也。丈夫七八，肝气衰，筋不能动，天癸竭，精少，肾脏衰，形体皆极。"中医认为本病多因年老体虚，肝肾亏虚，精血不足，虚热内生，灼伤阴液，肌肤失养，以致生风化燥，肌肤干燥，又因老年人气血不足，正虚邪恋，气虚血疲，无力抗去邪气，风寒暑湿燥火之邪侵袭肌肤，邪与气血相搏于肌表，营卫失调，经络阻滞，肌肤干燥，邪气气微，不至于为痛，导致皮肤灼疼不止，又因饮食失节，嗜烟酒及过食辛辣肥甘厚味，导致脾胃运化失常，内生湿热，瘀滞于肌肤而加重瘙痒，使病程迁延难愈。当归饮子的主要功用是益气固表、滋阴凉血、祛风止痒、活血化瘀、清热解毒。

十八、神经性皮炎

1. 病因病机

本病又名慢性单纯性苔藓，病因尚不清楚，可能与神经精神因素（如性情急躁，思虑过度，紧张，忧郁，劳累，睡眠不佳等）、胃肠道功能障碍，内分泌失调，饮食（如饮酒，进食辛辣食物和鱼虾等）、局部刺激（如硬质衣领，毛织品，化学物质，感染病灶，汗水浸渍）等诸多内外因素有关。搔抓及慢性摩擦可能是主要的诱因或加重因素。中医认为本病初起为风湿热邪阻滞皮肤，营血失和，经脉失疏，日久血虚风燥，肌肤失养，情志郁闷，嗜食辛辣、醇酒、鱼腥发物等皆可诱发或使病情加重。

2. 论治思想

治疗上总原则是内外结合，标本兼顾。在辨证论治的基础上，分别予以清肝泻火、疏风清热利湿、养血祛风润燥治疗，同时针对本病发病因素中精神因素以及皮肤表现，辅以养血安神、镇静安神、活血化瘀。

3. 辨证论治

杨志波教授把神经性皮炎分为三种基本证型：肝经郁热证、风湿热结证、血虚风燥证。

肝经郁热证

【治法】清肝泻火。

【方药】龙胆泻肝汤加减。

龙胆草 6g   栀仁 10g   黄芩 10g   柴胡 6g

| 生地黄 15g | 车前草 10g | 泽泻 10g | 木通 3g |

【加减】心烦易怒严重者，柴胡倍用，加白芍 10g、佛手 6g、合欢花 3g；失眠多梦者，加当归 15g、炙甘草 10g、夜交藤 6g；眩晕，心悸者加天麻 6g、知母 10g。

风湿热结证

【治法】疏风清热利湿。

【方药】消风散加减。

荆芥 10g	防风 10g	刺蒺藜 10g	苦参 10g
白鲜皮 15g	生地黄 15g	当归 15g	知母 10g
徐长卿 12g	甘草 6g		

【加减】皮损灼热、斑疹色红明显者加丹参 10g、赤芍 10g、丹皮 6g；皮损糜烂、瘙痒夜间尤甚者加地肤子 10g、车前子 6g、栀仁 10g。

血虚风燥证

【治法】养血祛风润燥。

【方药】当归饮子加减。

当归 15g	白芍 15g	川芎 10g	生地黄 15g
白蒺藜 10g	防风 10g	荆芥穗 10g	何首乌 10g
黄芪 10g			

【加减】心悸失眠者加枣仁 15g、柏子仁 10g；神疲乏力者加人参 10g；血虚便秘者倍用当归，加肉苁蓉 15g；皮肤肥厚脱屑者加丹参 10g，阿胶 15g、凡情绪波动，病情加重者，加珍珠母 6g、代赭石 6g、生牡蛎 6g、五味子 12g、夜交藤 15g。

4. 临床验案

李某，男，37 岁。

【主诉】后颈部起疹伴瘙痒 6 个月余。

【现病史】患诉约半年前，后颈部起疹，自觉瘙痒，搔抓后有轻微疼痛感，患者未予以重视，自行购买糠酸莫米松乳膏外用，症状稍有缓解，然停药后病情再发，近半年来，后颈部皮疹逐渐增多，融合成片，局部皮肤肥厚，粗糙碍手，瘙痒逐渐加重，冬季尤为明显，夜间难以入睡。

【现在症】后颈部瘙痒难耐，热水烫洗后稍有缓解，纳可，寐差，二便调。舌红，苔腻，脉弦滑。

【体格检查】体温 36.3℃，脉搏 80 次/分，血压 101/88mmHg。自主体位，全身浅表淋巴结未触及肿大。

【专科情况】后颈部可见密集的多角形丘疹，融合成肥厚性片状皮损，约手掌心大小、呈灰褐色，其上可见少许白色鳞屑，伴见明显抓痕及血痂。

【西医诊断】神经性皮炎。

【中医诊断】摄领疮。

【辨证】风湿热结证。

【治法】疏风清热、利湿散结。

【处方】方选消风散加减。

荆芥 10g	防风 10g	刺蒺藜 10g	苦参 10g
白鲜皮 15g	生地黄 15g	当归 15g	知母 10g
石膏 10g	徐长卿 12g	甘草 6g	红花 6g
丹参 10g			

7剂，水煎服，每日1剂，早晚分服。外治以卤米松软膏涂敷患处，每日2~3次，禁止衣领刺激及热水烫洗。

【复诊】服药7剂后复诊；瘙痒感较前明显缓解，鳞屑减少，嘱咐服上方1个月余，来电告知皮损较前明显消退，瘙痒感轻微。

【按语】患者本素体不耐，血分有热，复感风热湿之邪，内外合邪，伏于营血，流于肌肤而发红疹；热入营血，化燥伤阴，肌肤失养则起鳞屑；冬令之际气候干燥，与风热化燥病机相合，故逢冬加剧；化燥生风，风盛则自觉瘙痒；风湿热三邪相结，阻于肌肤，故见斑块，色暗红；舌红，苔腻，脉弦滑皆为风湿热结之象。故治疗以疏风清热、利湿散结为法。方中以荆芥、防风之辛散透达、疏风散邪，使风去则痒止，共为君药。配伍白鲜皮祛风燥湿，苦参清热燥湿，是为湿邪而设；石膏、知母清热泻火，是为热邪而用，以上俱为臣药。然风热内郁，易耗伤阴血；湿热浸淫，易瘀阻血脉，故以当归、生地养血活血，并寓"治风先治血，血行风自灭"之意为佐。风湿热三邪搏结，气血运行不畅，以至肌肤失养，故以丹参、红花以活血通络散结。甘草清热解毒、和中调药，为佐使。诸药合用，以祛风为主，配伍祛湿、清热、养血之品，祛邪之中，兼顾扶正，使风邪得散、湿热得清、血脉调和，则痒止疹消。

当代中医皮肤科临床家丛书（第三辑）

杨志波

十九、多形红斑

1. 病因病机

本病病因复杂，药物、感染、食物及物理因素（如寒冷、日光、放射线等）均可引起本病，某些疾病（如风湿热、自身免疫病、恶性淋巴瘤等）也可出现本病皮损，近年的研究认为细胞介导的免疫反应在本病中起重要作用。中医认为本病主要是由于素体禀赋不耐，血热或湿热内蕴，复感风寒或风寒湿邪，亦可因饮食不节，食入禁忌，致营卫不和，气血凝滞，怫郁肌肤，甚则毒热炽盛，内陷营血而成危候。

2. 论治思想

阳气不足，不达四末，加之寒湿隆盛，随风内侵，致气血运行不畅，凝阻肌肤而发病；或起居不慎，感受风热，内伏营血，外淫肌肤而发病；或素体禀赋不耐，感受药毒；或血分热盛化毒，皆可内燔营血，外发肌肤为本病。故治疗总则应为：疏风散寒除湿、清泄风热、清热解毒、凉血清营。

3. 辨证论治

杨志波教授把银屑病分为三种基本证型：湿热蕴结证、寒湿证、毒热炽盛证。

湿热蕴结证

【治法】祛风清热、解毒利湿。

【方药】消风散合龙胆泻肝汤加减。

荆芥 10g	防风 10g	黄芩 10g	赤芍 10g
牡丹皮 8g	当归 10g	白蒺藜 10g	龙胆草 6g
车前草 6g	柴胡 6g	生地黄 15g	泽泻 10g
栀子 10g	甘草 6g		

【加减】瘙痒剧烈者，加苦参 12g、白鲜皮 15g；皮损灼热者，加金银花 15g、连翘 15g。咽喉疼痛者。加板蓝根 15g、玄参 15g；关节疼痛者，加桑枝 15g、鸡血藤 15g。

寒湿证

【治法】温阳散寒、健脾除湿。

【方药】当归四逆散合吴茱萸生姜汤加减。

当归 15g	桂枝 6g	吴茱萸 10g	生姜 10g
白芍 20g	茯苓 15g	白术 10g	鸡血藤 15g

陈皮6g　　　　　　　甘草6g

【加减】下肢沉重者，加木瓜10g、桑枝10g、薏苡仁25g；关节疼痛者加杜仲10g、桑寄生15g。

毒热炽盛证

【治法】清热解毒、凉血清营。

【方药】犀角地黄汤合清营汤加减。

水牛角15g　　　生地黄15g　　　赤芍10g　　　　丹皮6g

金银花15g　　　连翘15g　　　　淡竹叶6g　　　玄参15g

丹参10g　　　　麦冬15g

【加减】高热不退，加生石膏30g、知母10g；小便短少，加芦根30g、滑石20g。

4. 临床验案

刘某某，女，62岁。

【主诉】全身起红斑水疱伴瘙痒1周，加重5天。

【现病史】患者自诉1周前无明显诱因全身泛发红斑，伴有轻微瘙痒，患者未予以重视。3天前全身皮损逐渐增多，皮损中央出现水疱，瘙痒剧烈。为寻求中西医结合治疗来我院就诊。既往有2001年行乳腺增生手术、2010年行阑尾切除术、2009年行胆囊切除术。否认高血压、心脏病史，否认糖尿病、脑血管疾病、精神疾病史等。药物过敏史不详。

【现在症】患者全身泛发红斑，瘙痒剧烈，身倦乏力，食纳不佳，睡眠稍差，小便短少。舌红，苔黄腻，脉弦滑。

【体格检查】体温37℃，脉搏90次/分，血压145/80mmHg。自主体位，全身浅表淋巴结未触及肿大。

【专科情况】躯干、四肢泛发钱币状大小红斑，中央可见暗红色水疱，边缘潮红，形如虹膜样，皮温不高。

【西医诊断】多形红斑。

【中医诊断】猫眼疮。

【辨证】湿热蕴结证。

【治法】祛风清热、解毒利湿。

【处方】方选消风散合龙胆泻肝汤加减。

荆芥10g　　　　防风10g　　　　黄芩10g　　　白鲜皮15g

赤芍10g　　　　牡丹皮8g　　　　栀子10g　　　当归10g

| 金银花 12g | 生地黄 15g | 山药 20g | 柴胡 8g |
| 龙胆草 6g | 茯苓 10g | 甘草 6g | |

7 剂，水煎服，每日 1 剂，早晚分服。富马卢帕他定片（10mg×3 片×2盒），每日 1 次，每次 1 片。

【复诊】服药 7 剂后复诊，皮损颜色转暗，部分皮损消退，瘙痒较前明显缓解。嘱上方再服 15 剂，患者未来复诊。电话回访告知皮损已完全消退。

【按语】本例患者年老，卫表不固，脾胃运化失司，又平素嗜食肥甘厚腻膏粱之品，而致湿浊内生，蕴久化热。复感风热之邪外袭，两热相搏，而致皮损鲜红；湿邪为患，溢于肌表，故可见水疱，大疱；诸痛痒疮皆属于心，故瘙痒明显；身倦乏力，食欲不佳，小便短少均为湿热内蕴之象；舌质红，苔黄腻，脉弦滑，亦为湿热蕴结之象。本例所用之方，方中黄芩、白鲜皮、龙胆草苦寒清热燥湿，为君药；荆芥、防风开发腠理、清宣肺卫、透解郁滞肌肤的风邪，乃"痒自风来，止痒必先疏风"之意，再以金银花疏散风热，共为臣药；风热客于肌肤，郁而生热，又风热之邪与湿热相搏易伤阴血，故以栀子、赤芍、丹皮清热泻火、凉血活血；疏风燥湿药物均易耗伤阴血，加之风毒湿邪相搏于肌肤，浸淫血脉，恐致气血运行不畅，故以当归和营活血，生地清热凉血。全方集清热、疏风、利湿、凉血于一体，全方共奏祛风清热，解毒利湿之功。

二十、银屑病

银屑病是临床最常见的慢性炎症性红斑鳞屑性皮肤病之一，其发病原因不明，机制不清。临床以红色丘疹或斑块覆有多层银白色鳞屑的皮损为特征，皮肤损害可泛发全身，并累及皮肤附属器和黏膜，少数患者发生脓疱和红皮病，严重银屑病中发生关节炎的比例较高。病程慢性，易于复发，常常罹患终生。中医称之为"白疕"，俗称"牛皮癣"，其治疗方法较多，目前尚无特效药物，西医多以缓解症状为主，停药后易于复发，中医药在治疗本病上积累了丰富的经验。

1. 病因病机

中医认为本病有因风、湿、热、火毒之邪侵袭肌肤，致营卫不和，气血不调，郁于肌肤而发者；或饮食不节，脾胃失和，酿生湿热，内外合邪，内不得利导，外不得宣泄，湿毒阻于肌肤而发者；或因七情内伤，气机壅滞，郁久化火，火毒蕴伏于营血，窜流肌肤而成者；或因正气亏虚，复感风寒湿邪，日久入络成瘀，阻于筋骨肌肤而成者；或素体不足或病久暗耗，致气血亏虚，化燥生风，肌肤失养而成者；或病程日久，气血运行不畅，经络阻隔，气滞成血瘀，肌肤失养而发者。总由外邪内侵，内外相应，致"热、瘀、虚"而发病。

2. 辨证论治

杨志波教授把银屑病分为六种基本证型：血热证、血瘀证、血燥证、脓毒蕴蒸证、火毒炽盛证、风湿寒痹证。

血热证

【治法】清热解毒、凉血活血。

【方药】银屑 1 号方。

水牛角 30g	土茯苓 30g	生地 15g	丹皮 10g
赤芍 10g	鸡冠花 6g	白芍 10g	怀山 15g
甘草 6g			

【加减】瘙痒剧烈者，酌加荆芥 10g、白鲜皮 15g、刺蒺藜 10g、地肤子 10g；皮温高者，酌加茜草 10g、凌霄花 6g；鳞屑多者酌加白鲜皮 15g、地骨皮 10g、麦冬 12g；点滴状酌加金银花 20g、牛蒡子 10g、薄荷 3g；头皮部位甚者酌加桑白皮 10g、黄芩 10g、桑叶 6g；下肢甚者酌加川牛膝、红藤、桃仁、黄柏。

血瘀证

【治法】活血理气、化瘀解毒。

【方药】银屑 2 号方。

桃仁 8g	红花 3g	鸡血藤 15g	当归 10g
柴胡 6g	川芎 10g	丹参 10g	鬼箭羽 15g
白花蛇舌草 15g			

【加减】厚斑块型酌加三棱、莪术、炮甲；鳞屑厚者酌加生地、麦冬、七叶一枝花；瘙痒剧烈者酌加白鲜皮、苦参、蒺藜子等；皮肤干燥甚者酌加麦冬、天花粉；下肢甚者酌加川牛膝、红藤。

血燥证

【治法】养血解毒、滋阴润燥。

【方药】银屑 3 号方。

当归 15g	生地 15g	熟地 15g	赤芍 10g
白芍 10g	麦冬 15g	玄参 15g	土茯苓 30g

川芎 10g　　　　丹参 10g　　　鸡血藤 15g

【加减】瘙痒剧烈者酌加白鲜皮、蒺藜子、皂角刺等。

脓毒蕴蒸证

【治法】清热凉血、解毒除湿。

【方药】银屑 4 号方。

水牛角先煎, 50g　板蓝根 15g　　银花 15g　　　生地 20g

白茅根 10g　　丹皮 8g　　　　赤芍 10g　　　茵陈 10g

土茯苓 30g　　甘草 6g

【加减】高热者酌加羚羊角 3g、生石膏 30g、知母 15g、玄参 10g；后期脱屑较多者酌加北沙参、天花粉、玄参。

火毒炽盛证

【治法】清热泻火、凉血解毒。

【方药】银屑 5 号方。

水牛角先煎, 30g　生地 15g　　　丹皮 10g　　　赤芍 10g

土茯苓 30g　　黄连 3g　　　　栀仁 10g　　　紫草 10g

甘草 6g

【加减】皮疹红肿明显，加冬瓜皮、茯苓皮；便秘者，加火麻仁；小便不利者，加白茅根、车前子；瘙痒甚者，加白鲜皮、地肤子；后期阴虚口干者，加麦冬、石斛、天花粉。

风湿寒痹证

【治法】散寒除痹、通络止痛。

【方药】银屑 6 号方。

桂枝 10g　　　芍药 10g　　　独活 10g　　　羌活 10g

秦艽 12g　　　姜黄 10g　　　桑枝 6g　　　　延胡索 15g

白芷 10g　　　附子久煎, 6g

【加减】发热口渴者，加生石膏、知母；关节红肿明显者，加银花藤、豨莶草、络石藤；关节红肿不甚，肿胀明显者，加苍术、海风藤；如有关节畸形，功能障碍者，可加桑寄生、桑枝、威灵仙、乌梢蛇、地龙以祛风除湿，活络通经；下肢重者，加木瓜、怀牛膝，肝肾不足加熟地、山茱萸。

3. 临床验案

李某，男，37 岁。

【主诉】躯干四肢起疹脱屑伴瘙痒 6 个月余。

【现病史】半年前晚餐后，自觉身上微微作痒，当时未在意，数日后发现胸腹部起红疹粒，搔之有白屑，日渐见多，四肢、背部泛现暗红色斑块。曾于医院皮科诊治，诊断为"银屑病"，内服外用药物（具体药名不详）治疗后，症状缓解，后时有复发，时好时坏，擦用"氟氢松类软膏"可以缓解，逢冬加剧，无家族病史。

【现在症】躯干四肢皮损处自觉瘙痒，大便干，小便赤，舌质红，苔薄黄，脉弦数。

【体格检查】体温37℃，脉搏90次/分，血压110/90mmHg。自主体位，全身浅表淋巴结未触及肿大。

【专科情况】躯干四肢泛现暗红色丘疹、斑丘疹、斑块，呈点滴状或币状，大小不一，上覆银白色厚层鳞屑或灰褐色痂样物，干燥，刮屑试验（＋）。

【西医诊断】寻常型银屑病。

【中医诊断】白疕。

【辨证】风热血热证，兼有阴耗血瘀。

【治法】清热解毒益气、活血凉血养阴。

【处方】方选竹叶石膏汤和黄连解毒汤加减。

竹叶 15g	石膏 15g	怀山药 15g	麦冬 15g
西洋参 10g	黄连 3g	黄芩 10g	山栀 10g
黄柏 15g	漏芦 10g	三七 3g	凌霄花 15g
槐花 10g			

7剂，水煎服，每日1剂，早晚分服。外治以自制紫地膏涂敷患处，每日2～3次。

【复诊】服药7剂后复诊，皮损转淡，鳞屑减少，嘱咐服上方3个月余，来电告知皮损消失2个月，未复发。

【按语】患者本素体不耐，血分有热，夜间餐后复感风热之邪，内外合邪，伏于营血，流于肌肤而发红疹；热入营血，化燥伤阴，肌肤失养则起银白色鳞屑；冬令之际气候干燥，与风热化燥病机相合，故逢冬加剧；化燥生风，风盛则自觉瘙痒；血热盛则炼液成瘀，阻于肌肤，故见斑块，色暗红；风为养邪，善行数变，故泛发躯干四肢，反复发作，时好时坏；热灼津液，故见大便干，小便赤；舌质红，苔薄黄，脉弦数皆为风热血热之象。其病位在肌肤，病性属实，可与湿疮、风热疮等进行鉴别。本例病机主要为素体血分有热，复感风热之邪，内外合邪，风热血热毒邪伏于营血，阻于肌肤而发

152

当代中医皮肤科临床家丛书（第三辑） 杨志波

疹，病久兼有耗气伤阴。故治疗以清热解毒益气、活血凉血养阴为原则。方中黄连、竹叶、石膏清热解毒、清火除烦，直折气分之热，以防血热毒邪之蒸，为君药；西洋参、怀山药、麦冬益气养阴生津，以止气耗阴伤之苦，为臣药；黄芩、山栀、黄柏清理三焦之热，皆能解毒，三七、漏芦、凌霄花、槐花活血化瘀、凉血解毒，共同辅佐君臣以建功，故为佐使之药。纵观全方，其一清热解毒，着重清泄气分毒热，气分毒热得以清泄，波及营血之毒热随之得减；其二，益气养阴，着重气津、阴液的滋生和护养，既填耗损之气阴，又防攻伐之伤正；其三佐以活血化瘀、凉血解毒之品，使郁滞肌肤之热毒瘀血得去，气血得畅，邪去而正安。全方共奏清热解毒益气、活血凉血养阴之功。

二十一、玫瑰糠疹

1. 病因病机

玫瑰糠疹是一种斑疹色红如玫瑰、脱屑如糠秕的急性自限性皮肤病。中医认为因过食辛辣，或情志抑郁化火，导致血分蕴热，热伤阴液而化燥生风，复感风热之邪，内外合邪，风热凝滞，郁闭肌肤，闭塞腠理而发病。西医认为病因不明，现认为与病毒（人疱疹病毒 HHV－7 及 HHV－6）感染有关。细胞免疫反应可能参与本病的发生。

2. 论治思想

本病以疏风清热止痒为主要治法。初期以疏风清热为主，后期以养血活血为主。本病具有自限性，治疗目的主要是减轻症状和缩短病程。局部可外用炉甘石洗剂或糖皮质激素。瘙痒明显者可口服抗组胺药物。UVB 灯照射可明显缩短病程。

3. 辨证论治

风热蕴肤证

【治法】疏风清热止痒。

【方药】凉血消风散加减。

荆芥 10g	防风 10g	当归 10g	生地黄 15g
苦参 6g	苍术 10g	牛蒡子 6g	知母 10g
黄芩 10g	甘草 6g	白鲜皮 15g	地肤子 10g。

风热血燥证

【治法】清热凉血、养血润燥。

【方药】养血消风散。

生地黄 20g   当归 10g   荆芥 10g   苦参 12g

白蒺藜 9g   知母 9g   生石膏 30g   生甘草 5g

牡丹皮 10g。

4. 临床验案

王某，女，35 岁。

【主诉】躯干四肢起红斑伴鳞屑 3 周。

【现病史】患者诉 3 周前无明显诱因于胸部起一指甲大小的椭圆形红色斑片，自觉微痒，未予以重视，数日后胸背部、腰腹部皮损成批出现，呈指甲盖大小椭圆形红斑，伴瘙痒。四肢斑片较小，其色鲜红，间有褐色，长轴与皮纹一致，表面有细碎白屑，状如麸秕。前往当地医院治疗，予以内服外用药物（具体药名不详）治疗后，症状无明显缓解，为求系统治疗，遂来我院求治。患者精神饮食尚可，睡眠可，二便正常，体重无显著变化。否认冠心病、糖尿病、肝炎、结核病史，否认食物、药物过敏史，否认吸烟史、饮酒史，否认家族遗传病史。

【现在症】胸背部、腰腹部皮损呈指甲盖大小椭圆形红斑，伴瘙痒。四肢斑片较小，其色鲜红，间有褐色，长轴与皮纹一致，表面有细碎白屑，状如麸秕。舌质红，苔薄黄，脉浮数。

【体格检查】体温 36.5℃，脉搏 65 次/分，血压 105/70mmHg。自主体位，全身浅表淋巴结未触及肿大。

【专科情况】胸背部、腰腹部泛发较多指甲盖大小椭圆形红斑。四肢斑片较小，其色鲜红，间有褐色，长轴与皮纹一致，表面有细碎白屑，状如麸秕。

【西医诊断】玫瑰糠疹。

【中医诊断】风热疮。

【辨证】风热蕴肤证。

【治法】疏风清热止痒。

【处方】凉血消血散加减。

荆芥 10g   防风 10g   当归 10g   生地黄 15g

苦参 6g   苍术 10g   牛蒡子 6g   知母 10g

黄芩 10g   甘草 6g   白鲜皮 15g   地肤子 10g

水煎服，日 1 剂，分 2 次服。另用马齿苋 30g、蛇床子 20g 煎汤外洗。

【复诊】5 天后斑疹消退大半，所留疹色也转淡，舌脉正常。嘱按前方服

10剂后斑疹完全消退，痊愈。随访半年未复发。

【按语】患者素体不耐，复感风热之邪，内外合邪，风热凝滞，郁闭肌肤，闭塞腠理而发病，故可见胸背部、腰腹部泛发较多指甲盖大小椭圆形红斑，表面有细碎白屑，状如麸秕。本方为消风散化裁而来。荆芥、防风为君药，荆芥味辛性温，善去血中之风；防风，能发表祛风、胜湿，长于祛一切风，二药相伍，疏风以止痒。苦参、苍术为臣，苦参性寒，善能清热燥湿、止痒，苍术燥湿、辟秽、发汗、健脾，两者相配，燥性尤强，即燥湿止痒、又散风除热。佐以牛蒡子疏散风热、透疹、解毒，黄芩清热，此二味不仅可增荆芥、防风祛风之力，更能疏散风热透疹。知母清热泻火，生地、当归滋阴养血润燥，且生地善清血中之热，与清气分热之石膏、知母共除内热。当归兼可活血，有"治风先行血，血行风自灭"之理。白鲜皮清热止痒，地肤子有调节角质细胞作用；甘草清热解毒，又可调和诸药，用为佐使。诸药合用，于祛风之中伍以除湿、清热、养血之品，使风邪去，湿热除，血脉和，则瘙痒自止。

二十二、红斑狼疮

1. 病因病机

本病病因尚未明确，目前认为本病是在具有遗传素质的基础上，再加环境（如紫外线、污染）、病毒、药物等因素的作用而引发的自身免疫性疾病，属于结缔组织疾病范围。中医认为本病的发病主要由先天和后天两大因素。先天因素主要是素体禀赋不耐、肾阴亏虚；后天因素主要是七情内伤、劳倦过度、六淫邪毒侵袭以及阳光毒、药毒、饮食不节等。内外致病因素相搏，阴阳失调，气血失和，瘀阻经脉，五脏六腑受损以及皮、肉、筋、脉、关节等失养而致生本病。

2. 论治思想

中医治疗盘状红斑狼疮和系统性红斑狼疮均积累了丰富经验。盘疮红斑狼疮主要是皮肤损害，全身症状不明显，治疗初期以清热凉血解毒为主，病久则宜养阴补肾或活血化瘀。而系统性红斑狼疮属本虚标实，虚实夹杂，正虚是本，邪实是标，因此治疗原则为急则治其标，缓则治其本，治本补虚勿忘祛邪，治标祛邪勿忘治本。

3. 辨证论治

杨志波教授把盘疮红斑狼疮分为三种基本证型：风毒血热证、阴虚内热证、气滞血瘀证；把系统性红斑狼疮分为三种基本证型：热毒炽盛证、阴虚内热证、脾肾阳虚证。

（1）盘状红斑狼疮

风毒血热证

【治法】清风清热、凉血解毒。

【方药】银翘散加减。

金银花 12g	连翘 15g	淡竹叶 10g	荆芥 10g
牛蒡子 10g	薄荷 10g	黄芩 10g	生地黄 16g
白花蛇舌草 6g	丹参 10g		

【加减】小便黄赤，加灯心草 3g、白茅根 10g、车前草 6g；大便秘结加大黄（后下）5g；皮损色红如赤加水牛角 15g、丹皮 6g。

阴虚内热证

【治法】滋阴补肾、凉血清热。

【方药】二至丸合六味地黄丸加减。

墨旱莲 15g	女贞子 15g	生地黄 15g	玄参 15g
麦冬 16g	牡丹皮 6g	山药 15g	山茱萸 15g
泽泻 10g	茯苓 15g	甘草 6g	

气滞血瘀证

【治法】理气活血祛瘀。

【方药】桃红四物汤加减。

桃仁 6g	红花 3g	当归 15g	川芎 10g
生地黄 15g	赤芍 10g	白芍 10g	郁金 6g
鸡血藤 15g	益母草 30g		

【加减】皮疹色暗，加莪术 6g；经量少或闭经者，加三棱 10g、莪术 10g以祛瘀生新。

（2）系统性红斑狼疮

热毒炽盛证

【治法】清热凉血解毒。

【方药】犀角地黄汤加减。

水牛角 30g	石膏 30g	知母 15g	黄连 10g
黄芩 12g	连翘 15g	竹叶 10g	生地黄 15g
牡丹皮 10g	赤芍 10g	玄参 15g	麦冬 15g

当代中医皮肤科临床家丛书（第三辑）

杨志波

甘草 5g

【加减】高热神昏者加安宫牛黄丸或紫雪丹等通窍清热解毒之品。

阴虚内热证

【治法】滋阴清热。

【方药】六味地黄丸合二至丸加减。

生地黄 15g	茯苓 15g	泽泻 15g	丹皮 15g
山萸肉 15g	山药 15g	益母草 15g	青蒿 后下，15g
地骨皮 20g	知母 10g	女贞子 15g	墨旱莲 15g
甘草 5g			

【加减】发力口干、心悸明显者，加太子参 30g、五味子 15g；胁肋胀痛者，加柴胡 6g、白芍 15g；津液干枯便秘者，加火麻仁 15g、郁李仁 15g。

脾肾阳虚证

【治法】温肾壮阳、健脾渗湿。

【方药】肾气丸合真武汤合理中丸加减。

熟地黄 15g	附子 先煎，10g	肉桂 3g	山萸肉 15g
淫羊藿 15g	党参 20g	山药 15g	白术 15g
茯苓 15g	泽泻 15g	干姜 9g	炙甘草 5g

【加减】气虚明显者加黄芪 30g，血虚明显者加当归 10g、阿胶 10g。

4. 临床验案

黄某某，男，76 岁。

【主诉】面部四肢起红疹伴痒 10 余年，加重半年。

【现病史】患者自诉于 10 余年前无明显诱因，面部四肢起蚕豆大小红色皮疹，稍痒，在当地医院诊治，诊断不明，给予外用药口服药治疗（具体不详），未见明显效果，红疹面积逐渐增大，部分融合成片，瘙痒加重，后于 2009 年~2011 年多次在我科住院治疗，诊断"类天疱疮""湿疹""银屑病""白癜风"，给予对症治疗（具体用药不详），稍有效果，后未坚持用药，病情反复，时重时轻，半年来面部及四肢红疹加重，面积扩大，瘙痒加重。否认肝炎、结核、疟疾病等传染病史，有冠心病史 3 年，高血压病史 2 年，糖尿病 1 年，否认手术、外伤、输血史，否认食物、药物过敏史，预防接种史不详。

【现在症】面部、躯干、四肢泛发黄豆至鸡蛋大小红色斑疹，双手背可见角化性斑疹，上有少量鳞屑，稍痒，纳食尚可，睡眠可，大、小便正常，无口腔溃疡、无脱发、光敏感、无关节疼痛等。体重近期无明显变化。舌暗红，苔黄腻偏黑，脉弦。

【体格检查】体温 36.5℃，脉搏 80 次/分，血压 122/75mmHg。自主体位，全身浅表淋巴结未触及肿大。

【专科情况】面部、躯干、四肢可见散在蚕豆至鸡蛋大小不规则圆形的红色斑疹、斑块，上有少量鳞屑，刮去鳞屑可见中央萎缩，毛细血管明显扩张。

【西医诊断】盘状红斑狼疮。

【中医诊断】红蝴蝶疮。

【辨证】气滞血瘀证。

【治法】理气活血祛瘀。

【处方】桃红四物汤加减。

桃仁 10g	红花 10g	生地黄 30g	牡丹皮 10g
赤芍 10g	鬼箭羽 20g	土茯苓 30g	白花蛇舌草 30g
地骨皮 10g	白鲜皮 20g	黄芩 10g	麦冬 10g
龙胆草 12g	淡竹叶 10g	丹参 20g	

10 剂，水煎服，每日 1 剂，早晚分服。外治以自制紫地膏涂敷患处，每日 2~3 次。

【复诊】患者一般情况可，睡眠精神食欲可，大小便正常。诉瘙痒基本缓解，无特殊不适。专科检查：面部、躯干、四肢可见红色斑疹变淡、未见明显鳞屑。

【按语】患者先天禀赋不足，阴阳失调，加之情志内伤，劳倦过度，六淫侵袭，致肝肾阴虚，津血虚少；又复热毒煎熬，津液亏损，血行艰涩迟滞，致气机不畅，血行受阻；病久伤正，气虚不运，血行无力，导致瘀血阻滞，脏腑功能失调而发病。热、湿、毒邪皆可耗血、动血、滞血，致瘀血停滞，阻于脉中，从而出现瘀血证，瘀血不散，血不归经，进一步损伤脉络，故而造成病情反复不愈。由本例患者可见，"瘀"是关键，因瘀致病，亦因病致瘀；故瘀血阻滞是导致本病久治不愈反复发作的关键因素之一，因此治疗上以活血化瘀为主，辅以清热解毒与养血行气。方中以桃仁、红花具有强劲的破血之品，为君药；鬼箭羽、丹皮、赤芍、丹参、生地黄既可助活血之力，行经髓脉道之滞，又可凉血养血以防活血太过而伤血，共为臣药；"肺开窍在鼻，在表主皮毛"，故土茯苓、地骨皮、白鲜皮、龙胆草、淡竹叶、白花蛇舌草、黄芩清上焦心肺之热与中焦湿热，共除热、湿、毒之邪；辅以麦冬养阴

当代中医皮肤科临床家丛书（第三辑）

杨志波

生津以防活血及清燥太过耗伤阴液。全方主以活血化瘀、疏通脉道；佐以清热解毒、凉血滋阴；全方疏中有收，标本兼顾，共奏理气活血祛瘀之效。

二十三、皮肌炎

1. 病因病机

本病病因尚不明确，可能与自身免疫、感染、肿瘤、遗传等因素相关。中医认为本病因禀赋不耐，气血亏虚于内，风湿热邪侵于外而发。湿热交阻，气血凝滞，经络痹阻乃发病之理。初起多为外感风湿热毒，而见壮热肌痹，水肿红斑；后期则多为气阴两虚，致皮肤萎缩，内脏受损。

2. 论治思想

急性期以热毒炽盛为主，治以清热解毒、凉血活血；缓解期以脾虚湿盛为主，治以健脾祛湿；慢性期以脾肾两虚为主，治以补脾益肾。

3. 辨证论治

杨志波教授把皮肌炎分为四种基本证型：热毒炽盛证、脾虚湿盛证、脾肾阳虚证、气血亏虚证。

热毒炽盛证

【治法】清热解毒、凉血活血。

【方药】普济消毒饮合清瘟败毒散加减。

生石膏 30g	黄芩 15g	黄连 10g	连翘 15g
板蓝根 15g	生地黄 30g	赤芍 12g	牡丹皮 10g
柴胡 12g	甘草 5g		

【加减】肌肉关节疼痛者加秦艽 15g、防己 12g；乏力者加黄芪 30g；咽肿暗哑者加桔梗 12g、牛蒡子 15g、木蝴蝶 10g。

脾虚湿盛证

【治法】健脾除湿、活血止痛。

【方药】理中丸合薏苡仁汤加减。

党参 15g	白术 12g	炙甘草 10g	制附子 10g
干姜 10g	当归 30g	薏苡仁 30g	白芍 10g
苍术 10g	黄芪 20g		

【加减】肌肉酸痛者加鸡血藤 15g、三七末 3g；四肢困重不仁者加羌活 10g，木瓜 10g；乏力纳呆重者加茯苓 15g、白术 10g。

脾肾阳虚证

【治法】补肾温阳、健脾通滞。

【方药】右归丸加减。

制附子 12g　　肉桂焗服，2g　　菟丝子 15g　　山萸肉 10g

鹿角胶烊化，9g　党参 10g　　杜仲 15g　　当归 15g

巴戟天 10g　　山药 15g

【加减】血虚者加阿胶（烊化）10g、何首乌 15g；乏力水肿者加茯苓 15g、泽泻 12g；疼痛较为明显者加制川乌 6g、细辛 2g；肢软无力者，加续断 15g、狗脊 12g。

气血亏虚证

【治法】益气养血。

【方药】十全大补汤加减。

党参 20g　　茯苓 15g　　白术 15g　　当归 10g

熟地黄 20g　　川芎 10g　　白芍 15g　　黄芪 15g

鸡血藤 15g　　甘草 6g

【加减】食欲低下者加山药 15g、炒扁豆 15g、麦芽 30g；肌肉酸痛明显者豨莶草 10g、威灵仙 10g。

4. 临床验案

刘某，女，24 岁。

【主诉】面部起疹伴全身乏力 1 年，加重 1 个月。

【现病史】患者自 1 年前始，无明显诱因出现全身肌肉无力，面部起皮疹，并逐渐加重，于当地医院诊断为"皮肌炎"。予以甲氨蝶呤、泼尼松治疗，治疗效果不佳。近 1 个来，皮疹范围扩大，乏力症状加重，遂来我院就诊。

【现在症】现全身乏力，下肢明显，上下台阶困难，下肢肌肉酸痛，口角两侧局部苔藓样变，面部皮疹，伴瘙痒，蹲起无力，口干欲饮，纳眠可，二便调。舌暗红，苔白厚腻，边有齿痕，脉滑数。

【专科情况】面部可见散在暗红色丘疹，口角两侧局部苔藓样变，伴瘙痒。

【西医诊断】皮肌炎。

【中医诊断】肌痹。

【辨证】脾虚湿盛证。

【治法】健脾除湿、活血止痛。

当代中医皮肤科临床家丛书（第三辑）　杨志波

【处方】理中丸合薏苡仁汤加减。

党参 15g　　　干姜 10g　　　白术 12g　　　炙甘草 10g

当归 30g　　　白芍 10g　　　牛膝 10g　　　木瓜 10g

红藤 30g　　　薏苡仁 30g　　　苍术 10g　　　黄芪 20g

外治以中药熏洗，每日 2～3 次。

【复诊】服药 15 剂后复诊，口角皮损基本消退，下肢肌肉酸痛缓解，蹲起稍困难，效不更方，嘱再服 15 剂；三诊诉面部散在皮疹，下肢肌肉酸痛轻微。加僵蚕 20g，再服 15 剂，患者未再复诊。

【按语】《素问·评热论》谓："风雨寒热，不得虚，不能独伤人。"肌痹之始，必有脏本先摇，风寒湿邪方能乘虚而入。正气不足，实为邪气侵入肌体，留而不去提供了适宜环境和条件。病久不去，邪气益盛，正气益虚。肝藏血，主疏泄，肝被邪气困扰，失其疏泄濡养之职，则血运失畅，凝涩不活，肤色青紫，肌肤紧硬，四肢关节屈伸不利。脾主肌肉，为百骸之母，气机升降出入之枢纽。脾失健运之能，则食少便溏，周身失其灌溉之源，四肢懒动，形体羸瘦，肌肤硬而无弹性。肾为性命之根，久则穷必及肾，腰困腿软诸症在所必至。病虽现错综纷繁，外症为急，然实应以培补正气，固护肝、脾、肾本元为要务，而三脏之中，尤以脾气后天为先。重在建立新的免疫机制，增强病者抗病能力和自身修复力，安内以攘外，扶正以祛邪，以从王道之治，故能徐建远功。患者病久，气血已衰，脾虚无以化湿，而成脾虚湿困之证，非补益之剂则脾虚不复，故重在健脾化湿、养血荣筋。方中干姜大辛大热，直入脾胃，为温中祛寒、振奋脾阳之要药，为君药；党参甘而微温，补气健脾、促进运化，为臣药；君臣相合，甘温辛热，温补阳气。白术、苍术、薏苡仁苦温，健脾燥湿，配党参复脾运以利升降；当归、白芍养血柔肝以益脾土，牛膝、木瓜、红藤引药归经、疏通经络；再加黄芪，一则大补脾胃之气，以温分肉、实腠理、生血生肌；二则加强走表实卫之力而充养四肢；全方共奏健脾除湿、活血通经之效。

二十四、硬皮病

1. 病因病机

本病病因尚不明确，系统性硬皮病主要的发病学说有自身免疫学说、血管学说和胶原合成异常学说，局限性硬皮病可能与外伤或感染有关。其发病机制的核心为各种病理途径激活了成纤维细胞，从而合成过多胶原，导致皮肤和内脏器官的纤维化。中医称之为皮痹。《景岳全书》言："痹者，闭也，以血气为邪所闭，不得通行而病也。"皮痹由于肺脾肾阳虚，导致脏腑不和，营卫不固，腠理不密，风寒湿之邪乘虚内袭，正气为邪所阻，不能化寒燥湿，寒湿留滞，气血凝涩，经络阻隔，闭塞不通而成。

2. 论治思想

本病发病与风寒湿之邪乘虚内袭有着重要相关性，其病机与肺脾肾有着重要的关系。故治疗上应根据临床辨证分型，以调和营卫、祛风除湿、温经散寒、活血逐瘀为总则，辅以培土生金、温肾壮阳之法。

3. 辨证论治

杨志波教授把硬皮病分为四种基本证型：风寒湿阻证、肺脾两虚证、肾阳不足证、寒凝阻络证。

风寒湿阻证

【治法】调和营卫、祛风除湿、温经散寒。

【方药】蠲痹汤加减。

羌活 15g	桂枝 10g	防风 10g	姜黄 10g
白芍 10g	当归 10g	威灵仙 10g	大枣 4 枚
炙甘草 15g	生姜 5 片		

【加减】畏寒、畏风明显者，加紫苏 15g、细辛 3g；关节疼痛明显，沉重僵硬难动，伴畏寒者，加秦艽 15g、五加皮 15g。

肺脾两虚证

【治法】补肺扶脾、培土生金。

【方药】参苓白术散加减。

人参 15g	白术 15g	山药 15g	茯苓 15g
薏苡仁 25g	砂仁后下，5g	桔梗 10g	
艾叶 10g	甘草 10g	陈皮 6g	麻黄 6g

【加减】气短、咽干者加蛤蚧 1 对、紫河车 10g；畏寒，四肢不温，纳差，便溏者加白豆蔻 5g、黄芪 30g。

肾阳不足证

【治法】温肾壮阳。

【方药】金匮肾气丸合右归丸加减。

熟附子 10g	肉桂焗服，2g	鹿角胶烊化，10g	熟地黄 20g
山药 15g	茯苓 15g	山茱萸 10g	泽泻 12g

当代中医皮肤科临床家丛书（第三辑）

杨志波

丹皮 10g

【加减】大便溏泻或五更泄泻者加干姜 10g、人参 10g；肾阳虚甚者加杜仲 15g、巴戟天 15g。

寒凝阻络证

【治法】温阳散寒、活血逐瘀。

【方药】黄芪桂枝五物汤合桃红四物汤加减。

黄芪 30g	当归 15g	芍药 10g	桂枝 10g
鹿角胶 蒸兑，10g	桃仁 10g	红花 6g	熟地黄 15g
大枣 4 枚	炙甘草 10g		

【加减】面色㿠白，畏寒肢冷者加黄精 20g、鸡血藤 30g；自汗，动则汗出者加人参 10g；皮损紫暗者加丹皮 10g、赤芍 15g；肢端麻木紫冷者加熟附子 9g、制南星 6g。

4. 临床验案

张某，女，33 岁。

【主诉】背部皮肤发硬伴瘙痒 10 年余，加重 1 周。

【现病史】患者诉 10 年前，不明诱因婚后未育而于医院检查，发现背部皮肤变硬，伴轻度瘙痒，于外院诊断为"硬皮病"。后多次于我院门诊中药治疗（具体不详），症状有所缓解。近 1 周来，患者瘙痒不适加重，为求进一步中西医诊治遂来我科就诊。既往患脂肪肝病史 20 余年，否认冠心病、糖尿病病史。否认"肝炎、伤寒"等传染病病史。否认外伤、输血及中毒史，否认药物及食物过敏史，预防接种史不详。

【现在症】背部见一块巴掌大发硬偏褐色皮肤，皮肤表面光滑，未见红斑丘疹，皮温正常，皮肤纹理部分消失，弹性减退，触压未诉疼痛，面部及四肢皮肤正常。无发热，微气促，无恶心呕吐，精神倦怠，纳食呆滞，口淡不渴，睡眠差，大便稀溏，小便正常。舌淡有齿痕，苔白，脉弦细。

【体格检查】体温 36.6℃，脉搏 90 次/分，血压 115/90mmHg。自主体位，全身浅表淋巴结未触及肿大。

【专科情况】背部见一块巴掌大发硬偏褐色皮肤，皮肤表面光滑，未见红斑丘疹，无鳞屑。皮温正常，皮肤纹理部分消失，弹性减退。触压未诉疼痛，面部四肢皮肤正常。

【西医诊断】局限性硬皮病。

【中医诊断】皮痹。

【辨证】脾肾阳虚，寒湿凝滞证。

【治法】补肾温阳、健脾通滞、温经散寒、活血通络。

【处方】阳和汤合右归丸加减。

熟地黄 15g	炮姜 10g	肉桂焗服，2g	延胡索 10g
菟丝子 15g	山萸肉 10g	鹿角胶烊化，9g	甘草 6g
巴戟天 10g	山药 15g	白芥子 10g	桃仁 10g
当归 10g	红花 10g	川芎 6g	白芍 10g

15 剂，水煎服，每日 1 剂，早晚分服。外治以卤米松乳膏涂敷患处，每日 2～3 次。

【复诊】服药 15 剂后复诊，后背皮肤瘙痒感及紧绷感较前明显缓解，效不更方，嘱再服 15 剂，患者未来复诊，电话回访诉后背无明显紧绷及瘙痒感。

【按语】中医无硬皮病病名，根据其临床症状及病情过程，属"皮痹""脉痹""痹病"范畴。如果累及内脏器官，则属"心痹""肾痹""肺痹"等。《内经》有"皮痹"的记载，《素问·痹论》曰："夫痹之为病，不痛何也……痹在于骨则重，在于脉则血凝而不流，在于筋则屈不伸，在与肉则不仁，在于皮则寒，故具此五者则不痛也。"指出了本病皮毛寒冷而不痛的症状。关于皮痹的病因病机及转归，《素问·痹论》曰："痹或痛，或不痛，或不仁……其痛不仁者，病久入深，营卫之行涩，经络时疏，故不通；皮肤不营故不仁……"指出了痹之于皮，由邪（外邪或阴寒之邪）搏与皮肤，痹阻不通，营卫行涩，血凝为患。而对于本病的转归，《素问·痹论》又曰："五脏皆有合，病久而不去者，内舍于其合也。故……皮痹不已复感于邪，内舍于肺。所谓痹者，各以其时重感于风寒湿之气也，痹入脏者死。"说明本病病久可影响及脏腑，甚至造成死亡。因此对于皮痹患者，临床上应及时控制病势，延缓发病间隔及发病次数，已达到控制疾病的目的。本例患者为局限性硬皮病患者，患者禀赋不耐，脾肾阳虚，寒湿内蕴，经络阻塞，气血运行迟滞，痰湿凝聚肌肤，故出现皮肤发硬。寒则凝滞、收引，则经脉气血不畅，脉络受阻，则四末发凉，皮肤遇冷变白变紫，皮硬不仁，甚则肌肉及皮肤失养而肌瘦皮硬而薄，毛发脱落，色素沉着。舌淡有齿痕，苔白，脉弦细皆为寒湿凝聚之象。治疗宜补肾温阳、健脾通滞、温经散寒、活血通络。方中熟地黄、菟丝子、山萸肉生精补血，鹿角胶、巴戟天性味甘平补肾阳生精血，

当代中医皮肤科临床家丛书（第三辑） 杨志波

协助熟地生精补血，并配合肉桂、炮姜温阳散寒而通血脉，白芥子协助姜、桂以散寒凝而化痰滞，并与熟地、鹿角胶互相制约；甘草解毒调和诸药。当归、川芎、白芍益气养血、荣肤充肌。桃仁、红花、延胡索活血理气以软化皮肤、柔筋通脉。

二十五、天疱疮

天疱疮是一种慢性、复发性、炎症性表皮内大疱性皮肤病，其发病原因不明，机制不清，目前认为是一种自身免疫性皮肤病。其特点是皮肤及黏膜上出现松弛性水疱或大疱，疱易破呈糜烂面，棘细胞松解征（尼氏征）阳性。病程慢性，易于复发。中医亦称之为"天疱疮"。其西医治疗以免疫抑制、抗炎、支持疗法，保护、清洁皮肤，防止继发感染为原则，治疗的关键在于糖皮质激素等免疫抑制剂的合理应用，同时防止并发症。中医药在治疗本病上积累了丰富的经验，避免了激素及其他免疫抑制剂的不良反应。

1. 病因病机

中医认为"湿"和"热"是本病的两个基本病因病机。因心火妄动，复外感风热湿毒，内外火毒相煽，集结于肌肤而发；或因脾之运化水湿功能失常，致湿热之邪内生，湿热熏蒸肌肤而发；或湿热日久流滋无度，耗气伤阴，致肌肤失养所致。故本病论治多灵活运用"清热""利湿"之法。

2. 辨证论治

杨志波教授把天疱疮分为三种基本证型：热毒炽盛证、湿热毒蕴证、气阴两虚证。

热毒炽盛证

【治法】清热解毒、凉血开窍。

【方药】天疱疮 1 号方。

水牛角 15g	丹皮 10g	赤芍 10g	黄连 3g
黄芩 10g	黄柏 10g	栀仁 10g	土茯苓 30g
薏苡仁 15g	泽泻 10g	甘草 6g	

【加减】伴瘙痒者，酌加荆芥、防风、地肤子；口渴甚者，加天花粉；大便干结者，加大黄；小便黄赤者，加淡竹叶、车前草。

湿热毒蕴证

【治法】清热解毒、健脾除湿。

【方药】天疱疮 2 号方。

| 茯苓 15g | 苍术 10g | 白术 15g | 陈皮 6g |
| 山药 15g | 薏苡仁 15g | 泽泻 10g | 甘草 6g |

【加减】口干、口苦者，加龙胆草；大便干结者，加大黄；下利臭秽者，加葛根、黄连；纳差者，加山药、山楂、莱菔子；夜寐差者，加酸枣仁、茯神；烦躁易怒者，加柴胡、莲子心。

气阴两虚证

【治法】益气养阴、清解余毒。

【方药】天疱疮 3 号方。

人参 15g	麦冬 10g	五味子 6g	玉竹 10g
生地黄 15g	当归 10g	沙参 10g	薏苡仁 15g
茯苓 10g	甘草 6g		

【加减】伴瘙痒者酌加荆芥、防风；夜寐差者，加酸枣仁、茯神。

杨志波教授认为，天疱疮的外治宜以安抚治疗为主，切忌使用刺激性药物。

糜烂流滋、渗液较多者，以马齿苋 30g、黄柏 30g、金银花 30g、枯矾 30g 水煎外洗或湿敷。结痂或渗出少者，以青黛散麻油调敷，或紫草油外涂。干燥脱屑者，以紫草油或甘草油外涂。

3. 临床验案

范某，男，39 岁。

【主诉】口腔起水疱糜烂伴痛半年，泛发全身 1 个月。

【现病史】半年前无明显诱因口腔内起水疱，溃烂伴有疼痛感，于当地医院予消炎治疗（具体用药不详）后，口腔溃烂未有好转，1 个月前不明诱因全身出现多个水疱，疱壁较薄，疱液清亮，伴有轻微的瘙痒感，病情呈进行性加重。

【现在症】全身泛见红斑、水疱，水疱壁较薄，疱液清亮，部分水疱已破裂，有轻微的瘙痒，口腔内多处糜烂，见小面积的溃疡，伴有疼痛感，无胸闷气促，无恶心呕吐，精神可，纳欠佳，睡眠正常，二便调。

【体格检查】体温 37.1℃，脉搏 79 次/分，血压 120/84mmHg。自主体位，全身浅表淋巴结未触及肿大。

【专科检查】全身泛见数个黄豆至蚕豆大小红斑，红斑基础上有水疱，疱壁较薄，疱液清亮，口腔内多处糜烂，见小面积的溃疡，部分水疱破裂见糜烂面及结痂，触痛（－）。舌质红，苔黄厚，脉滑数。

166

【西医诊断】天疱疮。

【中医诊断】火赤疮。

【辨证】湿热毒蕴证。

【治法】清热解毒、健脾除湿。

【处方】天疱疮 2 号方加减。

人参 15g	茯苓 15g	白术 15g	山药 15g
薏苡仁 15g	泽泻 10g	蒲公英 10g	麦冬 10g
金银花 10g	牡丹皮 10g	陈皮 6g	甘草 6g

7 剂，水煎服，每日 1 剂，早晚分服。外治予复方黄柏液湿敷加含漱，日 2 次。

【复诊】服药 7 剂后复诊，仍有新发水疱、片状红斑，但口腔溃烂疼痛明显好转。续服上方 1 个月后复诊，无新发皮疹，大部分皮损已结痂，部分仍见少量糜烂面。嘱其续服上方 1 个月。

【按语】患者素体脾虚，健运失司，水湿内停，郁久化热，又复外感热毒之邪，而成湿热毒蕴，泛溢肌表，发而为红斑水疱，发病迅速。湿热浸淫，故自觉瘙痒，水疱泛溢见渗出，热灼肌表故疼痛，舌质红，苔黄厚，脉滑数皆湿热毒蕴之象。其病位在肌肤，病性属本虚标实，可与大疱性类天疱疮、大疱性表皮松解症鉴别。本例病机主要为素体脾虚，健运失司，水湿内停，日久化热，加之复外感热毒之邪，内外合邪，蕴结肌肤而成。故治疗以清热解毒、健脾除湿为原则。方中人参甘温益气、补气健脾，白术健脾燥湿，茯苓健脾渗湿共为君药；泽泻利水渗湿，薏苡仁健脾祛湿，山药补脾益气共为臣药；蒲公英、金银花清热解毒，丹皮清热凉血，麦冬固护阴津，共为佐药；甘草调药和中，陈皮行气健脾，共为使药。纵观全方，其一，重视补气健脾，脾之运化功能恢复正常，水湿得运；其二，重用清热解毒、利湿、渗湿药，直接使热毒得解，水湿得化；其三，佐以滋阴生津之药，以防湿热之邪伤阴太过；其四，加入少量理气药，气行则水行，使水湿得散。全方共奏清热解毒、健脾除湿之功。

二十六、掌跖脓疱病

掌跖脓疱病，又称慢性掌跖脓疱型银屑病，是一种特殊类型的银屑病，发病原因不明，机制不清，皮损局限于掌跖，在红斑基础上周期性发生无菌性小脓疱，伴角化、鳞屑，指（趾）甲可见点状凹陷、变形、肥厚、浑浊，伴有不同程度的瘙痒感。呈慢性病程，反复发生，经久不愈。本病中医称之为"痼疮"，其治疗方法较多，目前尚无特效药物，西医多以缓解症状为主，停药后易于复发，中医药在治疗本病上积累了一定的经验。

1. 病因病机

中医认为本病主要由"湿""热""火毒"之邪侵袭肌肤，致营卫不和，气血不调，郁于肌肤而发，或饮食不节，脾胃失和，酿生湿热，内外合邪，内不得利导，外不得宣泻，湿毒阻于肌肤而发；或因七情内伤，气机壅滞，郁久化火，火毒蕴伏于营血，窜流肌肤而成者；或因正气亏虚，复感受风寒湿邪，日久入络成瘀，阻于筋骨肌肤而成。

2. 辨证论治

杨志波教授把掌跖脓疱病分为三种基本证型：血热证、湿毒蕴结证、气滞血瘀证。

血热证

【治法】清热解毒、凉血活血。

【方药】掌跖脓疱病 1 号方。

水牛角 30g	土茯苓 30g	生地 15g	丹皮 10g
赤芍 10g	鸡冠花 6g	白芍 10g	怀山 15g
甘草 6g			

【加减】瘙痒剧烈者，酌加荆芥 10g、白鲜皮 15g、刺蒺藜 10g、地肤子 10g；皮温高者，酌加茜草 10g、凌霄花 6g；鳞屑多者酌加白鲜皮 15g、地骨皮 10g、麦冬 12g；发生于上肢者，加桑枝；发生于下肢者酌加川牛膝、红藤、桃仁、黄柏。

湿毒蕴结证

【治法】清热解毒、健脾除湿。

【方药】掌跖脓疱病 2 号方。

萆薢 10g	薏苡仁 25g	黄柏 10g	赤芍 10g
金银花 15g	土茯苓 30g	泽泻 10g	茯苓 10g
甘草 6g			

【加减】瘙痒剧烈者，酌加荆芥 10g、白鲜皮 15g、刺蒺藜 10g、地肤子 10g；大便干结者，加大黄。

气滞血瘀证

【治法】行气通络、活血化瘀。

当代中医皮肤科临床家丛书（第三辑）

杨志波

【方药】掌跖脓疱病 3 号方。

当归 10g	柴胡 6g	赤芍 10g	茯苓 15g
白术 10g	川芎 10g	陈皮 6g	牡丹皮 10g
桃仁 6g	红花 3g	生地 15g	甘草 6g

【加减】瘙痒甚者，加白鲜皮 10g、地肤子 10g；后期阴虚口干者，加麦冬 10g、石斛 10g、天花粉 5g。

杨志波教授认为，掌跖脓疱病进行期禁用刺激性强的药物，以安抚治疗为主；静止期或退行期以去除鳞屑、消炎解毒为主。

糜烂破溃者，以马齿苋 30g、黄柏 30g、金银花 30g、苦参 30g、枯矾 30g 水煎外洗或湿敷。结痂或渗出少者，以青黛散麻油调敷，或紫草油外涂。干燥脱屑者，以紫草油或甘草油外涂。

3. 临床验案

张某，男，41 岁。

【主诉】双侧掌跖部丘疹、脓疱疹反复发作近 1 年。

【现病史】1 年前无明显诱因双侧手指、足跖出现红斑、丘疹，渐发展至双手掌、足跖出现丘疹、疱疹、脓疱疹，伴瘙痒、轻微疼痛，曾多次于外院住院治疗（具体治法不详），症状未得到缓解，病情反复加重。

【现在症】双侧掌跖部瘙痒、疼痛，起密集、针尖大小、黄白色脓疱疹，经搔抓后糜烂渗液，表面覆盖少量鳞屑，双侧掌跖部角化，有脱皮，自觉皮肤干燥，起病以来，纳食尚可，睡眠可，二便如常。

【体格检查】体温 36.5℃，脉搏 75 次/分，血压 126/86mmHg。自主体位，全身浅表淋巴结未触及肿大。

【专科检查】双侧掌跖部可见密集的、针尖大小、黄白色脓疱疹，经搔抓后糜烂渗液，表面覆盖少量鳞屑，双侧掌跖部角化，有脱皮，自觉皮肤干燥，刮屑试验（＋），双侧指（趾）甲变黄增厚。

【西医诊断】掌跖脓疱病。

【中医诊断】瘑疮。

【辨证】湿毒蕴结证。

【治法】清热解毒、健脾除湿。

【处方】方选掌跖脓疱病 2 号方。

萆薢 10g	黄柏 10g	薏苡仁 10g	茯苓 10g
泽泻 10g	滑石粉 10g	甘草 6g	陈皮 6g

川牛膝 10g　　　土茯苓 10g　　　牡丹皮 10g

7剂，水煎服，每日1剂，早晚分服。

【复诊】服药7剂后复诊，双侧掌跖部无明显瘙痒、疼痛，红斑明显变淡，其上无丘疹及水疱，右手皮肤稍干燥。嘱咐续服上方2个月余，来电告知皮损已消失1个月，未复发。

【按语】患者素体脾虚，健运失司，水湿内停，郁而化热，困阻于内，加之复外感热毒之邪，内外合邪，泛溢肌表，发而为脓疱。湿热浸淫，故自觉瘙痒，脓疱泛溢故见渗出，热灼肌表故疼痛，脾运化失司，致津液内停，不能濡养肌肤，故见掌跖部角化、脱皮、皮肤干燥。舌红，苔黄腻，脉滑，皆湿热毒蕴之象。其病位在肌肤，病性属本虚标实，可与连续性肢端皮炎、脓疱性细菌疹鉴别。本例病机主要为素体脾虚，健运失司，水湿内停，日久化热，加之复外感热毒之邪，内外合邪，蕴结肌肤而成。故治疗以清热解毒、健脾除湿为原则。方中草薢利湿去浊，黄柏清热燥湿，共为君药；薏苡仁、茯苓健脾利湿，泽泻利水渗湿，土茯苓解毒除湿，共为臣药；牡丹皮清热凉血，滑石祛湿敛疮，共为佐药；陈皮行气健脾，甘草调药和中，川牛膝引药下行，共为使药。纵观全方，其一，重视补气健脾，脾之运化功能恢复正常，水湿得运；其二，重用解毒除湿药，直接使毒邪得散，水湿得化；其三，加入少量理气药，气行则水行，使水湿得散。全方共奏清热解毒，健脾除湿之功。

二十七、皮肤淀粉样变

1. 病因病机

本病病因尚不明确，可能与细胞和组织合成或衍化为淀粉样蛋白沉积于真皮乳头后致病。中医认为本病初起主要是由于风热客于肌肤，湿热困阻皮肤所致，日久则血瘀血虚风燥，肌肤失养。

2. 论治思想

根据皮肤淀粉样变的病因病机，本病中医治疗总的原则是：疏风润燥、清热利湿、活血化瘀。在治疗方法上应内服和外治相结合，内外合治，标本兼顾，才能达到较好的治疗效果。

3. 辨证论治

杨志波教授把皮肤淀粉样变分为三种基本证型：风热血瘀证、风湿热聚证、血虚风燥证。

风热血瘀证

【治法】疏风清热、活血化瘀。

【方药】消风散合桃红四物汤加减。

桃仁 15g	红花 6g	赤芍 15g	生地黄 20g
当归 10g	白鲜皮 15g	蝉衣 10g	防风 10g
荆芥 10g	鸡血藤 20g	丹参 15g	甘草 5g

【加减】皮肤严重粗糙增厚者，加三棱 10g、莪术 10g；大便干结或便秘者，加用玄参 15g，生大黄 5g。

风湿热聚证

【治法】祛风清热、利湿止痒。

【方药】消风散合龙胆泻肝汤加减。

防风 12g	荆芥 12g	当归 10g	龙胆草 6g
土茯苓 20g	白术 10g	蝉蜕 10g	泽泻 10g
黄芩 10g	白鲜皮 12g	丹皮 10g	甘草 5g

【加减】皮肤潮红，血痂较多者，加赤芍 10g、丹参 10g；瘙痒明显者加乌梢蛇 10g、珍珠母 10g；便秘者加生大黄 5g。

血虚风燥证

【治法】养血润燥、祛风止痒。

【方药】养血润肤汤或当归饮子加减。

当归 10g	生地黄 20g	熟地黄 20g	天花粉 10g
玄参 15g	首乌 15g	防风 10g	桃仁 10g
红花 10g	白蒺藜 10g	白鲜皮 12g	乌梢蛇 10g
甘草 5g			

【加减】皮肤严重增厚者，加王不留行 15g；瘙痒明显，难以入睡者加珍珠母 15g。

4. 临床验案

赵某某，男，76 岁。

【主诉】躯干、四肢起疹伴皮肤增厚伴瘙痒 3 年余，加重 3 天。

【现病史】患者诉 3 年前无明显诱因四肢泛发丘疹，出现皮肤增厚伴瘙痒，搔抓后皮疹渐增多，痒剧难忍，渐发至躯干，曾在我院治疗，自行服药未见明显好转（具体用药不详），此后时轻时重，近日瘙痒加剧，影响睡眠，为寻求进一步中西医结合治疗，遂入我院治疗。以"皮肤淀粉样变"收入住院。既往患高血压 10 年余，血压较为平稳，未做特殊处理，糖尿病 10 年余，一直服用糖适平，2 粒/天，以控制血糖，自诉血糖控制可，有高脂血症，予以饮食控制，未予以药物治疗。

【现在症】躯干、四肢见串珠状棕褐色丘疹，部分融合，皮损肥厚，以四肢尤甚，剧烈瘙痒，喜搔抓，见抓痕血迹，未见明显渗出。无胸闷气促，无恶心呕吐，无头晕头痛，精神可，纳食如常，睡眠欠佳，大小便尚可。舌质暗红，舌体瘦，苔薄，脉弦细。

【体格检查】体温 36℃，脉搏 78 次/分，血压 100/80mmHg。自主体位，全身浅表淋巴结未触及肿大。

【专科情况】躯干、四肢可见串珠状棕褐色丘疹，部分融合，皮损肥厚，以四肢尤甚，伴明显见抓痕血迹，未见明显渗出。

【西医诊断】皮肤淀粉样变。

【中医诊断】松皮癣。

【辨证】血虚风燥证。

【治法】养血润燥、祛风止痒。

【处方】当归饮子加减加减。

当归 10g	川芎 10g	生地黄 20g	白芍 10g
鸡血藤 15g	黄芪 20g	防风 10g	白蒺藜 10g
山药 15g	僵蚕 10g	红花 10g	白鲜皮 12g
乌梢蛇 10g	甘草 5g	蝉蜕 10g	

7 剂，水煎服，每日 1 剂，早晚分服。外治以自制紫草油涂布患处，每日 2～3 次。

【复诊】服药 7 剂后复诊，皮损较前润泽，鳞屑减少，瘙痒明显缓解，效不更方，再服 15 剂量，肥厚性皮损较前明显变薄，仅可见少量鳞屑，仍有瘙痒感，尤以四肢较为明显，去天花粉、红花，加桑枝 8g、牛膝 10g，再服 15 剂，瘙痒较为轻微。

【按语】本例患者年老，气血虚弱，气滞则血瘀，瘀血不去，新血不生，日久肤失濡养，生风化燥而发病。故治疗上除祛风润燥，更应注重养气血、补正气。方中取当归甘温补益、养血活血，生地黄、白芍寒凉补益、清热凉血、滋阴养血，川芎活血祛风，以调和营阴，使血脉调畅，内有所据，外邪难侵或风邪去不复来。气中血药与血中气药相配，入肝、脾、肺、肾经，动静相宜，达补血而不滞血，行血而不伤血，温而不燥，滋而不腻之效，使气血生化有源，新血生则瘀滞消。以黄芪、鸡血藤活血补血，使行血不破、补血不滞，共凑活血补血之功。再引防风、乌梢蛇与治血药同用，入血分而止血，同时引邪外出于气分，以透散开泄肌表皮毛，疏风祛邪，助主药邪去而外无所扰。刺蒺藜与防风相伍，增强其祛风之力。久病入络，痰瘀互结，故取虫药僵蚕、蝉蜕化痰通络，透疹息风之功效，搜风剔络，祛风止痒，引领诸药通达全身脏腑经络。又患者瘙痒剧烈，故加白鲜皮以祛风止痒，患者年老体虚，正气不足，加山药以健脾胃，使气血生化有源。综合全方，诸药共奏益气养血、润燥祛风、化瘀通络之功，达到营卫脏腑气血调和之效。

二十八、黄褐斑

黄褐斑，是一种获得性色素沉着性皮肤病，由黑色素在皮肤异常沉积所致。表现为局限性黄褐色或淡褐色皮肤色素沉着斑对称分布于面颊两侧，无明显自觉症状。好发于中青年女性。黄褐斑病因复杂，目前认为本病的发生与紫外线照射、化妆品的滥用、妊娠、内分泌紊乱、口服避孕药、过度疲劳、种族及遗传等相关。目前，西医治疗黄褐斑，主要包括药物治疗和光学技术两个方面。药物主要是通过干预黑色素代谢的某个环节，抑制黑色素的生成，从而达到治疗黄褐斑的目的，常用的药物有络氨酸酶抑制剂（如氢醌、熊果苷等）、还原剂（如维生素 C 及其衍生物等）、化学剥脱剂（果酸等）、遮光剂（如各种物理、化学防晒剂）等，美容激光亦广泛应用与黄褐斑的治疗。中医通过辨证论治对黄褐斑进行治疗，亦取得不错疗效。但临床上，将各种方法联合运用，所取得的效果更佳。

1. 病因病机

中医认为本病病因病机复杂，其形成与肝、脾、肾三脏功能失调关系密切。如情志不畅，忧思抑郁，肝失调达，肝郁气滞，郁久化热，灼伤阴血，致使颜面气血失和而发病；或冲任失调，肝肾不足，水火不济，虚火上炎所致；或饮食不节，劳倦过度，偏嗜五味，脾土乃伤，健运失常，水湿内停上泛，气血不能润泽于颜面，故色尘垢，萎暗不华；或房劳过度，伤及阴精，肾阴不足虚火上炎，以致肤失所养，或肾阳不足，阴气弥散，肾之本色泛于颜面而成。

2. 辨证论治

杨志波教授将黄褐斑分为三种基本证型：肝郁气滞证、脾虚湿蕴证、肝肾阴亏证。

肝郁气滞证

【治法】疏肝解郁、调和气血。

【方药】黄褐斑 1 号方。

柴胡 10g	白芍 10g	赤芍 10g	当归 10g
川芎 6g	白芷 12g	冬瓜子 10g	丹参 10g
白茯苓 10g	白术 10g	甘草 3g	

【加减】胁胀胸痞，烦躁易怒者加香附、丹皮、栀仁；月经不调者，加女贞子、旱莲草；乳房胀痛加延胡索、青皮；夜寐欠安者，加酸枣仁、茯神。

脾虚湿蕴证

【治法】健脾益气、化湿退斑。

【方药】黄褐斑 2 号方。

党参 15g	白术 10g	白莲 10g	白茯苓 15g
怀山 15g	薏苡仁 30g	白扁豆 10g	砂仁 6g
陈皮 6g	红花 5g	甘草 3g	

【加减】脘腹闷胀者加大腹皮、厚朴；月经不调加当归、益母草。

肝肾阴亏证

【治法】滋补肝肾、养颜退斑。

【方药】黄褐斑 3 号方。

熟地黄 15g	山茱萸 10g	茯苓 15g	丹皮 10g
红花 6g	丹参 10g	泽泻 10g	女贞子 10g
旱莲草 10g	甘草 3g		

【加减】失眠多梦、五心烦热者加地骨皮、柏子仁。

杨志波教授外治黄褐斑亦多运用活血化瘀药，善用花类药物，并结合现代药理研究选用对黑色素生成有抑制作用的药物。

当归 20g、白芷 20g、白术 20g、桃仁 20g、红花 20g、桃花 20g、玫瑰花 20g，研粉，蜂蜜调，外敷。二白药膏外涂，还可选择玉容散或云苓粉擦面，密陀僧散外搽等。中药石膏倒模治疗。

3. 临床验案

彭某，女，40 岁。

【主诉】颜面黄褐色斑片 3 年余。

【现病史】3 年前颜面部出现小片状黄褐色斑块，斑块逐渐增大，曾于某西医院就诊，予以氢醌霜外擦，并行激光治疗，斑块明显消退，但不久后又复发加重。平素烦闷易怒。

【现在症】颜面黄褐色斑片，伴月经不调，经色暗，有血块，胁胀胸痞，心烦，口干，纳差，夜寐差。

【体格检查】体温 36.9℃，脉搏 73 次/分，血压 120/80mmHg。自主体位，全身浅表淋巴结未触及肿大。

【专科情况】双颧骨及两颊部可见黄褐色斑块，压之不退色，伴有毛细血管扩张。舌暗红，苔薄黄，脉弦滑。

【西医诊断】黄褐斑。

【中医诊断】黄褐斑。

【辨证】肝郁气滞证，兼有血瘀。

【治法】疏肝理气、活血消斑。

【处方】黄褐斑 1 号方加减。

柴胡 6g	川芎 10g	白芍 10g	当归 10g
白术 15g	薏苡仁 20g	山药 15g	白茯苓 15g
黄芩 10g	淡豆豉 10g	冬瓜子 15g	红花 3g
甘草 5g	酸枣仁 15g		

7 剂，水煎服，每日 1 剂，早晚分服。配合自制药二白药膏外用，日 2～3 次。

【复诊】自觉面部颜色变淡，余可。效不更方，故守原方半月，患者服药后面部褐色斑块面积减少，颜色变淡。

【按语】患者平素急躁易怒，肝失条达，致肝郁气滞，郁久化热，灼伤阴血，致使颜面气血失和，故见颜面色斑。肝之疏泄功能失常，烦躁易怒。肝郁化火，则见口干。肝失疏泄，木不疏土，脾失健运，则见纳差；肝脾不调，统藏无能，故见月经不调。"久病必瘀"，故见经色暗，有血块。舌暗红，苔薄黄，脉弦滑，皆属肝郁气滞，兼有血瘀之象。故治疗以疏肝解郁、调和气血为原则。方中柴胡疏肝解郁，以使肝气条达，川芎味辛气雄，主入肝胆，能疏肝开郁、行气活血，共为君药。白芍滋阴柔肝，当归养血活血，二味相合，养肝体以助肝用，兼制柴胡、川芎疏泄太过，为臣药。白术、白茯苓、甘草、薏苡仁、山药健脾益气，使运化有权，营血生化有源，同时白术、白茯苓又体现了"以色治色"理论，黄芩清泄肝之郁热，淡豆豉清心除烦，酸枣仁养心安神，红花活血化瘀，冬瓜子调节免疫，共为佐药。甘草调和药性，兼作使药。纵观全方，其一，辛散入肝，理气药中加入养血柔肝、活血畅脉之品，疏肝之中兼以养肝，理气之中兼以活血；其二，加入健脾益气之药，使运化有权，营血生化有源，脾土得以荣木；其三，体现"以色治色"理论，运用白色药物治疗色素性皮肤病。全方合用，共奏疏肝理气、活血消斑之功。

二十九、白癜风

白癜风，是一种常见的后天性色素脱失性皮肤黏膜病，其表现为皮肤、黏膜的黑色素细胞被破坏，皮损区的黑色素细胞明显减少或消失。其发病机制尚不完全清楚，目前多认为与遗传因素、神经精神因素、黑素细胞自毁、免疫因素、微量元素等密切相关。本病属中医"白驳风"范畴，可发于任何年龄，易诊难治。本病西医治疗常用方法有系统应用糖皮质激素、免疫调节剂，光化学疗法，外科疗法等；中医治疗白癜风采用辨证论治治疗，配合中医特色疗法，常取得不错效果。

1. 病因病机

中医认为本病病因、病机复杂，其形成总因气血失和、瘀血阻络所致。或六淫外袭，致气机逆乱，气血失和，卫外不固，风邪袭于肌表而发；或因跌仆损伤、郁怒伤肝、久病等致气滞血瘀，脉络瘀阻，肌肤失养所致；或久病失养，损伤精血，损及肝肾，精血不能化生，以致皮毛失其所养而成。

2. 辨证论治

杨志波教授把白癜风分为三种基本证型：风邪外袭证、气滞血瘀证、肝肾不足证。

风邪外袭证

【治法】疏风活血。

【方药】白癜风1号方。

荆芥 10g	防风 10g	浮萍 10g	蒺藜子 10g
紫草 6g	赤芍 10g	紫河车 3g	白花蛇舌草 15g

气滞血瘀证

【治法】活血化瘀、疏风通络。

【方药】白癜风2号方。

当归 12g	红花 6g	桃仁 6g	紫草 6g
鸡血藤 15g	丹参 10g	白芍 10g	柴胡 6g

肝肾不足证

【治法】补益肝肾、养血疏风。

【方药】白癜风 3 号方。

熟地 15g　　　沙苑子 10g　　女贞子 10g　　墨旱莲 10g

山茱萸 15g　　桑椹子 10g　　枸杞子 15g　　补骨脂 10g

黑芝麻 15g　　黑豆 15g

【加减】伴瘙痒者，加蒺藜子 10g、苦参 12g；白斑发生于面部者，加凌霄花 3g、鸡冠花 3g、红花 3g、白芷 10g；白斑发生在上肢末端加姜黄 10g、桂枝 6g、桑枝 6g；发生在下肢末端加牛膝 10g、红藤 15g、木瓜 10g；泛发者加威灵仙 10g；头皮部加羌活 10g 或川芎 10g；项背部加葛根 20g；腰骶部加续断 10g；肢体困重、纳差、便溏者加山药 15g、茯苓 15g；病情变化迅速者加金银花 15g、白花蛇舌草 15g；失眠、情绪低落、焦虑者，加柴胡 6g、合欢花 3g、代代花 3g。

本病外治可用复方卡力孜然酊、复方消白酊等外涂。

3. 临床验案

何某，女，45 岁。

【主诉】肩颈部、腕部、手指起白斑 5 年余，加重 1 个月。

【现病史】患者 5 年前无明显诱因左手小拇指出现一个约黄豆大小圆形的白斑，无疼痛、瘙痒等不适，未行治疗。曾于我院住院治疗，诊断为白癜风，予以口服中药（具体方药不详）、紫铜消白片、中药特色等相关治疗后，白斑部分消退，但病情反复，白斑时有增多。1 个月前，病情加重，白斑增多，范围扩大至后颈部、腕部。其母有白癜风病史。

【现在症】肩颈部、腕部、手指见片状不规则的白斑，无明显自觉症状，神清，精神可，纳寐可，二便调。

【体格检查】体温 36.2℃，脉搏 78 次/分，血压 114/76mmHg。自主体位，全身浅表淋巴结未触及肿大。

【专科检查】肩颈部、腕部、手指见片状不规则的白斑，表面光滑，边界清楚，白斑外缘有明显色素沉着，白斑区毛发变白。无特殊不适感。舌质暗，苔薄白，脉细。

【西医诊断】白癜风。

【中医诊断】白驳风。

【辨证】肝肾不足证，兼有血瘀。

【治法】滋补肝肾、养血活血。

【处方】白癜风 3 号方加减。

女贞子 10g	墨旱莲 10g	熟地 15g	沙苑子 10g
山茱萸 15g	枸杞子 15g	紫河车 3g	当归 10g
鸡血藤 30g	补骨脂 10g	黑芝麻 15g	黑豆 15g
甘草 6g			

10 剂，水煎服，每日 1 剂，早晚分服。紫铜消白片口服，以色治色，祛风活血，促进色素生成。补骨脂注射液肌内注射温肾阳。中医特色疗法梅花针叩刺促进局部色素恢复。

【复诊】无新发白斑，原有白斑颜色较前加深，白斑周边见黑色素环，部分白斑间可见黑色素岛。效不更方，故守原方半月，患者服药后白斑面积减少，颜色加深。

【按语】*中年女性患者，肝肾俱亏，加之久病失养，损精耗血，累及肝肾，肝肾亏虚，精血不能化生，以致皮毛失其所养而发病，故见白斑。"久病必瘀"，故见舌质暗。舌质暗，苔薄白，脉细，皆属肝肾不足证，兼有血瘀之象。其病位在肌肤，属于虚证。故治疗以滋补肝肾、养血活血为原则。方中女贞子、墨旱莲补益肝肾，共为君药；沙苑子、紫河车、熟地、山茱萸、枸杞子、补骨脂加强补益肝肾之功，共为臣药，同时通过现代药理研究证实补骨脂有增色作用；"久病必瘀"，加当归、鸡血藤养血活血，结合"以色治色"理论，加用黑芝麻、黑豆，共为佐药；甘草调药和中，为使药。纵观全方，其一，重用滋补肝肾之品，以补肝肾之亏；其二，佐以养血活血之药，使瘀得化；其三，结合现代药理研究及"以色治色"理论用药。全方合用，共奏滋补肝肾、养血活血之功。*

三十、痤疮

痤疮是一种毛囊皮脂腺的慢性炎症性皮肤病。以皮肤出现散在性粉刺、丘疹、脓疱、结节、囊肿及瘢痕等损害，且常伴皮脂溢出为临床特征。多发生于青春期男女，但也可见于青春期以后或成人发病者。相当于西医的痤疮。本病以面部、胸背等皮脂腺发达部位出现与毛囊一致的丘疹、脓疱、结节、囊肿或瘢痕等皮损，常伴有面部出油多，毛孔粗大，头发光泽油亮等皮脂溢出的症状；一般无自觉症状，炎症明显时可引起疼痛及触痛；病程慢性，一般在青春期后症状可缓解或痊愈为诊断要点。

当代中医皮肤科临床家丛书（第三辑） 杨志波

1. 病因病机

中医认为本病多因素体阳热内盛，肺经复感风邪，内外合邪，肺经风热之邪熏蒸，蕴阻肌肤而发；或因过食辛辣、油腻之品，生湿化热，结于胃肠，湿热之邪下不能清利，中失于清化，反泛溢于头面胸背而发病；或因素体脾虚，脾不健运则湿蕴中焦，日久酿湿成痰，郁而化热，阻滞经络，气血运行不畅而成瘀，痰瘀互结，凝滞肌肤所致；或因肾阴不足，肝失疏泄，冲任不调，而血海不能按时充盈，胞胎失却任脉主司，致女子月事紊乱，气血逆乱而发病。

2. 辨证论治

杨志波教授治疗痤疮临床分为四种基本证型：肺经风热证、胃肠湿热证、痰热瘀滞证、冲任不调证。

肺经风热证

【主症】多见初发患者，丘疹色红，或有痒痛，伴有口渴喜饮，大便秘结，小便短赤，舌红，苔薄黄，脉浮数。

【治法】疏风清肺。

【方药】消痤 1 号方。

枇杷叶 10g	桑白皮 10g	黄芩 10g	桑叶 6g
夏枯草 15g	丹参 10g	赤芍 10g	栀仁 10g
甘草 6g			

痰热瘀滞证

【主症】皮损以结节、囊肿、脓肿、瘢痕为主，或见窦道，经久不愈，伴纳呆腹胀，舌红或暗红，苔薄黄或黄腻，脉弦滑。

【治法】化痰散结、活血化瘀。

【方药】消痤 2 号方。

昆布 10g	海藻 10g	桃仁 6g	红花 5g
夏枯草 15g	陈皮 6g	郁金 15g	柴胡 6g
丹参 30g	蒲公英 15g		

冲任不调证

【主症】多见于女子，面部痤疮皮损的发生和加重与月经周期有明显的关系，月经前后明显增多加重，月经期结束则皮疹见少减轻，常伴有月经不调，月经量少，经前烦躁易怒，乳房胀痛，舌红，苔薄黄，脉弦细数。

【治法】调理冲任、补益肝肾。

【方药】消痤 3 号方。

柴胡 12g	白芍 15g	女贞子 20g	旱莲草 20g
当归 10g	生地黄 15g	泽泻 10g	益母草 10g
甘草 5g			

胃肠湿热证

【主症】症见颜面、胸背皮肤油腻，皮疹红肿疼痛，或有脓疱，伴口臭、便秘、尿黄；舌红，苔黄腻，脉滑数。

【治法】清热利湿散结。

【方药】消痤 4 号方。

茵陈 12g	栀仁 10g	白花蛇舌草 15g	泽泻 10g
山楂 20g	黄芩 10g		

【中成药】丹参酮胶囊 2 粒，每日 3 次；暗疮丸 2 片，每日 3 次；牛黄解毒片 5 片，每日 3 次。

中医外治法：皮损红肿明显者，可外敷金黄膏或玉露膏等。颠倒散用凉茶水调涂患部，或用硫黄洗剂等外搽。取硫黄、浙贝母、煅石膏、枯矾、冰片各适量，共研细末，稀蜜水调搽。其他治疗：针刺疗法、刺血疗法、穴位注射、耳穴疗法、自血疗法等。

3. 临床验案

赵某，女，23 岁。

【主诉】面部胸背起粉刺红疹 2 年，加重半月。

【现病史】患者诉 2 年前无明显诱因面部出现白色粉刺，个别因挤压而成红色丘疹，后逐渐发展至前胸后背部。曾于医院经中西医治疗（用药不详），疗效甚微。平素喜食辣椒味重之品，经常熬夜、上网。半月前因食麻辣烫后，感皮疹增多，有脓疱发出，感刺痒疼痛，遂来诊。

【现在症】面部、前胸、后背散见丘疹、粉刺、脓疱，用力挤压有少量白色脂状物泌出，以前额、两颊为多，间有脓疹、凹陷性瘢痕及暗褐色色素沉着。舌红，苔黄腻，脉浮数偏滑。

【专科情况】面部、前胸、后背散见粉刺、丘疹、脓疱，部分脓疱有触痛，用力挤压有少量白色脂状物泌出，以前额、两颊为多，间有脓疹、凹陷性瘢痕及暗褐色色素沉着。

【西医诊断】痤疮。

【中医诊断】粉刺。

【辨证】肺胃热盛证。

【治法】疏风清肺、泻热解毒。

【处方】消痤 1 号方加减。

<table>
<tr><td>桑白皮 10g</td><td>枇杷叶 10g</td><td>黄芩 10g</td><td>夏枯草 15g</td></tr>
<tr><td>白花蛇舌草 15g</td><td>泽泻 10g</td><td>薏苡仁 25g</td><td>丹参 10g</td></tr>
<tr><td>赤芍 10g</td><td>野菊花 15g</td><td>茯苓 15g</td><td>金银花 15g</td></tr>
<tr><td>丹皮 6g</td><td>甘草 5g</td><td></td><td></td></tr>
</table>

7 剂，水煎服，每日 1 剂，早晚分服。中医外治：温水洗脸后，外用颠倒散，每日 2~3 次。嘱其忌辛辣煎炸食品，忌挤压，多食水果蔬菜，保持大便通畅。温水洗脸并每晚温水湿敷半小时，不施脂粉。

【复诊】服药 7 剂后复诊，面部原有之红疹大部分自破，颜色稍淡，并有少量红疹新出，舌脉于前无大异。原方加黄连 6g、栀子仁 10g、生地黄 15g 以加强清热除湿凉血之力，再服 7 剂。再服药 7 剂后再诊，面部基本无新发丘疹，颜色较前明显变淡，脓疹已扁平结痂，见色素沉着斑。上方去黄连、金银花、泽泻以减清热利下之品，加生山楂 12g、白术 15g 以益健脾开胃之功。10 剂后，粉刺、丘疹基本消退，颜面光亮，予二百药膏外用以善后，随访 2 年，未复发。

【按语】患者素体阳热内盛，风热之邪外犯肺经，又加过食辛辣厚味之品，经常熬夜、上网，易伤脾胃，健运失职则湿热内生，结于胃肠，肺热和湿热相合，溢于头面胸背而发粉刺、红斑、丘疹；湿热日久酿湿成痰瘀，痰蕴则见挤压后有白色脂状物泌，瘀滞则不通，不通则触按觉痛，甚者见脓疹、丘疹及脓疹愈合后则见瘢痕及色沉；舌红，苔黄腻，脉浮数偏滑皆为肺胃热盛之象。本病病位在肌肤，病性属实，中医诊断为粉刺，辨证为肺胃热盛证，需要和肺经风热证及胃肠湿热证相鉴别。本例病机责之于肺经风热与胃肠痰热杂合，熏蒸于头面胸背，痹阻肌肤腠理而发病。治以疏风清肺、解毒泻热为原则，同时配合中医外治。方中桑白皮、枇杷叶疏风清肺，且能化痰为君；黄芩、夏枯草清热泻火，又兼化痰散结，金银花、白花蛇舌草、野菊花，性味甘寒，善于清热解毒，合而为臣；单清热，则湿蕴难化，痰瘀难解，故佐薏苡仁、茯苓、泽泻健脾以绝湿热之源，利湿以导湿热下行，佐赤芍、丹皮、丹参清热凉血活血；甘草调和诸药。

三十一、脂溢性皮炎

面游风是发生在皮脂溢出部位的一种慢性炎症性皮肤病。其特点为皮肤出现鲜红色或黄红色斑片，表面覆有油腻性或干性鳞屑或痂皮，常有不同程度的瘙痒为临床特征。本病好发于青壮年及婴幼儿，常分布于皮脂腺较多的部位。相当于西医的脂溢性皮炎。

1. 病因病机

中医认为本病发病，多因过食肥甘油腻、辛辣酒燥之品，以致脾胃运化失职，蕴湿成热，湿热之气外溢于肌肤而发；或素有血热，再加风热之邪外袭，内外合邪，化燥生风而成血热风燥之象；或素禀血虚，或病久耗血伤阴，阴伤血亏则生风化燥，致肌肤失养而发病。其病变在皮肤，病位在脏腑，尤与肺、胃、脾关系密切。

2. 辨证论治

杨志波教授将脂溢性皮炎临床分为三种证型：湿热蕴阻证、血热风燥证、血虚风燥证。

湿热蕴阻证

【主症】头面红斑，油腻性鳞屑，抓破流滋，多有结痂，咽干，口不渴，大便干，尿黄，舌红，苔黄腻，脉滑数。

【治法】清热利湿、祛风止痒。

【方药】方选除湿胃苓汤加减。

苍术 10g	白术 12g	陈皮 6g	茯苓 12g
泽泻 10g	猪苓 10g	通草 6g	厚朴 8g
栀子 10g	黄芩 10g	黄连 3g	滑石 15g

血热风燥证

【主症】症见头皮、额面浅红斑或黄红斑，散见少量丘疹，覆有糠秕状鳞屑，自觉瘙痒，抓破出血，舌质红，苔薄黄或薄白，脉弦数。

【治法】清热凉血、祛风止痒。

【方药】方选凉血清风散加减。

紫草 10g	槐花 10g	生地 15g	丹皮 10g
荆芥 10g	防风 10g	白鲜皮 15g	赤芍 12g
当归 10g			

当代中医皮肤科临床家丛书（第三辑） 杨志波

血虚风燥证

【主症】皮损呈斑片状，干燥脱屑，浸润肥厚，色泽暗褐，常伴有脱发，自觉瘙痒，舌红，苔薄，脉沉细。

【治法】养血润燥祛风。

【方药】方选四物消风散加减。

当归 15g	川芎 10g	白芍 10g	何首乌 15g
麦冬 10g	天花粉 10g	红枣 10g	熟地 12g
荆芥 10g	防风 10g	白鲜皮 10g	

中医外治：皮损脱屑、干燥者，可用润肌膏外涂，或用青黛散调麻油外涂。皮损湿润，渗液者，可选透骨草、苍耳子、石菖蒲、木贼草、白花蛇舌草、王不留行、生山楂、苦参、威灵仙、明矾适量，煎水外洗或湿敷；或用三黄洗剂外洗后，再扑三石散或青黛粉。头部皮屑多者可用苍耳子30g、苦参30g、山楂30g、虎杖30g，煎汤洗头。其他治疗：铜绿、胆矾、轻粉及石膏各适量，研为细末，湿则干搽，干则用猪胆汁调搽；鲜山楂及鲜侧柏叶各适量，捣烂后取汁，外涂患处；绿豆粉、滑石、炉甘石及明矾各适量，研细为末，分次早晚调水洗脸。

3. 临床验案

赵某，女，26岁。

【主诉】头面部起糠秕样白屑2年。

【现病史】患者于2年前无明显诱因面部出现糠秕样白屑，微痒。在当地医院就诊（用药不详），效欠佳。近1个月以来，病情加重，发展至头皮，遂来诊。

【现在症】自觉面部头皮瘙痒，搔之皮屑较多，皮肤粗糙干燥，口干，大便结，舌淡红，苔薄，脉细弦。

【专科情况】头皮堆叠性鳞屑淡红色斑块，梳之如雪花样飘落。面部起糠秕样白屑，以颧、额部为甚，基底紫暗，边界不清，白屑分布以中央多边缘少。

【西医诊断】脂溢性皮炎。

【中医诊断】面游风。

【辨证】血虚风燥证。

【治法】养血润燥祛风。

【处方】四物消风散加减。

当归 12g   川芎 10g   赤芍 10g   熟地 15g

荆芥 6g   薄荷 5g   独活 10g   红枣 3 枚

白鲜皮 15g 防风 10g   蝉蜕 5g   天麻 10g

姜片 10g

7 剂，水煎服，每日 1 剂，早晚分服。

【复诊】服药 7 剂后，面部白屑减少，范围缩小，基底色暗红，不痒。治以益气养血活血为主，兼以疏肝柔肝。调整处方如下：黄芪 30g、当归 9g、川芎 9g、赤芍 9g、熟地 9g、桃仁 9g、红花 6g、白芍 9g、柴胡 6g、大胡麻 12g。继进 14 剂后，面色红润，仅两颧下有 5 分硬币大小白屑区，但屑量少，基底色泽无明显异常。续以益母草膏 15g，每日 3 次，服用 1 个月，面部光润，白屑全无。随访 1 年未复发。

【按语】患者形体偏瘦，素体不足，内有血虚，外感风邪，合而为病，久郁不散，日久必致阴血暗耗加重，血虚阴伤肌肤失其濡养，故发皮疹起白屑，皮肤粗糙干燥；风为阳邪，头为诸阳之会，血虚兼夹风燥上犯头面，故皮疹多见于头皮面部；血虚和风燥皆可导致则瘙痒；燥邪灼津，故见口干，大便结；舌淡，苔薄，脉细弦皆为血虚风燥之象。然总不能离开血虚风从内生，肌肤失于濡煦的病机。本例病机主要为素体不足，复感风邪，日久而成血虚风燥之证。治疗以养血润燥祛风为原则。处方中，当归、熟地滋阴养血润肤，得"气中血药"之川芎相助，其功益彰，为君药；荆芥、防风疏风止痒，以祛除在表之风邪，配伍蝉蜕、薄荷以加强祛风之力，为臣药；赤芍、白鲜皮清热凉血祛风止痒；独活、天麻祛除在表之风邪，加强臣药之功，又引药上行，大枣益气养血，姜片和胃调中，四者作为佐使之药。全方共奏养血润燥祛风之功。杨志波教授认为本病以阴虚为主要病机，以养阴清热为治疗原则。当湿热偏盛时，当先祛其邪而治其标，邪去而正安，所谓祛邪何以扶正，扶正又助祛邪。在临床上，强调治标祛邪不能忘记固本，当用苦寒燥湿之剂时，又常伤阴耗液，故当邪去大半时，即以养阴生津以扶正固本，此亦保得一分津液，即存一分生机。

三十二、斑秃

斑秃是一种突然发生的局限性斑片状脱发，一般认为是一种良性、复发性、非瘢痕性脱发。可发生于任何年龄，多发于青壮年，患者主要表现为圆形或近似圆形的片状脱发，可以是一片或者多片，是一种临床常见的累及头发的慢性炎症性疾病。本病病因尚不清楚，可能与遗传、情绪、应激、内分泌失调、自身免疫因素有关。

1. 病因病机

斑秃的发病或因血虚不能随气荣养皮肤，以致毛孔开张，风邪乘虚侵入，风盛血燥，发失所养而成片脱落；或因情志抑郁，肝气郁结过分劳累，有伤心脾，气血生化不足，发失所养而致；或因肝肾不足，经血亏虚，发失所养等原因引起。

2. 辨证论治

杨志波教授将本病分为肝肾不足、血热风燥、肝郁气滞、气血亏虚、脾胃蕴热五种。

肝肾不足

【治法】滋养肝肾、固本生发。

【方药】斑秃 1 号方。

何首乌 10g	茯苓 10g	川牛膝 10g	当归 10g
枸杞子 10g	菟丝子 10g	补骨脂 10g	熟地 10g
女贞子 10g	白芍 10g	桑椹 10g	甘草 5g

【加减】偏阳虚者，加补骨脂、巴戟天；偏阴虚者，加女贞子、旱莲草；失眠多梦者，加益智仁、酸枣仁。

【中成药】七宝美髯颗粒（丸）。

血热风燥

【治法】凉血散风、养血生发。

【方药】斑秃 2 号方。

生地 30g	当归 10g	赤芍 10g	荆芥 10g
苦参 10g	白蒺藜 10g	知母 10g	生石膏 15g
丹皮 10g	桑叶 10g		

【加减】失眠者，加石决明、磁石；瘙痒剧烈者，加白鲜皮、白僵蚕。

肝郁气滞

【治法】疏肝解郁、活血生发。

【方药】斑秃 3 号方。

柴胡 10g	川芎 10g	香附 10g	枳壳 10g
芍药 10g	陈皮 6g	甘草 6g	女贞子 10g
墨旱莲 10g			

【加减】头痛明显者，加丹参、白芷；失眠多梦者，加珍珠母、磁石、夜交藤。

【中成药】加味逍遥丸。

气血亏虚

【治法】益气补血生发。

【方药】斑秃4号方。

人参10g	白术10g	白茯苓10g	当归10g
川芎10g	白芍10g	熟地10g	甘草6g

【加减】心悸失眠者加五味子、百合、柏子仁；毛发干枯者加何首乌、黄精、桑椹子；倦怠乏力明显者加黄芪。

【成药】十全大补丸。

脾胃湿热证

【治法】清热利湿、健脾生发。

【方药】斑秃5号方。

升麻10g	黄连10g	当归10g	丹皮10g
生地10g	茯苓10g	薏苡仁20g	白术10g
泽泻10g	甘草6g		

3. 临床验案

李某，女，28岁，

【主诉】头发成片脱落2年，加重1月。

【现病史】2014年10月开始头皮瘙痒，随后出现脱发，发现头部有一小块头发脱落，偶痒，不脱皮，自用生姜外擦效果不显，随后头皮处出现多处指甲盖大小脱落头发，后又外擦酒精制剂多种及服中西药，效果均不理想。近1个月来头发脱落明显增多，病情加重，遂来院就诊。

【现在症】头皮可见多处黄豆至鸽蛋大小块状脱发，头皮油腻，头皮屑多，脱发区域头皮松软，精神倦息，纳食欠佳，睡眠欠安，小便稍黄，大便黏滞，口臭。舌红，苔黄，脉滑。

【专科检查】头皮可见多处黄豆至鸽蛋大小脱发，脱发处少量小绒毛，头皮油脂分泌较多。头发牵拉实验（－）。

【中西诊断】斑秃。

【辨证】脾胃湿热证。

【治法】清热利湿、健脾生发。

【处方】斑秃 5 号方加减。

党参 15g　　　　黄连 6g　　　　当归 10g　　　　丹皮 10g

生地 10g　　　　茯苓 10g　　　　薏苡仁 20g　　　白术 10g

泽泻 10g　　　　甘草 6g　　　　升麻 6g

15 剂，水煎服，每日 1 剂，早晚饭后分服。

外治予老姜切片涂擦脱发部位，每日 3 次，涂擦时稍用力，以脱发区域头皮发红或微微出血为度。

【复诊】服上方半月后，饮食稍增，睡眠稍安定，头皮部分可见少许新生之毳毛，未再继续脱发，舌淡红，苔薄腻偏黄，脉滑。考虑湿热有改善，原方去黄连、泽泻，加侧柏叶、何首乌、白芍、川芎等，继续服用 1 个月。三诊时头发已长出较多，毳毛变粗，精神饮食睡眠改善。后期嘱其服用天麻首乌片 2 个月。

【按语】斑秃属于中医油风、鬼剃头范畴。肝藏血，发为血之余，肾藏精，主骨生髓，其华在发。本病主要与肝肾二脏联系密切，《诸病源候论》指出："足少阴肾之经也，其华在发，冲任之脉，为十二经之海，其别络上唇口，若血盛则荣于须发，故须发美；若气血衰弱，经脉虚竭，不能荣润，故须发脱落。"这说明肝肾不足，气血虚弱，则毛发易于失于濡养而脱落。另七情所伤，肝气郁结，经血失于疏布，以致毛发失荣。情志抑郁是斑秃形成的重要诱因。上述案例辨证为脾胃湿热证，患者禀赋不耐，素体脾虚，又嗜食肥甘厚腻，致湿邪中阻，蕴久化热，湿热蕴结于中焦有碍脾胃之气运化水谷精微，使得清阳不能上升荣养毛发，气血生化乏源，故而头发成片脱落。治疗上选用自拟斑秃 5 号方，此方系杨志波教授经验用方，是在黄连升麻汤合参苓白术散基础上加减化裁而成，方中四君之党参、白术、茯苓、甘草以健运脾胃，使气血生化有源，为治本之用，得升麻升发清阳助引药上行；黄连、泽泻、薏苡仁以燥湿利湿，以利湿热得祛，或从小便而解，当归养血以利毛发生长，生地、丹皮清热滋阴、凉血活血以解入营之热，又防燥化伤阴。全方共奏清热利湿、健脾生发之功，攻补兼施、标本同治。

三十三、鱼鳞病

鱼鳞病，是一种常见的遗传性慢性角化异常的皮肤病。以皮肤干燥并伴片状鱼鳞样固着性鳞屑为特征。本病是一种先天性角化病，一般无明显自觉症状，冬季偶有轻微痒感，病程慢性，皮疹常冬重夏轻。本病只能减轻症状，不能完全根治。西医治疗本病以外用药为主，常选用温和、保湿、轻度剥脱作用的药物，病情严重者，口服维生素 A 或维 A 酸。中医根据辨证论治治疗本病，也可取得一定的效果。

1. 病因病机

中医认为本病多因先天禀赋不足，后天脾胃失养，营血不足，以致血虚生风化燥，肌肤失去濡养致肌肤甲错形成本病。

2. 辨证论治

杨志波教授把鱼鳞病分为两种基本证型：血虚风燥证、瘀血阻滞证。

血虚风燥证

【治法】养血活血、润肤止痒。

【方药】鱼鳞病 1 号方。

生地 15g	当归 10g	荆芥 10g	防风 10g
苦参 12g	白蒺藜 10g	知母 10g	鸡血藤 10g
甘草 5g			

【加减】瘙痒剧烈者，酌加荆芥、地肤子；皮肤干燥甚者酌加麦冬、天花粉。

瘀血阻滞证

【治法】活血化瘀、润燥养肤。

【方药】鱼鳞病 2 号方。

生地 15g	桃仁 10g	红花 3g	当归 10g
赤芍 10g	桔梗 10g	枳壳 10g	柴胡 10g
川芎 10g	牛膝 10g	丹参 10g	

【加减】瘙痒剧烈者，酌加荆芥、地肤子。

3. 临床验案

孙某，女，15 岁。

【主诉】躯干、四肢皮肤干燥、脱屑 14 年。

【现病史】自幼年开始，背部及四肢伸侧皮肤干燥、粗糙，伴有形似鱼鳞样的鳞屑，无明显自觉症状，皮疹冬天加重，夏天减轻，予保湿剂外擦可缓解。病情逐渐加重，皮损面积扩大，泛发至腹部，及四肢屈侧，干燥、粗糙，伴皲裂，自觉轻微瘙痒感。其父有相同病史。

【现在症】躯干、四肢皮肤干燥、粗糙，伴形似鱼鳞样的鳞屑，皲裂，自觉轻微瘙痒感。月经色暗，有血块。纳可，夜寐可，二便调。

【体格检查】体温 36.5℃，脉搏 87 次/分，血压 120/78mmHg。自主体位，全身浅表淋巴结未触及肿大。

【专科情况】躯干、四肢皮肤干燥、粗糙，伴形似鱼鳞样的鳞屑、皲裂。舌暗红，有瘀点，苔薄，脉涩。

【西医诊断】鱼鳞病。

【中医诊断】蛇皮癣。

【辨证】瘀血阻滞证。

【治法】活血化瘀、润燥止痒。

【处方】方选鱼鳞病 2 号方加减。

桃仁10g	生地15g	红花3g	当归10g
赤芍10g	桔梗10g	枳壳10g	柴胡10g
川芎10g	牛膝10g	荆芥10g	防风10g
甘草6g			

10 剂，水煎服，每日 1 剂，早晚分服。外治以自制甘草油涂擦患处，每日 2~3 次。

【复诊】服药 10 剂后复诊，皮肤干燥、皲裂较前明显缓解，无明显瘙痒感，嘱续服上方半月，复诊见皮肤干燥、粗糙基本缓解，无皲裂及瘙痒感。

【按语】患者先天禀赋不耐，加之后天脾胃失养，营血不足，不能濡养肌肤，故见肌肤干燥、粗糙。"病久留瘀"，故见舌暗红，有瘀点，月经色暗，有血块。血瘀生风，故见肌肤瘙痒。舌暗红，有瘀点，苔薄，脉涩，皆属瘀血阻滞证。其病位肌肤，属于虚实夹杂之证。故治疗以活血化瘀、润燥止痒为原则。方中桃仁活血化瘀为君药，当归、红花、赤芍、牛膝、川芎助君药祛瘀之力，共为臣药；"气行则血行"，方中柴胡疏肝理气，桔梗开宣肺气，枳壳开胸行气，升降合用，使气性则血行，生地清热凉血，清除瘀热，当归养血活血，又防祛瘀伤正，血瘀生风，加荆芥、防风祛风止痒，共为佐药；甘草调和诸药，为使药。纵观全方，其一，气血兼顾，寓行气于活血之中，使气行则血行；其二，佐以养血活血之药，使祛瘀而不伤正；其三，血瘀生风，加祛风药以祛风止痒。全方合用，共奏活血化瘀、润燥止痒之功。

三十四、血栓闭塞性脉管炎

脱疽是指发于四肢末端，严重时趾（指）节坏疽脱落的一种慢性周围血管疾病，又称脱骨疽。其临床特点是好发于四肢末端，以下肢多见，初起患肢末端发凉、怕冷、苍白、麻木，可伴间歇性跛行，继则疼痛剧烈，日久患趾（指）坏死变黑，甚至趾（指）节脱落。好发于青壮年男子、老年人或糖尿病病人。本病的发生与长期吸烟、饮食不节、环境、遗传以及外伤因素有关。本病相当西医学的血栓闭塞性脉管炎、动脉硬化性闭塞症、糖尿病足和急性动脉血栓等疾病。

1. 病因病机

主要由于脾气不健，肾阳不足，又加外受寒冻，寒湿之邪入侵而发病。脾气不健，化生不足，气血亏虚，气阴两伤，内不能荣养脏腑，外不能充养四肢。脾肾阳气不足，不能温养四肢，复受寒湿之邪，则气血凝滞，经络阻塞，不通则痛，四肢气血不充，失于濡养则皮肉枯槁，坏死脱落。若寒邪久蕴，则郁而化热，湿热浸淫，则患趾（指）红肿溃脓。热邪伤阴，阴虚火旺，病久可致阴血亏虚，肢节失养，坏疽脱落。

2. 辨证论治

寒湿阻络证

【治法】温阳散寒、活血通络。

【方药】阳和汤加减。

熟地黄 10g	麻黄 10g	白芥子 10g	肉桂 10g
鹿角胶 10g	当归 10g	黄芪 10g	姜炭 10g
甘草 6g			

血脉瘀阻证

【治法】活血化瘀、通络止痛。

【方药】桃红四物汤加减。

桃仁 10g	红花 10g	熟地黄 10g	当归 10g
赤芍 10g	川芎 10g	炮山甲 10g	地龙 10g
乳香 10g	没药 10g	甘草 6g	

湿热毒盛证

【治法】清热利湿、活血化瘀。

【方药】四妙勇安汤加减。

玄参 10g	当归 10g	金银花 10g	连翘 10g
黄柏 10g	丹参 10g	川芎 10g	赤芍 10g
牛膝 10g	甘草 6g		

当代中医皮肤科临床家丛书（第三辑）

杨志波

气阴两虚证

【治法】益气养阴。

【方药】黄芪鳖甲煎加减。

人参 10g	肉桂 10g	桔梗 10g	生地黄 10g
半夏 10g	紫菀 10g	知母 10g	赤芍 10g
黄芪 10g	炙甘草 6g	桑白皮 10g	天门冬 10g
鳖甲 10g	秦艽 10g	茯苓 10g	地骨皮 10g
柴胡 10g			

3. 临床验案

黄某，男，79 岁。

【主诉】右足大趾溃烂 2 个月余。

【现病史】患者自诉半年前无明显诱因出现走路右下肢疼痛症状步行，七八百米后需要休息才能接着行走，2 个月前因穿鞋磨脚，致右足大趾皮肤出现破溃，当时未予重视，后溃烂面积逐渐增大，伴流脓，疼痛剧烈，行走时疼痛加剧，必须行走一段距离后休息，为求诊治，来我院就诊，发病以来，精神欠佳，纳食正常，夜寐欠佳，二便调。

【现在症】右足大趾溃烂，流脓，疼痛剧烈，行走时疼痛加重，无胸闷胸痛，精神欠佳，纳食一般，夜寐欠佳，二便调。舌淡红，苔白腻，脉细，右足趺阳脉未触及，左足趺阳脉微弱。

【体格检查】体温 36.5℃，脉搏 80 次/分，血压 130/70mmHg。被动体位，全身浅表淋巴结未触及肿大。

【实验室检查】双下肢血管彩超示双下肢动脉硬化，右下肢动脉多发斑块形成。

【专科情况】右足大趾可见大小为 1cm×2cm 溃疡面，上覆黄腐坏死组织，露出坏死黑变足骨，伴少量脓性分泌物，质稀薄，无明显恶臭，周围皮色紫红，皮温偏低，触之发凉，趺阳脉搏动减弱，直腿抬高苍白实验（＋）。

【西医诊断】下肢动脉粥样硬化闭塞症。

【中医诊断】脱疽。

【辨证】寒湿阻络证。

【治法】温阳散寒、活血通络。

【处方】阳和汤加减。

熟地黄 10g	麻黄 10g	白芥子 10g	肉桂 10g

鹿角胶 10g　　　当归 10g　　　黄芪 10g　　　姜炭 10g

甘草 6g

7 剂，水煎服，日 1 剂，早晚分 2 次温服。外治是最重要的，先以常规消毒清洗创面坏死组织，继用九华膏以祛腐生肌，每天 1 换。

【1 周后复诊】揭开敷料所见，仍见黄色脓性分泌物，质稀薄，恶臭，创面肉芽交前明显鲜红。内外治法如前。

【2 周后复诊】黄色脓性分泌物较前明显减少，创面肉芽鲜红，周围皮色淡红，表皮爬行，予内服八珍汤，外予溃疡油中药涂搽治疗以促进生肌长皮。

【3 周后复诊】创面明显缩小，表皮爬行，肉芽鲜红，无明显脓性分泌物，周围皮色淡红，基底肉芽变浅。舌淡红，苔薄黄，脉细。内服药仍以原发为主，重用黄芪，加上五倍子敛疮生肌之品，外用溃疡油中药涂搽治疗以生肌。

【4 周后复诊】局部干燥无渗液，创面结痂，基本愈合。

【按语】在《灵枢·痈疽》中有关于本病的记载："发于足趾，名脱痈，其状赤黑，死之治；不赤黑，不死；治之不衰，急斩之，不则死矣。"本病的发生以脾肾亏虚为本，寒湿外伤为标，而气血凝滞、经脉阻塞为其主要病机。上述案例辨证为寒湿阻络证，患者素体脾肾不足，肾阳不温，脾失健运，寒湿内蕴，加之外受寒湿之邪入侵致凝滞经络脉管而发病。治疗上以温阳散寒、活血通络为主，在阳和汤基础上加当归、黄芪而化裁，方中熟地黄温补营血、填精补髓，鹿角胶温肾阳、益精血，二者合用以温阳补血，共为君药；肉桂、姜炭药性辛热，均入血分，温阳散寒、温通血脉，黄芪补气与当归养血活血以助温阳通络，四者为臣药；白芥子辛温，可达皮里膜外，温化寒痰、通络散结；少量麻黄，辛温达卫，宣通毛窍、开肌腠、散寒凝，为佐药。方中鹿角胶、熟地黄得姜、桂、芥、麻、芪之宣通，则补而不滞；麻、芥、姜、桂得熟地黄、鹿角胶、当归之滋补，则温散而不伤正。生甘草为使，解毒而调诸药。综观本方，温阳与补血并用，祛痰与通络相伍，可使阳虚得补，营血得充，寒凝痰滞得除。

第六章　医论医话

一、中医皮科湖湘欧氏学派的学术概要

中医皮肤科湖湘欧氏学派根植于湖南，成形于欧门，发扬于后学，逐渐形成了独特的学术思想理论体系，欧阳恒作为本学派的创始人和奠基人，国家级名老中医，全国第二、三、四批中医学术继承指导老师，湖南省名中医，第四届全国道德模范候选人，有"最美老中医""医德典范"之称号，其弟子遍布国内中医外科皮科界。杨志波教授作为其第一代传承人及学派代表人物，近20年来，致力于湖湘学派的梳理挖掘与传承创新，其理论精髓源于中医"阴阳五行""天人相应"理论基础，逐渐形成了以"天人相应"为逻辑基础的"取象比类"思维方法。杨志波认为学派源自《黄帝内经》精髓，承启《医宗金鉴》《外科正宗》《疡科心得集》，效法于明清叶吴等温病大家，汲取近代以来顾伯华、赵炳南等皮肤科名家经验，以欧阳恒教授深厚的理论根基和多年丰富的临床经验，基于"中医取象思维"，形成了独具中医外科皮肤科特色的"取象论治"学术思想，用于指导中医外科疾病的治疗与预防，经几代人不断整理挖掘和临床实践，"湖湘欧氏学派"逐渐成形，并臻于成熟。其学术特点概括如下。

（一）创立皮肤病中医"取象论治"理论

理论精髓源于"阴阳五行""天人相应"学说，基于"中药药象"理论，在辨证论治前提下，形成了独具中医外科皮肤科特色的"取象论治"学术思想。提出以下五大法则。

1. 以色治色

又称为反色疗法，即指以药物之外观色泽反其皮损颜色治疗的方法。如治疗白癜风等色素减退性皮肤病，在调和气血，滋养肝肾的治则下，多选用黑色、紫色或紫红色药物，如紫铜消白方组方以紫铜矿、紫丹参、紫河车、紫背浮萍等黑色、紫色或紫红色中药为主，以黑对白发挥治"白"的作用。又如治疗黄褐斑等色素加深性皮肤病，在补肾活血，疏肝解郁疗法治疗的同

时，常用浅色类中药，如白芷、白及、白蒺藜、白僵蚕等，以白对黑而发挥其治"黑"的作用。

2. 以形治形

即视皮损形态选用与皮损形态相似的药物来治疗的方法。如治疗银屑病，覆盖层状银白色鳞屑，治疗中不论其属于血热、血瘀、湿热，或是血虚风燥等，在辨证施治的同时，加用杉树皮、松树皮、琥珀等相形皮损外观药物，往往收到相得益彰的效果。关节病型银屑病则另加用"节"类药物，如桑枝节、松枝节、柳枝节、千草节等，有通络止痛之功。如急性荨麻疹，皮损色红，堆垒成片的风团形似花蕾，治疗时在清热疏风的基础上加用鸡冠花、玫瑰花、凌霄花等以达清解行瘀的作用。如慢性前列腺炎，常加桃仁、橘核、荔枝核等核仁类中药以活血化瘀。

3. 以皮治皮

即是取药材的皮部入药，以治疗某些皮肤病的方法。皮肤病治疗当中多喜用皮类中药，如白鲜皮、土槿皮、地骨皮、牡丹皮、黄柏等，以达"以皮走皮，以皮治皮"之功用。如治疗玫瑰糠疹、银屑病、扁平苔藓等鳞屑性皮肤病，多选用皮类中药组方，如茯苓皮、合欢皮、冬瓜皮、石榴皮、白鲜皮、地骨皮、桑白皮、陈皮、扁豆衣等。

4. 以毒攻毒

即利用药性猛烈之有毒性药物进行适当炮制、合理配伍，用以治疗恶疾毒疮、顽肤痼疾的一种方法。临床疑难病症，酌情配用一些"毒"药，时能收到良效。如治疗银屑病的常用药狼毒、轻粉、雄黄、硫黄等研末，制成药膏外搽。如硬皮病、皮肌炎的治疗，针对其脾肾阳虚，风寒阻络，气血凝滞之证，常重用温阳行痹，和营通络之有"毒"药物，如川乌、草乌、附子、细辛、天南星、土鳖、全蝎、蜈蚣等。如治疗深在性溃疡、窦道或皮肤癌瘤等，常用五虎丹或白降丹加95%乙醇调制外搽，或用斑蝥酊外搽等。

5. 寓搔意治瘙法

即是模拟搔抓之物的外部形象，用药时相对选用带勾形或带刺形棘类药物，用以治疗顽固性瘙痒类皮肤病的一种方法。如治疗皮肤瘙痒症等顽固性瘙痒性皮肤病，常酌加佛手、皂角刺、刺蒺藜、钩藤等，这种"以爪治瘙"之法，对于瘙痒症状的缓解具有增强效应。

（二）构建皮肤病中医特色诊疗模式

皮肤科临证诊疗特点概括为：审察内外，整体察病；病证结合，明病为先；辨证审因，因病制宜；取象比类，触类旁通；创制新方，善用虫石；因势利导，邪找出路；权衡利弊，中西互参；制化周全，中病即止。

（三）皮肤疮疡痈疽分步论治心法

根据《外科心法真验指掌》"疮者皮外也，疡者皮内也，痈者肉之间，疽者骨之里"的论述，提出"皮肤疮疡痈疽分步论治心法"。同时根据创面判断预后，如《外科正宗》曰："疮面气昂昂，不治自安康，疮面猪肝紫，无脓必定死。""自安康"中求速效，"必定死"中觅生机，为其医旨。

皮外之疮疡者：诸多痒，责于风湿，祛风除湿为主，常重用苦参，配以紫草、地肤子、白鲜皮。皮内之疮疡者：诸多痈肿，责于火热之毒，清热解毒泻火，黄连解毒汤是其主方。肉间之疮疡者：诸多溃疡，透补之法，益气补血，抑轻抑重，黄芪、党参、当归、赤芍之属不能缺。骨里之疮疡者：诸多流散，责于肝肾，抑阴抑阳，首固其虚，参芪、阿胶之味当选用。癌性皮肤溃疡者：当除其恶，软坚散结、活血祛瘀败毒之品，在所必投，同时又要固其本，助其正，本固正足，方能祛邪。

外治注重中医特色，主张"煨脓""清创""去腐""生肌""收口"等分步循序治疗。侧重中药膏、丹、散剂，多用有"毒"中药（升药、丹砂、雄黄、磁石、斑蝥等）。煨脓用九华散；清创予蚕蚀法或手术；去腐以提毒散、五虎丹；生肌创琥珀敛疮膏；收口凭生肌象皮膏等自制药。

二、试论当前中医发展之忧思

自《黄帝内经》问世以来，中医的大船历经沧桑，风雨飘摇，为人类的健康事业做出了不可磨灭的贡献。自黄帝岐伯论医、神农尝百草，到《黄帝内经》奠鼎中医理论，再到医圣张仲景著《伤寒杂病论》悬壶济世，而后魏晋隋唐、金元明清各大家，直到现代，中医药的发展远不止两三千年的历史。然而就在短短的一百多年间，中医面临了前所未有的兴衰存废危机，无不令往者涕零，来者义愤。笔者有感而发，试论中医发展之忧患。

（一）中医发展的存废问题

随着近代西方自然科学的蓬勃兴起和西学东渐思潮的泛溢横行，中医发展总共经历了三次大的存废浪潮。第一次提出废止中医始于俞樾，他在1879年撰写的《俞楼杂纂》中专列《废医论》，痛斥医道不可不废，晚年又提出"余固不信医也，然余不信医而信药"之废医不废药的矛盾结论，令人愕然，遂成为近代废除中医思想的滥觞，亦开非医论医的先河。第二次中医废止浪潮始于 1912 年北洋军阀时期，教育总长汪大燮公开提出废除中医中药，声称"余决意今后废去中医，不用中药"。随后，1914 年，余云岫发表《灵素商兑》《医学革命论》，对中医药学的科学性提出了根本性质疑，拉开了纷争的序幕。1930 年汪精卫言："中医全无分析，治病效能渺茫。"百般阻挠《中医条例》的制定，一时激起中医界仁人志士的抗议，经过不懈努力，终得条例颁布，标志着中医得到法律上的承认，而使中医免于政府的屠戮。第三次废止浪潮起于 2006 年 4 月，张功耀鼓吹告别中医中药口号，方舟子叫嚣中医传统陋习，反中医之流一石激起千层浪，中医存废大讨论甚嚣尘上。没有深入了解中国传统文化，也没有领略中医之博大精深的人们，公然鼓吹"告别中医中药"，可谓是"不知者无畏"。

在"中医存废"的论战中，人们记住的恐怕多是张功耀、方舟子、何祚麻的大名，在许多非中医人士为中医摇旗呐喊的时候，大多中医人反倒成了麻木的围观者。中医存废浪潮的冲击，能否催醒沉睡的国人，令当今有识之士沉潜思量，痛悟弊病，重振中华瑰宝，使之在人类健康长河中再次发挥夺目光辉，是留给我们思索的问题。

（二）中医发展的文化问题

自晚清洋务运动、戊戌变法到后来的五四新文化运动，短短一二百年的时间里，中国传统文化频遭荼毒，被国人无情唾弃，影响中国两千年的儒道文化根基自此动摇，大有欲坠崩盘的危险，中国传统思想几近断续。新中国成立后再次受"文化大革命"的践踏，几度有灭顶之祸。改革开放后，对文化采取开放的态度，国内外很多志士仁人奋起挽救，力挽狂澜救中国传统文化于水深火热之中，尤难接续。而中医医理和中医临床医学与中国传统文化乃一脉相承，中医药的繁荣始终以传统文化的昌盛为固有前提，传统文化教育的缺位，传统文化地位过低，使中医的发展亦难免有唇亡齿寒之患，中医成才基础也随之丢失。

在几千年的发展中，中医理论体系从建立之日起，就不断被各家观点阐述、解释、引申，并在不同时期揉入了哲学、美学、文学、考古学、神学等内容。学好中医，做真正的精诚大医，首先要博览群书，通晓中国传统文化，参悟儒、道、佛三教之内旨，而后遍览中医典籍，"冰冻三尺非一日之寒"，中医领域建树绝非毕其一朝一夕之功而成。然中医古籍往往深奥难懂，现代中医学子大多受世俗浮华所迷惑，急功近利，不愿乐贫安道，沉潜求学，中医之金山只能远观而未能赏玩，路漫漫其修远，奚能孜孜汲汲上下求索。近代以来，随着东西方文明的交融错杂，科学技术的日渐发达，再从中华民族落后挨打的惨痛教训，而反思传统文化，民族文化虚无主义一度泛滥，导致一部分中医人自己轻视中医，对中医产生片面认识，错误贬低、怀疑，甚至否定中医，信心几近迷失沦丧。中国传统文化通晓犹如学好中医之舟楫，古人云："欲指扶桑，非舟莫适。"因而传统文化的荒芜，给中医学子登堂入室以窥萧墙内奥蒙上了挥之不去的阴影。

（三）中医发展的体制问题

中医的发展始终离不开中医人才、教育与医疗三个方面。人才是中医发展的内在灵魂，教育是中医传承与发扬的核心动力，医疗是中医理论创新和临床疗效发挥的载体平台。但是，目前中医发展的体制却存在诸多问题。

首先，中医传承存在故步自封的问题。一方面中医药曾经的辉煌，使得部分中医人骨子里始终有一种唯我独尊的观念，墨守成规，将中医发展装在"套子"里，不思创新，难能与时俱进，终致落伍，为人所非议。另一方面，中医向来的保守观念，使得其中很多理论精髓、学术思想和经验得不到很好的传承发扬，一些特色诊疗技术濒临失传，往往是胎死腹中或入土作古，极大阻碍了中医药的发展。

其次，中医教育是中医发展之本，而目前中医教育已日渐偏离传统中医发展的内在范轨，而是一味加强西医理论技术的培养，无形中弱化中医教学内涵，甚至许多高等中医药院校把医古文、经典医著作为选修课，以致学生对中医古籍一知半解，对中医的精华理解有限。目前全国的中医高等院校和科研院所，所获得的科研经费支持，大多受体制的束缚，研究内容不是严重西化，就是用西医的方式或者标准研究中医，最后惨淡经营，在竞争中被淘汰，中医赖以生存和发展的最重要阵地正在日益被蚕食。

再次，医疗体制及发展模式等一系列复杂的因素，使纯中医院发展举步维艰。因而在市场经济主导下的医疗市场，绝大多数中医院中西医发展方向定位偏差，挂中医之名行西医之实，盲目追求盈利回报，逐步丧失了中医的优势。同时西医的诊疗实力又远逊于西医院，长此以往，进不能登西医之堂，退不能守中医之妙，为中医未来发展埋下倾颓的败笔。中医院在这种左右为难的局面中，进退失据，左右为难，日渐势微。尽管新中国成立了各级中医管理部门，但它一直在西医主流管理之下，中医管理部门和中医院大多实行以西医模式引导中医发展和管理中医院，使得中医内涵和特色残存无几。

（四）中医发展与西医的关系问题

西医学因其发展过程中不断汲取先进科学技术，在当代医学领域中形成了强势文化，对包括中医的发展形成极大的压力，处于生存发展的危机和困惑之中，以至于中医西化思潮一度盛行，中医西化现象突出，主要体现在中医理论、诊疗、中药、科研西医化等方面。邓铁涛曾言："用西医的观念、标准、方法对中医进行改造的做法，在中医医疗、教学、科研、管理的各个方面仍然根深蒂固，积重难返。"基于中医特有的文化背景、理论体系、认知方法，其理论与经验，有相当一部分是西医无法解释的，呈现不相融性，用西医标准来评估中医，难以得出客观结论。在科学发展观的背景下，中医的发展无不受"西医科学"枷锁的束缚，业内尚难理清中医的科学性之所在，旁观者更是难解其科学堂奥，以是否"科学"来拷问中医，在业内看来甚是可笑，然而在外界足以引起波澜，在这样的环境下，中医的发展无异于负重远行，压力之大可想而知。正如李致重所言："应该敏锐地看到，不彻底改变中医学术与事业管理上从属于西医的状况，中医生存与发展的危机将随时存在。"

（五）结语

中医作为中华文化的一部分，历经磨炼，由上古的神农观虎疗伤而遍尝百草，到《黄帝内经》问鼎中医宝殿，再到后世中医大树遍地开花，回望历史，驻足今天，不觉其发展的背后却暗藏倾覆的危机。

三、外科专科辨证的要点与特色

本研究分析了外科皮肤科辨证的特点，论述建立具有外科特色辨证的必要性，在中华人民共和国国家标准《中医临床诊疗术语—证候部分》（以下简称《术语》）的基础上，进行补充修改，使其体系基本完整，并对外科辨证中证名的应用进行了规范。

（一）外科辨证的特点

中医学以往对外科疾病的病名诊断较为具体，但对辨证则显不足，缺乏特征性。现有的八纲辨证、脏腑辨证、卫气营血辨证、六经辨证等，主要都是适用于内、妇、儿科，特别是适于内科疾病的辨证，对于外科疾病的特异性反映不够。因此，要提高中医临床对外科疾病的防治水平，就应在中医辨证论治思想的指导下，反映具有外科专科特色的辨证论治基本规律，建立外科临床辨证基本模式。

在《中医外科学》教材中，认为外科辨证与其他临床学科一样，是以辨证理论为指导，辨证纲领为准绳，但脏腑、卫气营血、六经等内科常用的辨证方法，在外科则用之不多。外科疾病辨证具有自身的特点，在八纲辨证中注重辨阴阳与寒热虚实属性，还注意辨经络、辨预后的善恶顺逆等。外科特别强调辨疮疡的肿痛痒脓、辨皮肤病的原发与继发等，但这些内容实际属于对病或症的辨别，它与八纲辨证、脏腑辨证等不属同一类概念。

以往习用的证名诊断，对外科证候的特殊性一般不可能提及，大内科证名所提示的常见症状，在外科则不一定能见到，从而造成外科证名诊断的困难，或证名使用欠准确，更乏特征性。如内科所说的"风湿证"，其证候表现比较广泛，一般以肢体沉重酸痛、游走不定为主症，而当风湿之邪蕴结皮肤，出现皮肤出疹、瘙痒、溃烂或流水等特征性表现时，使用"风湿证"的诊断便显得不够具体，因而"风湿蕴肤证"的针对性则更强。

（二）《术语》对外科辨证的贡献

《术语》中共列有15个外科专用证名，从而在辨证形式上，突破了大内科辨证体系的格局，在中医外科理论的指导下，初步建立起了外科专科辨证的模式。其所列证候的特点主要体现在以下两方面。

1. 病位明确指出为肌肤

《术语》第12章为"卫表肌肤证类"，其中"卫表证"多是指外感疾病初期阶段所见证候，而"肌肤证"则一般是用于外科疾病的辨证。指明外科疾病的具体病位在肌肤，从而可避免与内科疾病证候的混淆。直接以肌肤定病位，可体现外科疾病辨证的特征性，克服了以往证名中往往只提示所属脏腑经络等较笼统概念的局限，因而其病位更为准确具体。

2. 病性具有外科特点

在辨病性方面，外科病证虽仍为辨别阴阳气血、寒热虚实、痰饮水湿、气滞血瘀等，可以见到各种病因与病性，但以风、寒、湿、热（火）、毒邪的直接侵袭肌肤最为常见，故外科证名多为风寒、风热、风湿、寒湿、热（火）毒蕴（结肌）肤证，风毒、虫毒蕴（结肌）肤证等，说明多系邪毒为犯。其虚证多是全身的气血阴阳亏虚，而致肌肤、毛发失养，从而表现出局部的病理改变。瘀滞、痰湿证候亦可以见到，但情志刺激、饮食不节等所致者则较少。由于病位在肌肤毛发，从而也与较笼统地称风热证、血瘀证、痰湿证、气虚证有所不同，更能体现外科专科的证候特点。

3. 症证描述具有外科特征

中医外科病证的病性，虽仍为湿热、火毒、风湿、血瘀、血虚等，但所列证候则更具外科局部的特征性，如皮肤红、出疹、糜烂、瘙痒、疼痛，肌肤生疮疖痈疽，红肿、溃烂、流脓，肌肤麻木、肿硬，皮肤干燥、粗糙、脱屑、皲裂、甲错，毛发油腻、黏集成束等等。从而克服了以往脏腑等辨证中一般只提湿热、瘀、痰、阴阳气血虚等常见表现，而外科专科特征症状不足，避免了当全身症状不明显而肌肤毛发等局部病状突出时，难以准确辨证，或证名中病性概念与实际临床表现欠符合的弊端。如内科所说"风热证"，主要指风热之邪侵袭卫表，以恶风发热，头身疼痛，口微渴，舌苔薄黄，脉浮数等为常见症，一般不列肌肤病理改变；而外科所说"风热郁滞肌肤证"，则专指风热之邪侵袭肌肤，以皮肤风团、丘疹、瘙痒等为主要表现，全身症状可不明显。

（三）对《术语》外科证候的补充修改

《术语》为第一次正式提出具有专科特色辨证的外科证候，难以十分完备，本研究作了补充修改：①《术语》所列外科证候只有 15 个证，尚难满足临床实际需要。本研究根据临床所见，增加了风寒袭肤证、湿热蕴结毛发证、虫毒侵袭毛发证、毛发失养证等 4 个证。②《术语》12.14 "虫毒蕴（袭）肤证"与 12.19 "虫毒侵袭肌肤证（肌肤虫毒证）"实为同一证，故合二为一。③为帮助学习外科专科辨证，特增加了证的鉴别。如"血瘀证"与"瘀滞肌肤证"的鉴别：前者泛指全身各处所见瘀血证候；后者专指瘀血阻滞于肌肤，以皮肤干燥、粗糙，或为血丝红缕，或为紫暗斑块，或见肌肤甲错，或肌肤顽麻不仁等为常见症的证候。因此，对于外科疾病来说，后者的诊断比前者更为具体、更为准确。

（四）外科证名的使用

由于外科辨证体系所列证候，对外科疾病的辨证具有明显的针对性。因此，外科疾病一般应按外科专科辨证体系进行辨证。外科医生不仅要熟悉八纲、脏腑等辨证的内容和运用，还要认识和熟悉外科专科辨证的内容，这样才能尽可能减少习惯性证名、自创性证名的使用，从而使辨证诊断规范，提高辨证的准确性，完善外科学术。对虽为外科疾病，但脏腑等全身证候明显者，由于其病机多是脏腑虚损等影响及肌肤毛发，肌肤毛发所现症状只是全身病变的部分表现，故一般仍宜采用原有辨证方法，使用脏腑辨证等证名，如心肝血虚证，或将二者结合起来使用，如心肝血虚、肌肤失养证等。本研究对部分证候的鉴别作了分析，可从中了解应用的思路与方法。

证名术语可以组合兼用。本研究所列证名，仍只是常见者，基本未列复合证，而临床的病情极其灵活复杂，故现有证名仍不能满足临床的实际需要，所以不能受现有证名的局限，要根据实际病情进行灵活而准确的辨证。如既有热毒蕴结肌肤的表现，又有瘀血阻滞肌肤的表现，便可组合成热毒瘀滞肌肤证。又如若有口渴咽干、烦热体瘦、颧红、舌红少津、脉细数等阴液虚亏的一般证候，又见皮肤粗糙、干燥、皲裂等局部症状，则可辨证为阴虚肌肤失养证。

四、中医皮肤科研究生临床能力培养的探讨

中医临床专业研究生的培养是造就中医临床专业高层次专门人才的主渠道，为适应中医皮肤科临床高层次人才市场的需求，近年来，我科非常注意研究生临床能力的培养并取得了较好的效果，现介绍如下。

（一）明确研究生培养目的

中医皮肤科研究生学位属临床医学专业学位，其学术要求就是通过高水平的临床技能训练，使其具有较强的皮肤科临床能力。因此，中医皮肤科研究生培养的目的就是要培养高层次、高素质的临床人才。我们认为这种人才应较为系统掌握中西医皮肤科基础理论和专业知识，了解中西医皮肤科发展动态，具有较强的临床分析、综合能力，能熟练应用皮肤科诊疗技能，独立处理皮肤科的常见病、多发病及部分疑难病，能参加皮肤科危重病人的抢救与会诊，通过临床两年多的临床能力培养，要求博士研究生毕业时达到主治医生、硕士研究生毕业时达到住院医生或高年资住院医生的水平。

（二）**制定研究生培养方案**

培养方案是研究生培养的指导性文件，制定好研究生培养方案是培养研究生的一项重要基础工作。为培养高层次的中医皮肤科临床人才，我科从1984年开始招收研究生以来，一直非常注重研究生培养方案的制定，经过20多年的不断完善，形成了一个以培养临床能力为主的培养方案。我们认为中

医皮肤科研究生毕业后作为临床高级人才，应能熟练应用皮肤科诊疗技术解决皮肤科临床实际问题，为此我们在中医皮肤研究生培养方案里对研究生临床能力的培养制定了研究生跟师门诊、住院部管床、医疗文书书写、参加急危重病人的抢救、轮科、西医院进修等详细的实施办法和细则及考核标准，从而确保了研究生临床能力的提高。

（三）落实研究生培养计划

制定研究生培养计划是研究生培养的首要工作，制定好研究生临床能力培养计划是培养高层次、高素质临床人才的前提，为此我科制定了较为系统规范的研究生临床能力培养计划。如研究生进入临床之前，集中学习讨论培养计划，由研究生指导小组的负责人对培养计划详细讲解并对培养工作进行安排，研究生对能否执行该计划进行表态。执行计划确有困难者，计划可进行适当的调整。认为临床能力培养应突出以下几个方面：① 医疗文书的书写：如门诊病历、住院病历、首次病程记录、病程记录、病例讨论记录、会诊记录、抢救记录等。② 实验室检查技术：如真菌镜检、疥螨检查、性病检查、组织病理检查等。③ 治疗室技术：如激光治疗、冷冻治疗、药物点涂等。④ 诊疗技术：如中医的望、闻、问、切四诊，处方用药；西医的视、触、叩、听，全身和局部用药等。⑤ 急救技术：如心力衰竭、过敏性休克、呼吸衰竭、肾衰竭、肝衰竭、脑衰竭、消化道出血等的抢救。在计划执行时间的安排上，一般规定在皮肤科病房半年、皮肤科门诊半年、轮科半年（急诊科、内科、功能科、检验科、病理科）、在国内一流的西医院皮肤科进修半年。由于研究生培养计划的内容重点突出，时间安排合理，从而使研究生培养计划能很好地贯彻落实。

（四）可行的研究生培养方法

在研究生的临床能力培养方面，我科采用了集中管理、统一安排、中西医结合的方法。首先，科室成立了研究生指导小组，由科主任负责研究生的管理工作，研究生上门诊、病房、轮科、西医院进修均统一安排，科主任、研究生导师、病房负责医生查房、上门诊、参加急危重病人抢救、疑难病例讨论研究生都应尽可能的参加，同时在研究生指导小组的导师主持下，不定期举行研究生疑难病例"讨论和会诊"，先由研究生们发表自己的看法，然后由导师们做总结。为加深研究生的西医皮肤科知识，提高皮肤病的诊疗技能，近年来我科与西安交通大学附属第一医院、附属第二医院，中南大学湘雅

当代中医皮肤科临床家丛书（第三辑） 杨志波

附属第一医院、附属第二医院，武汉市第一人民医院等国内知名的西医皮肤科建立了良好关系，分期分批地把研究生送去进修学习，通过以上方法的培养，我科研究生的临床能力有了质的提高。

（五）严格的研究生临床能力考核

为了确保研究生临床能力的提高，我科建立了研究生临床能力评分标准、考核办法，研究生出病房、门诊、轮科出科均由研究生指导小组、轮科科室主任对研究生医疗文书的书写、实验室检查技术、治疗室技术、诊疗技术、急救技术等进行背靠背的打分，分值达不到要求者重新进行该科目的训练，直到达到一定的分值。这样不仅监管了我科研究生的临床质量，也使我科研究生的临床能力得到了较大的提高。

医学研究生学位，在我国分为临床医学专业学位与医学科学学位。医学专业学位是以培养高层次的临床医师为目标，医学科学学位是以培养从事基础理论或应用基础理论研究人员为目标。由于临床专业学位侧重于临床能力的培养，临床能力的高低便成为衡量临床专业研究生质量的重要标准。我们认为作为临床专业的研究生，只有具有较高的临床能力，才能适应中医药人才市场需要，适应社会发展的需要，为此我科对研究生临床能力的培养给予了高度的重视。由于培养目的明确，方案优化，计划周全，方法实用，我科研究生的临床能力有了很大的提高，在已毕业的数十名博士、硕士研究生中，绝大多数已成为医院的业务骨干和尖子，受到了用人单位的好评。

五、从肺论治银屑病之我见

在中医"肺主皮毛"理论指导下，临床实践和基础研究提示肺和皮肤存在密切联系，不仅通过脏腑经脉络属得以体现，同时在病机演变规律上相互影响。随着银屑病等常见顽固性皮肤病的发病率逐年增高和治疗思路的拓展，"从肺论治"银屑病逐渐得到临床验证和业界认可。

（一）"从肺论治"思想的中医理论基础

"从肺论治"思想源于《黄帝内经》提出的"肺主皮毛"理论，是中医脏腑经络相关学说的重要组成部分。中医基础理论研究从以中医经典为基础的理论体系梳理，到多学科交叉研究的深入开展，取得了一定的成果，然而中医基础理论多为临证经验现象的一种哲学式说明，对基础理论内涵和临证经验本质的科学揭示尚浅。中医"肺主皮毛"理论体现在"肺合皮毛，肺生皮毛，肺应皮毛，肺主皮毛"四个方面。在生理上，"肺宣五谷味，熏肤，充身，泽毛""皮毛助宣肺气，开合有度以卫外也"；在疾病发生上，肺病及皮，皮病及肺；在治疗上，皮病治肺，肺病调皮，肺和皮毛形成了一个双向调节、互相影响的关联体系。随着中医脏腑相关理论基础研究的深入，对中医概念之脏腑及西医解剖之脏器的异同存在较大争议，目前学者倾向于认为中医的肺是基于解剖脏器形态基础之上的，又通过思外揣内、推演络绎等方法总结归纳出有中医整体特色的功能单元，即中医的"肺"直接相关的西医学组织器官主要有肺、气管和支气管，中医皮毛直接相关的组织为真表皮及附属器。

（二）"从肺论治"思想的西医学基础

近年来，在阐明"肺与皮肤"的内在联系与协调机制、揭示疗效规律等方面取得了一定进展。研究表明肺和皮毛在组织起源、病理形态、气体交换、免疫－内分泌调控、信号转导通路、基因蛋白表达等方面可能存在密切联系。从胚胎发育来讲，肺与皮毛均由原肠胚发展而来，气管、支气管、肺泡是在原肠形成时从外胚层分离出来的内胚层发育而成，提示了肺与皮毛在胚胎学上的联系。从进化阶段动物呼吸器官演化的角度，肺是进化过程中适应内呼吸而产生的特化的"皮毛"，皮肤可通过增大表面血管密度和缩短扩散距离，直接摄取氧气，并排出 CO_2，达到发挥呼吸的功能。呼吸道黏膜和皮肤不仅是人体与外界环境交换气体、热量和散发水分的主要途径，而且黏膜－皮肤免疫系统能下调全身免疫应答的效应 T 细胞参与免疫应答，共同构成机体的免疫体系。

任秀玲等研究大鼠肺气虚动物模型并证实当肺损伤时可使肺和皮肤组织中 Fas、Fas－L 均呈阳性表达，皮肤中 Zn、Fe、Ca、Mg 含量明显降低，部分揭示了"肺外合皮毛"的理论内涵。丁建中等研究表明外燥环境可使肺部充血、水肿，同时出现表皮增厚皱缩、真皮变薄、汗腺减少、结缔组织增生、新毛生长受抑等现象，为环境因素共同影响皮肤和肺病理变化提供了组织学证据。RechePA 等研究发现胸腺基质淋巴生成素（TSLP）优先表达于肺、肠、皮肤等上皮细胞的细胞因子，TSLP 对树突状细胞（DCs）具有重要调控作用，在特应性皮炎、哮喘等炎症发生中具有重要意义。RichardM 等研究提示湿疹和过敏性哮喘发病存在内在联系机制，湿疹可能通过受损皮肤分泌的 TSLP 进入到血液并到达肺部而引发哮喘，推测 TSLP 可能作为皮肤和肺联系的物质基础之一。因而，深化"肺主皮毛"理论基础，揭示皮肤和肺内在联系的物质基础是脏腑经络相关研究的趋势之一。

（三）"从肺论治"皮肤病的临床和基础研究

在发病方面，肺和皮肤相互影响，肺气虚或肺热肺燥，致肺气不能正常敷布温煦皮肤、卫外失司而发皮肤病，皮肤受邪传于肺，肺失宣肃而致病。临床中发现硬皮病、皮肌炎、红斑狼疮、白塞综合征、干燥综合征、嗜酸性粒细胞增多症患者中，多有肺纤维化、间质性肺炎、胸膜炎等肺系病变。而荨麻疹、异位性皮炎、湿疹等皮肤病与过敏性哮喘、过敏性鼻炎等肺系疾病密切相关，其可能与优先表达于肺、肠、皮肤等上皮细胞的 TSLP 有关，其对 DCs 具有重要调控作用，可促进 DCs 的活化成熟，增强其对 CD4$^+$T 细胞的活化能力，并促使 Th$_0$ 细胞向 Th$_2$ 细胞分化，在皮肤免疫性炎症发生中具有重要意义。

在治疗上面，一方面皮肤病通过从肺论治，如银屑病、痤疮、白癜风、荨麻疹、湿疹、硬皮病、皮肤瘙痒症、神经性皮炎等多种皮肤病采用从肺辨证治疗，临床收效尤佳。另一方面，肺系疾病通过从皮肤或穴位调理，如运用穴位敷贴、艾灸、中药熏洗等方法防治慢性支气管炎、支气管哮喘，能改善肺通气功能，降低机体的过敏状态。王莒生教授从肺论治多种皮肤病，采用祛风散邪、补益肺气、清肺化痰、宣降肺气、养阴润肺等方法辨治多种疑难皮肤病疗效显著。

（四）"从肺论治"银屑病经验

银屑病是一种临床常见的以红斑鳞屑为基本表现的慢性炎症性皮肤疾病，其发病率逐年增高，治疗较为棘手，中医认识和治疗银屑病有独到之处，历代医家从不同角度辨治银屑病，辨证和疗效尚无统一标准。基于"肺主皮毛，肺应皮毛"理论，从肺辨治银屑病，在多年的经验基础上形成银屑病"从肺论治"的基础方剂——清金润燥方，其组成为：金银花 15g、黄芩 10g、桑白皮 12g、麦冬 15g、芦根 10g、沙参 10g、浙贝母 10g、黄芪 20g、党参 10g、桔梗 10g、前胡 10g、蝉蜕 6g。其中金银花、黄芩、桑白皮清肺热；麦冬、芦根、沙参、浙贝母润肺燥；黄芪、党参补肺气；桔梗、前胡宣降肺气；蝉蜕祛风透表归肺经。全方治以清肺润肺为主，补肺宣肺为辅，兼以引经透表，共奏清肺润燥、益气祛风之功。

六、银屑病中医体质研究概要

中医体质理论源于《内经》，历代医家多有发挥，自 20 世纪 70 年代以来当代医家对体质学说开展了广泛研究，并在实践中不断丰富和发展，逐渐形成了较系统的独具中医特色的理论，体现了中医的整体观念和个体差异。银屑病中医称之为"白疕"，俗称牛皮癣，是一种常见的顽固性、难治性、慢性皮肤病。学界普遍认为其发病是一个多因素参与、多基因改变及多阶段发展的复杂病变过程。其发病机制及防治研究方兴未艾，结合中医传统理论及体质学说对银屑病开展中医体质研究及其相关因素关联性分析，有望为银屑病的防治研究另辟蹊径。本文旨在探讨银屑病中医体质研究的理论基础、研究意义、思路、存在的问题及发展前景。

（一）银屑病中医体质研究渊源

《灵枢·论痛》云："筋骨之强弱，肌肉之坚脆，皮肤之厚薄，理之疏各不同。"《素问·逆调论》曰："是人者，素肾气胜。"《素问·厥论》言："是人者，质壮，秋冬夺所用。"上述条文所提的"素"与"质"，即中医体质学理论的最早论述。张仲景《伤寒论》所述喘家、淋家、汗家等表示各种宿疾的体质特点，并认为体质因素与疾病的关系不仅表现在发病方面，还体现于疾病的发展及治疗诸方面，为后世"辨体论治"思想埋下了伏笔。王叔和《脉经》明确指出不同"性气"或"形性"的人，因禀性不同，脉象有别，虽无"体质"之名，实为中医体质理论的重要内容。巢元方在《诸病源候论·漆疮候》中云："人有察性畏漆，但见漆便中其毒。"较早地描述了皮肤病中过敏体质对漆过敏的现象。钱乙《小儿药证直诀》概括了小儿体质特点，认为"小儿五脏六腑成而未全，全而未壮，脏腑柔弱，易虚易实，易寒易热"，同时在调理方面强调"小儿易为虚实，脾虚不受寒温，服寒则生冷，服温则生热"，此则以小儿脾弱的体质特征所立的治则与治法。金元四大家从体质影响疾病易感性做了不同的阐述，以及明清张景岳、叶天士、吴鞠通等在著述中对体质特点的论述，乃近代体质学说发展之滥觞。历代医家不仅重视体质在发病过程中的重要性，而且把人体体质特点与临床实践相结合，进而更有效地指导辨证处方用药。

20世纪七八十年代以来，体质学说开始有了较为系统全面的发展，形成了系统的理论，从理论、临床及实验研究日益深入，取得了可喜的研究成果。如1982年，王琦编著的《中医体质学说》一书中明确提出了"中医体质学说"这一概念，中医体质学说即是以中医理论为主导，研究人类各种体质类型的生理、病理特点，并以此分析疾病的反应状态、病变性质及发展趋向，从而指导疾病预防和治疗的一门学说。并概括体质学说的基本原理：体质过程论、心身构成论、环境制约论、禀赋遗传论。王琦等提出人体平和质、气虚质、阴虚质、阳虚质、痰湿质、湿热质、瘀血质、气郁质、特禀质等九种基本体质类型的概念及分类方法，为中医体质研究开创了新篇章，同时也为体质学说在各科中的进一步发展奠定了基础。

皮肤科体质学说的研究方面也有一定发展，如谢氏等对97名寻常型银屑病患者进行中医体质分类，发现平和质、湿热质、气郁质人数较多，共占总数的67.1%，其中平和质PASI评分最低，湿热质、气郁质患寻常型银屑病的概率较其他体质类型高，且发病时多表现为血热型，病情较重；平和质虽也可患病，但多表现为血燥型，病情较轻。

（二）银屑病中医体质研究的意义

随着中医体质学理论体系研究的进一步深化，体质分类标准逐步客观化，中医体质与疾病发生发展、辨证与辨体结合用药、运用体质学说指导疾病预防保健等方面的研究不断深入，对中医体质学说的研究也提出了新的要求，主要是在深度和广度上的拓展，如中医体质特点与疾病特征、实验室检查、临床实验研究及动物实验研究等不同层面进行有益结合，探索其关联性，为疾病的预防提供多条途径，为更多的临床学科开展疾病体质研究提供了新的方法和研究方向。

银屑病为皮肤科常见病，发病因素复杂，治疗棘手，通过对银屑病患者体质研究探索该病患人群体质分类、影响因素、形态结构、心理特点等方面的科学规律，更好地运用辨病、辨体、辨证三维有机结合的中医特色诊疗模式，为疾病诊治、缓解期调养、高危易感人群预防提供有益的指导。贯彻了《国家中长期科学和技术发展规划纲要》中"疾病防治重心前移，坚持预防为主、促进健康和防治疾病结合"的疾病防治精神，充分发挥中医药"治未病"的特色优势。同时，借助现代科学中的生理学、临床流行病学、免疫学、遗传学、分子生物学、心理学、病因学等，实现中医体质多学科交叉研究，延伸其研究范围，促进其与科学前沿的对接。

多学科交叉、多层面研究、多中心观察的银屑病中医体质研究必定给银屑病的防治带来广阔的前景，笔者认为其研究的目的和意义在于：①在学术思想上深化"病理体质学说""未病先防""既病防变""辨质调养"等理论在皮肤科疾病中的运用。②在全国范围内将实现大规模的银屑病中医病理体质流行病学调查，同时引入多种相关因素，开展分层次、多中心、纵横结合的综合流调策略，尽量做到调查数据真实、客观、典型、可重复性。③将现代分子生物学检测及早期实验室诊断等条目引入银屑病易感相关因素的分析中，以期提供发病微观层面的实验室依据。④计划制定有中医特色的银屑病个性化的防治调养方案及健康管理模式，积极面向临床推广，方便医护人员，造福广大患者。

（三）银屑病中医体质研究的思路

当前中医体质学说的临床研究主要为：中医体质与证关系研究、体质与疾病相关研究、体质与药物治疗及调体研究、体质与防治保健研究四个方面。银屑病中医体质研究可以从以下几个方面开展。

1. 流行病学调查

参考《中药新药临床研究指导原则》《中医诊断学术语规范》等文献，并结合历代文献调查结果及征询专家意见，拟订的《银屑病流行病学调查表》。参照王琦编制的《中医九种基本体质分类量表》和《中医体质分类判定标准》制定《体质分型设计表》《银屑病中医病理体质调查表》《银屑病中医病理体质积分评价表》。在国内选取 9 大调查区域，分属华北地区、东北地区、西北地区、中南地区、云贵川地区、两广地区、青藏新疆高原地区、东南沿海地区、台湾海南海岛地区等 9 大中心，每个中心选取 1~2 家医院筛选不同类型银屑病患者 150~200 例，展开银屑病中医体质流行病学调查。通过中医四诊资料及皮损特征进行综合分析，以统计银屑病患病体质类型的特异性。

2. 发病相关因素分析

通过对银屑病患者进行一般情况（姓名、性别、年龄、籍贯、住址、电话等）、发病相关因素（既往病史、家族史、病程、发病缓急）、患病症状体征（皮疹形态、数目、大小、色泽、部位、自觉症状）、舌脉、皮肤专科检查、中医辨证分型、西医分类分期、辅助检查（常规检查、肝肾功能、组织病理）、药物治疗情况、体质类型等条目的统计。应用 SPSS16.0 统计软件对《银屑病流行病学数据库》中数据条目进行统计学处理，先进行指标的频数分析，所有相关因素、症状、舌脉等条目均变换为分类变量（0、1），删除出现频率小于 5% 或虽大于 5% 但辨证意义不大的条目，保留 30 个常变量。分析频数较高的发病相关因素与银屑病中医病理体质的关联性，分析总结银屑病易感危险因素及其权重系数。对所收集的中医症状及体质分析条目等进行系统聚类法样品聚类分析，列出各聚类症状、舌脉、体质指标频数及百分比分布，结合中医理论确定各聚类类别的中医证型和中医病理体质。

3. 典型银屑病体质微观层面研究

采集银屑病患者皮损或血液组织，采用免疫组化、基因芯片等蛋白分子生物学技术，进行银屑病特异蛋白、易感基因、miRNA、炎性细胞因子网络等方面的检测，或采用皮肤屏障仪检测银屑病皮肤屏障指标等，并将银屑病病症特点、相关易感因素与实验室微观层面的结果进行综合分析，探索其关联性。

4. 个性化综合防治方案的制定

根据上述流行病学研究、中医体质调查及银屑病发病相关因素分析结果，并结合微观层面实验室数据，综合分析，适当取舍，制定出初步的规范、量化、操作性强的银屑病中医病理体质诊断标准和银屑病有中医学特色的个性化综合防治方案，同时在临床上根据不同患者的实际情况建立广泛实用的银屑病健康管理体系。

（四）银屑病中医体质研究的问题与展望

虽然银屑病中医体质研究及其应用有广阔的前景，然而在实际当中仍然存在诸多问题：①中医体质分类涉及因素众多，需要建立在大规模流行病学调查的基础上，综合考虑遗传背景、社会心理因素、生活环境差异、职业因素、地域因素、饮食因素、形体气质因素等，所以目前体质分类判定标准尚存争议，需要进一步完善，形成相对科学化、规范化的国家标准。②为使银屑病体质病理学研究具有典型性，需要经过多层次、分区域、按病程、大规模、跟踪式的调查研究，需耗费较大的人力物力财力。③制定《银屑病流行病学调查表》和《中医体质量化表》，并在不同地区完成一定数量的病例统计，以及后期进行数理统计，全过程需要精细操作和复杂统计。④研究探索银屑病与体质的相关性，从而指导银屑病高危人群的预防、发病患者的个体化诊疗及缓解期患者的辨体调养，加强该病防治的可操作性，建立具有中医特色的银屑病防治和健康管理模式，最终实现成果转化，在临床上推广应用，其周期长、难度大。

由于人们生活习惯的改变和居处环境的恶化，银屑病的发病率近年来有明显增高的趋势。随着银屑病机制及防治研究工作的深入，从多角度、分层次、多中心、微宏、纵横等方面研究银屑病发病及防治成为当前及今后临床及实验研究的主方向。制定银屑病个性化的防治调养方案及健康管理模式，对广大银屑病患者控制病情、预防复发、改善生活质量，具有重要意义。

七、汗法在寻常型银屑病治疗中的运用

中医治病之方法，总的来讲不外乎祛邪、扶正、调和。汗法是最为常用的祛邪外出的方法之一，具有重要的临床意义与实用价值，被列为"八法"之首。《内经》为汗法的应用及发展奠定了基础，《伤寒杂病论》完善了汗法的辨证论治体系，历代医家继承其思想，临床多有发挥，拓展了汗法的临床应用范围。汗法用于表证，自不待言，但是还可以作为主要或辅助方法用于内、外科等疾病的治疗。银屑病临床治疗多以凉血清热、养血活血之法，但疗效并不理想。基于"给邪找出路"的思想，提出在治疗中配合汗法可作为该病治疗的切入点，兹参阅文献，略述拙识，不足之处，敬请不吝斧正。

（一）汗法用于银屑病的理论依据

清·程国彭，论八法谓"汗者，散也"，辛以散之，开腠理，散邪气也。味辛是发汗方药的共有特性，《经方药物药理临证指南》曰："辛，主行，主散，主治病证与卫、营、气、血、津、液、郁、瘀的病理变化有关。"邪气蕴伏，郁结不解，邪无出路，须运用汗法，以开其窗揭其被，开泄郁结，透邪外出。汗法有侠义和广义之分，侠义发汗法是指经服发汗剂（皆辛散之品）或针熨灸熏等法治之后，必令其正汗出的一种方法；用汗吐下和温清补消八法令阴阳调和，使正汗出者，为不表之表，不汗之汗的广汗法。正如《八法效方举隅·汗法》中讲到的"发汗之道甚多，以辛温挥发之品，鼓荡外出，此是显而易见的。然内因气结，则散其结而汗出；内因血闭，则开其闭而汗出……如因热壅，则清其热而汗出……虚者补之，实者泄之，郁者宣之……凡所以深层求其汗出"。中医学对银屑病病因病机的认识经历了漫长的过程并逐步趋于翔实，隋唐宋多注重外因的作用，认为风寒湿邪客于腠理，与血气相搏所致；金元明清时期，多宗火热为内因并外感六淫之邪，倡内外因共同致病说；近代中医医家承古拓新，扩展了银屑病的病因病机，各家虽有微小差异但观点基本一致，多认为内有蕴热，郁于血分，郁久化毒，血热是关键因素贯穿疾病的始终，是发病的主要根据，其与外感六淫、情志及饮食内伤等多种因素相关，内外相合邪气疏泄宣透不能，内热外发，充斥体肤，怫郁

当代中医皮肤科临床家丛书（第三辑）

杨志波

肌腠而发病或加重疾患。临床治疗多投以清热凉血药而疗效不一，故不可一见血热不究其因，不析其理，皆予寒凉。中医祛邪时十分注重给邪找出路，可运用汗法以开通道路，扫除障碍，因势利导，透邪逐邪于外，达到治疗之目的。

（二）汗法在银屑病治疗中的具体运用

1. 病邪在表，汗以透邪外达

素体阳热偏盛、静止期或消退期的患者由于外感风邪，亦或夹杂寒、热、湿等，羁留于肌表，盘踞不解，营卫郁滞，久则化热，外邪引动内邪，邪热外壅肌肤而发病；病邪在表且有外达之势，《素问·阴阳应象大论》曰："其在皮者，汗而发之。"即可用汗法疏散表邪，调和营卫，因势利导，散热透热于外，并同投苦寒、甘寒清热之品，使热邪外散内清。临床上刘爱民教授辨治寻常型银屑病中提出寒包火证，认为外寒不去，则内热难散，单纯清热凉血，往往形成外寒更甚而内热难解之困局，采用辛温散寒与清热凉血同用，寒药、辛温药各行其道，外寒散，则毛孔开，内热两得其解，治以犀角地黄汤加麻黄、荆芥、防风。另有徐宜厚老中医辨治银屑病，专列风寒证、风热证，并以四物麻黄汤、消风散加减治之。

2. 邪气在里，汗以开门逐盗

表证得汗可解，里病亦可用汗法治之，不可拘于常法，应圆机活法，知常达变。银屑病患者素体气分热盛，血分有热加之七情内伤，五志过极化火，致气机阻滞，邪无外出之路，气分热邪壮盛亦可波及营血，进而加重血分热势；饮食失宜或久服苦寒败胃之品，致脾胃升降失司，湿邪内生阻滞气机，热为湿阻，血热蕴结于内，浮越于外而发本病，其虽有"表证"，却实无表邪。治疗若仅以苦寒药物清热凉血，恐有冰伏留瘀，凝结气机之弊，使病情复杂，疾病反复。祛邪需给邪以出路，才能事半功倍，正如《素问》所云"火郁发之""体若燔炭，汗出而散"，在治疗中注重开泄郁热，达热出表，宣湿透热，调气机，畅三焦，开血热外出之路，促使病邪由深出浅、向外透达，达到祛邪之目的。

李博鉴教授认为凉血清热为治疗银屑病立方侧重之一，常用生地、牡丹皮、赤芍、丹参、玄参等品；气分有热波及营血为另一病机所在，因此以清宣肺卫、透邪外出为治则，常用金银花、连翘、牛蒡子等。王莒生教授特别强调在治疗银屑病时应注意"平治于权衡"，大量使用苦寒之品的同时还应注意宣通阳气，疏通腠理，认为麻黄、细辛等辛温之品，能温能通，可宣发肺卫之气，既能防止阳气郁遏，又有利于透邪外出。朱波刚等提出芳香宣透法，其意在宣通肺气，宣化湿邪，宣畅气血，透邪外出，取杏仁、桑白皮宣通上焦肺气，气化湿亦化，石菖蒲、青蒿透邪外出达表。

3. 邪盛变证，生汗以拔疾除病

血热为发病之始，也是病情转化之关键，血分热邪得不到及时清解，或耗伤营血，以致阴血亏虚，化燥生风而成血燥；或燔灼阴津，血行不畅而瘀滞，与热互结可形成血瘀。此阶段既有邪热煎灼为患，又有血瘀、血虚阴伤，瘀热互结势必有气机壅滞，血虚血燥易生风。刘完素认为"盖辛热之药能开发郁结，使气液宣通，流湿润燥，气和而已"。清热凉血活血之中佐以汗法，利用药物辛散宣透疏利的特性，开通腠理，宣畅气机，透发血分热邪，通畅血脉，从而达到血凉、瘀散、热透之目的。在治疗血瘀病证时，可以考虑以活血法为主，配合汗法，以提高疗效，这一方面也逐渐被许多医家所认可，并且得到了现代药理实验的数据支持。阴伤之证，畏惧汗法，此为常理，薛生白说："盖既有不可汗之大戒，复有得汗始解之治法，临证者当知所变通矣。"《素问·脏气法时论》曰："辛以润之，开腠理，致津液，通气也。"血虚之证并非不可发汗，临床应重凉润养阴，并辅以辛散，凉以清解血热，润以养血滋阴，辛以宣散透邪，使邪内外双解。王远红等临床上自拟麻黄润燥汤治疗银屑病，以麻黄、桂枝辛温宣散开腠布津祛风邪，生地、北沙参甘寒滋润以凉血养阴，取得较好疗效。

（三）银屑病汗法应用意义

汗法的多层次、综合运用是中医在治疗疾病中给邪找出路的思想的具体体现。汗法具有祛除外感内伤之邪、宣畅气机、布散津液、宣通脏腑通道等作用，在与清法、温法、补法等治法配合运用时还可增强清热泻火解毒、温经散寒、活血等功效。近几年学者以新的视角对银屑病病因病机进行了探索，提出"内热为标，肌表寒郁为本，阳气不足为体质依据""肾阳不足，血瘀不通，风邪客表""玄府闭郁，热毒蕴结""风盛血燥，营卫郁滞"等新观点，然而细究之，皆可以汗法旁治。汗法用于银屑病的治疗其目的旨在扫除障碍，畅通道路，给邪以出路，可贯穿于银屑病的各阶段。运用时当有所侧重，绝非不分缘由，专事汗法，舍本逐末，犯"虚虚实实"之诫。汗法为临床治疗银屑病提供了思路，丰富了其治疗方法，同时也扩展了汗法的临床应用，是一个不可忽视的重要配伍原则，值得深入挖掘研究。

八、皮肤瘙痒的中医治疗

瘙痒，是一种可引起搔抓欲望的主观感觉，是皮肤科疾病最常见的自觉症状。西医将瘙痒分为四类：致痒因子感受性瘙痒、神经病性瘙痒、神经源性瘙痒、精神源性瘙痒。皮肤瘙痒的原因主要有皮肤过敏、干燥，系统疾病引起三种。中医学把瘙痒的原因则归为风、湿、热（火）、虫、虚、瘀六类。

（一）风

中医学认为大多数瘙痒性皮肤病与"风"相关，故有"风盛则痒""无风不作痒"之说。风邪，为六淫之一，常为外邪致病的先导，凡寒、湿、燥、热诸邪多依附于风邪而侵犯人体，是外感病极为重要的致病因素。当人体腠理不密，卫外不固时，风邪可乘虚侵入人体，郁于皮肤之间，内不得疏泄，外不得从表而解，而致营卫不和，气血运行失常，肌肤失于濡养，故见瘙痒。风邪所致皮肤瘙痒一般表现在急性皮肤病中，其症状常有流窜不定、泛发且起病迅速的特点。根据所兼之邪的不同，常可分为风盛型、风寒型、风热型、风湿热型四种。

1. 风盛型

风盛所致瘙痒，常表现为瘙痒时作，遇风加重，脉浮或缓等。治疗多以疏风解表止痒为主。在选方用药时，多加入荆芥、防风、刺蒺藜等祛风药。如风盛所致瘾疹（荨麻疹），可选用消风散加减。

2. 风寒型

风寒所致瘙痒，常见遇寒加重，皮疹色白，兼畏寒，脉浮紧等。治疗多以疏风散寒，解表止痒为主。在选方用药时，多加入桂枝、麻黄、芍药等解表寒药。如风寒所致瘾疹（荨麻疹），可选用麻桂各半汤加减。

3. 风热型

风热所致瘙痒，常见遇热加重，可有恶风、口渴、脉浮数等。治疗多以疏风清热，解表止痒为主。在选方用药时，多加入金银花、连翘、薄荷、桑叶、白鲜皮等疏风清热药。如风热所致风热疮（玫瑰糠疹），常选用消风散酌加白鲜皮、金银花、刺蒺藜等。

4. 风湿热型

风湿热所致瘙痒，常见抓破后出现糜烂、渗液，或起水疱，可伴有发热、头痛等，多见舌红，苔黄腻，脉滑。治疗多以清热燥湿，祛风止痒为主，在选方用药时，多加用黄柏、苦参、苍术、泽泻、茯苓、茵陈等药。如风湿热所致粟疮（痒疹），可选用消风散酌加黄柏、苦参、赤芍等。

（二）湿

湿邪侵犯肌肤，郁结不散，与气血相搏，多发生疱疹、瘙痒、渗液、糜烂等。湿邪具有重浊性、郁滞性、黏滞性、隐匿性、弥漫性、亲和性、季节性等致病特点。湿有内外之异，六淫之湿致病者，为外湿，机体脏腑功能失调以致湿邪停聚者为内湿。皮肤病以外湿居多，也有外湿与内湿相合致病。常见可引起皮肤瘙痒的与湿相关的常见证型有风湿热证、湿热蕴结证、胃肠湿热证。

1. 湿热蕴结证

湿热所致皮肤瘙痒，常见皮肤潮红，滋水淋漓，伴见口渴，大便干结，小便短赤等症状，舌红，苔薄白或黄腻，脉滑或数。治疗多以清热利湿为主，在选方用药时，多选用萆薢、薏苡仁、栀仁、黄芩等药。如湿热所致湿疮（湿疹），临床多选用萆薢渗湿汤合龙胆泻肝汤加减。

2. 胃肠湿热证

胃肠湿热所致皮肤瘙痒，常兼夹消化道症状，如脘腹痞胀，腹痛、腹泻或大便秘结等。治疗多以通腑泄热，利湿止痒为主，在选方用药时，多加用大黄、芒硝、黄芩等药。如胃肠湿热所致瘾疹（荨麻疹），可选用防风通圣散等。

（三）热（火）

热邪可由直接感受温热之邪引起，也可由风、寒、暑、湿、燥五邪入里化热化火而成；或由脏腑功能失调和情志过激所变化产生，故有"五气皆能化火"之说。热邪致痒，可因与他邪杂合所致，也可因热生风所致。临床因热致痒常见证型有：风热证、湿热证、血热证等。

1. 风热证

同上。

2. 湿热证

同上。

3. 血热证

血热所致皮肤瘙痒，临床常见皮肤起疹，皮疹色红，瘙痒剧烈，甚者可见糜烂、渗出、结痂等，舌红，苔黄，脉数。治宜清热凉血止痒，在选方用药时，多加用清热凉血之丹皮、赤芍、生地等配合荆芥、防风等祛风药。如血热型沥青毒，可选用四物汤加减以清热凉血解毒。

（四）虫

由虫所致皮肤瘙痒，一为虫咬直接所致，一为虫的毒素侵及机体的皮毛引发。如虫咬所致的虫咬伤，疥虫引起的疥疮，肠蛔虫引发的瘾疹，均可伴瘙痒。这类疾病一般以外用药为主，或结合其他对症支持治疗。如隐翅虫引起的蠼螋伤（隐翅虫皮炎），以红斑、丘疹为主时可外敷青黛软膏，若有水疱、糜烂时，予以金银花、黄连、明矾等清热解毒、收敛之药外洗或湿敷。若由虫所致皮肤病，皮肤瘙痒剧烈，也可选用祛风清热解毒之药，如松毛虫所致射工伤（松毛虫皮炎），可予消风散合银翘散加减。

（五）瘀

血瘀可致气血运行不畅，不能濡养肌肤而产生瘙痒，另外，瘀血内结，风自内生，亦可导致瘙痒。瘀血亦可兼夹湿邪为病，而产生剧烈瘙痒。临床多见于慢性瘙痒性皮肤病，表现为反复瘙痒，伴见紫斑、色素沉着等。治宜活血化瘀，在选方用药时，多加用桃仁、红花、当归、赤芍等。如血瘀型银屑病，可用桃红四物汤加减。

（六）虚

由虚所致皮肤瘙痒，多因脏腑虚衰、气血失和，致气血生化不及或运行障碍，不能濡养皮肤所致。由虚所致皮肤瘙痒常见证型有脾虚湿蕴证、血虚风燥证等。

1. 脾虚湿蕴证

脾主运化，脾虚可水湿内停，阻碍气机，气血运行障碍，不能正常濡养肌肤，致肌肤瘙痒。因脾虚致水湿内停所致瘙痒常伴见皮肤抓破后糜烂渗出，及神疲、腹胀便溏等脾虚症状。治疗多以健脾利湿为主，在选方用药时，多加用苍术、茯苓、猪苓等健脾利湿药，如脾虚湿蕴所致湿疮（湿疹），临床多选用除湿胃苓汤加减。

2. 血虚风燥证

血虚风燥所致皮肤瘙痒，常有血痂或糠秕状脱屑、皮肤干裂、苔藓样变等。治宜养血润燥，祛风止痒。在选方用药时，多加用当归、生地、赤芍等，如血虚风燥型湿疮，可用当归饮子或四物消风散加减。

九、中医、西医治疗湿疹的利与弊

湿疹类皮肤病是由多种内外复杂因素引起的一种常见的过敏性、炎症性皮肤病,属于中医学"浸淫疮"范畴,历代医家根据湿疹所表现出的皮损形态以及皮损部位的不同有不同的名称和描述,如"浸淫疮""湿疮""血风疮""面油风""旋耳疮""乳头风""肾囊风"等。湿疹具有皮疹多样性、对称发作、渗出倾向、剧烈瘙痒等特点,常容易复发,病程迁延。湿疹在皮肤病中占有一定的比例,约占全部变态反应性疾病的58.53%。近年来湿疹发病率正逐步呈上升趋势。由于湿疹皮疹瘙痒剧烈,急性期有较明显的渗出倾向,慢性反复发作使皮肤干燥、粗糙、苔藓样变,不但影响美观,而且严重影响到患者的工作和生活。由于湿疹易诊难治,易反复发作,严重影响患者生活质量,中西医一直致力于湿疹的治疗,为湿疹的防治及患者生活质量的提高做出了巨大努力。中西医治疗湿疹仍有各自的优势与不足。

(一) 中医治疗湿疹的优势

1. 中医以整理观念思想为指导,从整体出发,治疗与预防并重

中医学深受古代唯物论和辩证法思想的影响,其朴素的唯物观认为:①人是禀天地之气而生,世界是阴阳二气相互作用的结果,生命又是整个自然的结果。②形与神俱,不可分离,其中神包括自然界的物质变化功能和人体一切生命活动及人的精神意识。中医学辨证观认为人体是不断运动的有机整体,精神意识对机体健康有反作用。受此观点影响,中医治疗湿疹时不仅注重疾病本身的治疗,并且还会着力于导致湿疹发生发展的相关因素的治疗,如活动能力、精力、疲劳、饮食、情绪、精神健康、社会环境等的影响,从整体上调节机体功能,提高机体的修复能力,达到预防湿疹的目的。

2. 辨证论治,标本兼顾

从中医的角度来说,湿疹的发病机制主要是由于日常饮食不规律,或者是食用过多的辛辣刺激性食物、饮酒过度等所致,使得脾胃受损,湿热内蕴,再加上外感风湿热,内外因素两相博弈,浸淫肌肤,导致患者身体虚弱,肌肤失养,血虚风燥,最终引发湿疹,根据临床症状判断,将湿疹辨证分为湿热浸淫、脾虚湿蕴、血虚风燥三型,相当于西医的急性湿疹、亚急性湿疹和慢性湿疹三个阶段。但无论哪一种类型,都会导致患者出现瘙痒难耐的症状,对于正常生活造成影响,如果不及时治疗,则会导致病情发展,而如果治疗不彻底则会导致病情反复。中医治疗湿疹，本着标本兼顾，内外并治的整体与局部相结合的原则，既重视湿热的表现，又重视脾失健运的根本原因。治疗上始终针对其基本病机湿、热、风阻滞肌肤，在治疗中，或以祛风清热为主，或以清热除湿为主，在疾病后期由于阴虚血燥，血虚风燥，往往还要滋阴养血，祛风除湿。在治法的应用上，当先治其标，待湿热消退后，则理脾助运以治其本。

3. 随症加减，灵活变通

湿疹临床表现不同，患者体质各异，发病原因更是多种多样。中医治疗湿疹，在整理观念与辨证论治思想的指导下，根据患者临床表现不同，可灵活化裁，随症加减用药，如患者渗液较多，发于下肢，可加薏苡仁、红豆、泽泻等清热淡渗利湿；若皮损发于上部，色红，发病时间短，可加桑白皮、枇杷叶疏散风热；若瘙痒明显，可加蒺藜、白鲜皮、白花蛇舌草祛风止痒；若脾虚不健，可加茯苓、山药健脾利湿；若皮损干燥、脱屑，发于秋冬季节，可加麦冬、沙参以滋阴润燥；若皮损色黑，肌肤甲错或经暗有块，可加当归、益母草、鸡血藤活血补血等。另外，现代药理学研究发现，认为中药在抗过敏、抗炎、抗菌、抗病毒等多方面发挥治疗作用，有着西药无法比拟的优势，湿疹患者大多存在免疫功能失常，皮肤屏障功能受损，某些病原微生物的感染等，通过药物加减化裁，重视个体化治疗，根据患者的差异体现因人、因时、因地制宜的灵活性，兼顾病情变化，达到标本兼治的目的。

4. 中药远期疗效佳，毒副不良反应小，可减轻或避免西药的不良反应

中医治疗疾病从整体出发，调节机体各方面功能，使机体恢复阴阳平衡的状态。因此，以中医药治疗湿疹从长期效应来看，疗效好，复发率低，再次发作病情较轻，也较易控制。另外，一般中药源于大自然，其天然性成为其独特的优势，对人体毒副不良反应小，即使是矿物类药物使用亦相对较少，并且通过后期炮制及组方配伍后其毒副不良反应也大大降低，相对于化学药物其安全程度较高，而临床实践证明也确实如此。加上湿疹容易反复发作，治疗起来疗程长，患者需长期用药，但西医治疗湿疹的常规应用药物如抗组胺药、皮质类固醇制剂等的不良反应不容忽视，加上大部分患者对激素类药物的使用颇为反感，长期用药后对药物的敏感度下降，从很大程度上影响了临床疗效。因此，以中医药或中西医结合治疗湿疹，可避免由于长期应用激素后产生的激素依赖、病情反跳加重，或长期应用抗组胺药物出现药物敏感性降低、瞌睡等不良反应。从某种程度来说，既让患者消除心理作用，提高

治疗满意度，对病情也是大有帮助的。

5. 丰富的治疗手段

中医药治疗湿疹除内服中药外，还积累了丰富的外治经验，如对于急性期湿疹，可用炉甘石洗剂湿敷以清热利湿止痒，若渗出较多，在炉甘石洗剂内稍加枯矾或单用枯矾溶液湿敷以收敛渗液；若伴有糜烂、感染者，可用三黄洗剂湿敷以清热解毒，利湿止痒。对于慢性湿疹，局部皮肤增厚，可在局部拔罐后放血、梅花针叩刺化瘀排毒；若瘙痒明显，难以控制，可用自血疗法在曲池、血海穴注射控制瘙痒；若皮损色红，发于上部，可用耳尖、大椎放血以清热止痒。临床根据病情阶段、皮损类型等选择合适的外治疗法，一般疗效颇佳，部分患者甚至靠单纯外治法便可获得满意疗效。

（二）中医治疗湿疹之不足

尽管中医药治疗湿疹远期疗效佳，不良反应小，方法较多，但仍有其局限性。虽然在当前阶段，中医药在中药药理学方面取得较大进步，为指导中药的应用做出了较大贡献，但因为中医疗效评价体系的不完善，使临床工作者无法准确判断中医药治疗湿疹的整体疗效，使其面临很多责难。在当前阶段的研究中，对"证"的疗效描述太模糊，受主观因素的影响较多，结果的可重复性和可信性较差，难以作为参考的数据。另外，微观指标的特异性不理想，使其应用受到较大限制。症状半定量化则因量化的内容多为证型的主要症状而没有涵盖整个证型，故不能完全反映"证"，或量化内容中把主观和客观的内容混在一起并由观察者填写而不能完全反映患者的真正体验，或量化内容未经科学属性考评而致结果的可信性较差。另一方面，中医药治疗湿疹或其他疾病的疗效，与治疗者个人的医学素养有较大关系。因为中医对病证的把握受主管因素的影响较大，若对病证把握不准，或自身中医水平有限，辨证论治不到位，及理法方药运用不当，或学业不精等，则会让中医药治疗湿疹的疗效大打折扣。

中药成分复杂，目前中药药理学虽已取得较大成就，但仍有许多中药成分未完全研究出，而各种中药相互配伍组方更加让中药作用机制难以明确，因此，即便中药有天然、安全的优势，在中药方药使用过程中仍会出现药物中毒、肝损害、接触过敏等情况。

（三）西医治疗湿疹的利与弊

而西医对于皮肤病的诊断有很大优势。西医的实验室检查如组织病理切

当代中医皮肤科临床家丛书（第三辑） 杨志波

片、真菌检查、免疫学指标测定等，能够帮助临床工作者准确判断所患疾病及病情阶段的变化，获取更全面的信息，以便对症用药。西医在治疗湿疹上，能够在短时间内控制病情，缓解症状，减轻患者痛苦。但目前西医药治疗湿疹主要以皮质类固醇药物、抗组胺药物、受体阻断剂、免疫调节剂等为主，该治疗方案往往只能达到缓解症状的目的，并且西医治疗虽短期内可控制症状，但长期药物治疗后引发多种不良反应，停药后还可出现皮损恶化即所谓"反跳现象"、肝肾功能损害、接触性皮炎、嗜睡、满月脸等，故患者对治疗的满意度下降，甚至对西医药的治疗有反感。

（四）中西医优势互补诊断治疗

在湿疹诊断和治疗工作中，临床工作者应重视中西医两种诊疗手段的共同使用，让两个治疗方案优势互补。在诊察疾病时，将中医传统的四诊合参与西医学检测检查手段共用，既重视望闻问切，又重视必要的实验室检查，如组织病理切片、真菌检查、免疫学指标测定等，以便获取更全面的信息。在判断疾病时，要宏观与微观、整体与局部、个性与共性双管齐下，既要判定患者的全身状况及现为何"证"，又要确定患者哪些部位发生了什么样的组织、细胞，甚至分子、亚分子的改变。既要运用中医学的理论进行逻辑推理，又要应用西医学知识进行分析，以便从深度、广度一纵一横地认识疾病。在拟定治疗方案时，要既针对"证"，又针对"病"，"证""病"同时兼顾，做到中西医治疗优势互补，从而提高临床用药的准确性，发挥药物的最大作用，降低药物的毒副反应。

十、慢性湿疮中医外治方案

湿疮（湿疹，Eczema）是由各种内外因素所引起，在急性阶段以丘疱疹为主，在慢性阶段以表皮肥厚和苔藓样变为主的瘙痒性皮肤病。由于湿疮常易反复发作，转变为慢性，故慢性湿疮在临床上最为多见。慢性湿疮主要表现为表皮肥厚、苔藓样变，伴色素沉着或减退、抓痕、血痂，自觉明显瘙痒。慢性湿疮是中医的优势病种，外治疗法是中医治疗慢性湿疮的重要方法。现将慢性湿疮中医外治方案发布如下。

（一）慢性湿疮的病因病机

由于禀赋不耐，风湿热毒之邪客于肌肤，迁延稽留所致；或饮食不节，脾失健运，水湿内停，停久化热，湿阻成瘀，湿瘀互结于肌肤所生；或情志内伤，肝郁气滞，郁久化热，血热成燥，致皮肤干燥而为；或肝肾不足，血虚阴伤，肌肤失养而成。虽病位在肌肤，但发病与禀赋、外感、气血、脾、肾、肝有关，湿瘀互结，血虚风燥，肌肤失养为其关键病机，病性多为虚实夹杂证。

（二）慢性湿疮中医外治原则

对症治疗：针对不同皮损、部位采用不同的药物、非药物外治疗法；止痒为先：阻断瘙痒－搔抓－瘙痒的恶性循环；足疗程治疗。

（三）慢性湿疮中医外治方法

1. 顽固性瘙痒的外治

（1）皮肤瘙痒伴肥厚、苔藓样变

先外用湿疹喷雾剂、克痒敏醑等，再外涂湿疹软膏，或丹皮酚软膏，或除湿止痒软膏，或冰黄肤乐软膏，或蜈黛软膏，或老鹳草软膏等，配合梅花针叩击皮损，以轻度渗血为度，或刺络拔罐，少量放血。

（2）皮肤瘙痒伴干燥脱屑

直接外涂湿疹软膏，或丹皮酚软膏，或除湿止痒软膏，或冰黄肤乐软膏，或蜈黛软膏，或老鹳草软膏等；并配合体针，运用补法或平补平泻法。

2. 皮损辨治

（1）皮肤肥厚粗糙、苔藓样变

①轻中度者，先外用湿疹喷雾剂、克痒敏醑等，再外涂湿疹软膏，或消炎癣湿药膏，或丹皮酚软膏，或除湿止痒软膏，或黄肤乐软膏，或蜈黛软膏，或老鹳草软膏等。②重度者，先以薄荷、黄柏、白鲜皮、苦参、大枫子、川椒、百部、牡丹皮、地肤子、地骨皮、桃仁、红花、血竭、蛇舌草、淀粉等任选数种煎水外洗，再以药物喷、涂（药物同轻中度），涂后加热烘或涂后加封包。③非药物治疗可选用梅花针、拔罐、放血疗法、划痕疗法等。

（2）干燥脱屑皲裂

①轻度者，外涂甘油、橄榄油、湿润烧伤膏等保湿剂。②中重度者，外涂湿疹软膏，或消炎癣湿药膏，或丹皮酚软膏，或除湿止痒软膏，或冰黄肤乐软膏，或蜈黛软膏，或老鹳草软膏，或肤痔清软膏，或黑豆馏油软膏等。③皲裂出血疼痛者，以上述药物外涂加封包。

（3）结节改变

以湿疹喷雾剂、克痒敏醑等外用，再以湿疹软膏，或消炎癣湿药膏，或丹皮酚软膏，或除湿止痒软膏，或冰黄肤乐软膏，或蜈黛软膏，或老鹳草软膏等外涂后封包；配合梅花针叩刺拔罐放血疗法、火针等。

（4）色素改变

①轻度色素改变者，一般不做处理。②中、重度色素改变者，色素沉着，外涂二白药膏等；色素减退者，外用补骨脂酊，或复方卡力孜然酊等。

3. 部位辨治

（1）泛发性慢性湿疮

先以薄荷、黄柏、白鲜皮、苦参、大枫子、川椒、百部、牡丹皮、地肤子、地骨皮、桃仁、红花、血竭、白花蛇舌草、淀粉等任选数种煎水外洗；再以湿疹软膏，或消炎癣湿药膏，或丹皮酚软膏，或除湿止痒软膏，或冰黄肤乐软膏，或蜈黛软膏，或老鹳草软膏等外涂，并配合体针、梅花针叩刺、拔罐、截根疗法等。

（2）局限性慢性湿疮

①头面及耳部，宜采用刺激性小的软膏外涂，如湿疹软膏、消炎癣湿药膏、丹皮酚软膏、肤痔清软膏、羌月乳膏等外涂。②外阴肛周，宜先采用药物熏洗、坐浴，常用中药如苦参、蛇床子、徐长卿、地肤子、石菖蒲、白鲜皮等煎水，先熏后洗，再以刺激性较小的软膏如湿疹软膏、消炎癣湿药膏、丹皮酚软膏、肤痔清软膏、羌月乳膏等外涂。③掌跖部，宜先以湿渍疗法或浸浴疗法，常用中药当归、桃仁、地骨皮、血竭、红花、生地、鸡血藤、苦参、伸筋草、白鲜皮等，再用剥脱制剂外涂，如土荆皮酊、湿疹软膏、硫黄软膏等。④四肢部，宜先采用薄荷、黄柏、白鲜皮、苦参、大枫子、川椒、百部、牡丹皮、地肤子、地骨皮、桃仁、红花、血竭、白花蛇舌草中药煎水外洗，再以湿疹软膏，或消炎癣湿药膏，或丹皮酚软膏，或除湿止痒软膏，或冰黄肤乐软膏，或蜈黛软膏，或老鹳草软膏，或肤痔清软膏，或黑豆馏油软膏外涂，配合封包疗法、梅花针、放血疗法、局部封闭疗法、自血疗法等。⑤乳房湿疹，宜采用湿疹软膏、消炎癣湿药膏、丹皮酚软膏、除湿止痒软膏、冰黄肤乐软膏、蜈黛软膏、老鹳草软膏等外涂。

4. 急性发作

（1）轻度者

以中药枯矾、黄柏、苦参、硼砂、白鲜皮、薄荷等药煎水湿敷，或皮肤康洗剂、复方黄柏洗剂等兑水湿敷。

（2）中、重度者

上述药物冷湿敷或增加湿敷次数，湿敷间期外用紫草油、湿润烧伤膏等。

5. 并发症

慢性湿疮并发溃疡者，先用中药桃仁、红花、地肤子、地骨皮、地榆、千里光、马齿苋、虎杖等煎水熏蒸，再以神灯局部照射，后用消炎生肌散、红升丹、九华膏以促进创面愈合。

（四）注意事项

①应交代外用药物的用法、用量、浓度、疗程。②非药物外治需要严格按照操作规范进行。③要考虑患者的部位、性别、年龄的差异，如头面、乳房及外阴部位湿疮忌用刺激性强的外用药物，儿童及老年患者忌用刺激性强的外用药物。注意勿涂入口、眼等黏膜处。④密切观察药物治疗的不良反应，及时处置。

十一、慢性湿疹中医生存质量量表的构建

湿疹是皮肤科常见病、多发病之一，是由多种内外复杂因素引起的一种常见的过敏性、炎症性皮肤病，占皮肤科门诊总量的 15% ~30%，近年来其发病率还在逐年上升。湿疹的发病原因不明，可能与免疫反应、遗传因素、神经精神因素、生活和工作环境等多种因素相关。由于湿疹皮疹瘙痒剧烈，急性期有较明显的渗出倾向，慢性反复发作使皮肤干燥、粗糙、苔藓样变，不但影响美观，而且严重影响到患者的工作和生活。但是大多数医护工作者倾向于关注疾病本身，而不重视患者的生活质量，并且关于慢性湿疹患者的生活质量高低及其影响因素的相关研究十分匮乏。传统生物医学模式对湿疹的疗效评价主要集中在现有临床症状、体征和实验室指标两方面，存在忽视精神心理和社会经济影响的弊端。

（一）为什么构建生存质量量表

按照世界卫生组织的定义，与健康有关的生存质量是指不同文化和价值体系中的个体对与他们的目标、期望标准以及其所关心的事情有关的生存状况的体验。这是一个内涵广泛的概念，包含了个体的生理健康、心理状态、独立能力、社会关系、个人信仰及与周围环境的关系。在这个定义之下，生存质量主要指个体的主观评价，这种对自我的评价是根植于所处的文化社会环境之中的。

当代中医皮肤科临床家丛书（第三辑） 杨志波

在流行病学研究中，WHOQOL－100 量表能够帮助获得特定人群的详细生存质量的资料，以便人们理解疾病，发展治疗手段。由于使用了像 WHOQOL－100 和 WHOQO1－BREF 之类的址表，从而使得国际多中心的生存质量研究成为可能，并且不同地区的研究结果能够进行比较，例如，一项在两个或多个国家进行的分析卫生服务与生存质量关系的研究中，生存质量测定量表能够得到跨文化的、具有可比性的得分。又如，在对一些不常见的疾病研究时，常常需要将不同地方生存质量的研究资料进行合并。在临床实践中，生存质量的测定能够帮助临床医生判断患者受疾病影响最严重的方面，决定治疗方法。在一些发展中国家，卫生资源缺乏，旨在通过缓解症状提高生存质量的治疗方法是有效而不昂贵的。与其他手段相结合，WHOQO1－BREF 还能帮助医学研究者评价治疗过程中生存质量的变化。

（二）中医药理论相关的生存质量

早在几千年前的中医药理论体系中生存质量的主要内容就有体现，特别是在中医临床诊疗过程中，与生存质量有关的内容历来是中医药考察的主要内容，与生存质量有关内容的变化是疗效判定和疾病转归的重要指标，由于中医学深受古代唯物论和辩证法思想的影响，中医学朴素的唯物观认为：①人是禀天地之气而生，世界是阴阳二气相互作用的结果，生命又是整个自然的结果。②形与神俱，不可分离，其中神包括自然界的物质变化功能和人体一切生命活动及人的精神意识。中医学辨证观认为人体是不断运动的有机整体，精神意识对机体健康有反作用。

受上述思想的影响，中医学整体观念有如下观点：①人体是一个有机整体，中医脏腑生理功能里其实已包括了 QOL 生理功能维度中的主要内容，如活动能力、精力和疲劳、疼痛、性生活、饮食、睡眠等。②人的精神意识是脏腑的主要功能之一，它不但包括人的大脑的各种思维能力（如记忆、学习等），而且包括人的心理状态和情绪。QOL 也把人的心理功能、认知功能、情绪、精神健康等作为不可缺少的部分。③人与自然界（如昼夜、季节、地区方域等）是统一的，另外还受社会环境（社会进步、社会的治和乱、社会地位等）的影响。同样 WHOQOL 研究也把社会功能和环境功能作为主要组成部分。而且在《内经》《景岳全书》《备急千金要方》等书中，对现代 QOL 所关注的生理功能、心理、独立性、社会关系、环境等 20 个方面早有论述。因此，西医生存质量量表测评的方法与中医学整体观有相似的理论认识，两者在主要目的及治疗手段上是相同的。

（三）中医生存质量量表构建现状及意义

目前，生存质量测评已应用到了中医、中西医结合治疗痛证、肾功能不全、糖尿病、慢性胃肠疾病和中风后遗症的康复等方面，并且生活质量测评使患者的生存质量得以明显提高，充分体现了中医药治疗慢性病、改善生存质量的优势。

但当前国内使用的湿疹生存质量量表主要来自于西医湿疹生存质量表，制作量表的访谈专家或工作小组专家几乎没有中医学者参与，所以由此建立的条目池和筛选出的最终量表依然难以看到中国患者普遍关注的饮食、二便、亲情等内容。因此现代生存质量虽然是包含生物医学和社会、心理、精神等因素的多维概念，能够全面反映人体的健康状况，但中医学认为健康是具有整体性的，可见生存质量研究与中医学有相同的理念，有其内在的一致性。但在制定湿疹患者中医生存质量量表时，结合中医的特点，对于因文化体系不同而导致的差异，制定具有中医特色，符合中国国情的湿疹患者生存质量量表应显示出对应的解决能力。中华文化主要由儒家、道家和佛教 3 个分支组成，对人们健康观产生影响的主要是主张"我命在我，不属天地；内外修养，动静结合；性命双修，济世利物"的道家，它强调人与自然和社会、形体和精神等的对立统一，而以此为理论基础建立起来的中医学就自然反映了中国人的健康观；而从具体的条目来源和专家小组来看，中医文献中包含的条目需更接近中国人的传统习惯，而中医专家的建议也可以从专业的角度反映患者的疗效期待。项凤梅等认为，中医更强调生理、精神情志等的病因病机关系及它们与治疗的联系，其生理、心理、环境等方面也不是单纯的并列关系，而是在不同疾病中有着复杂的逻辑关系（如因果关系），但西医生存质量量表似乎更关注健康这种状态，所以中医生存质量量表应包含比此更多的内容。

生存质量量表测评的方法，为中医药临床研究规范化和科学化掀开了新的篇章。但目前国内中医关于湿疹生活质量的测评方面的研究是缺乏的，从湿疹的发病特点来说，对患者进行生活质量测评是非常必要的。但由于生存质量是根植于所处的文化社会环境之中的，因此，中医使用的许多量表缺乏国际可比性，不利于东西方医学的相互交流与借鉴。因此，规范湿疹患者生存质量测评在中医药研究中的应用、科学评价中医药治疗湿疹的疗效等方面具有重要意义。

研制中医湿疹患者生存质量量表可解决西医患者生存质量量表在国内遇

到的实际问题。虽然目前中医药在改善药理学微观指标等方面取得了令人瞩目的成就，但在整体疗效上仍然面临很多责难，而疗效价体系的不完善是其中一个极重要的方面。在现阶段的研究中，对"证"的疗效描述太模糊，主观因素太多，结果的可重复性和可信性较差；微观指标的特异性不理想，其应用受到限制；症状半定量化则因量化的内容多为证型的主要症状而没有涵盖整个证型，故不能完全反映"证"，或量化内容中把主观和客观的内容混在一起，并由观察者填写而不能完全反映患者的真正体验，或量化内容未经科学属性考评而致结果的可信性较差。因此，在注重医学证据的今天，让国际同行认可中医药对治疗湿疹的疗效，就要提供科学而简易的手段，使中医辨证诊断、疗效评价规范化和定量化，而中医湿疹患者或者其他疾病患者生存质量量表正是量化中医诊断和疗效、反映中医特色的重要工具。在此背景下，中医湿疹患者生存质量量表和中医湿疹患者诊断性量表、中医症状体征量表、中医 PRO 量表等一起承担着中医测评现代化的重要责任。

十二、皮肤病从风论治

临床上，从风论治皮肤病，常从"外风""内风"两个角度考虑。外风，即我们常说的风邪，是引起外感疾病的重要致病因素；内风，是继发于热盛、阳亢、血虚、阴虚以及阳气亏虚等病理变化的基础上，出现的肢体麻木、瘙痒，或震颤、抽搐等症状。

（一）外风

外风，即风邪，为六淫之一，常为外邪致病的先导，凡寒、湿、燥、热诸邪多依附于风邪而侵犯人体，是外感病极为重要的致病因素，故《素问·风论》曰："风者，百病之长也，至其变化乃生他病也。"皮肤科疾病，大多伴有瘙痒的症状，风邪是其最常见的致病因素。

1. 风邪的性质和致病特点

（1）风为阳邪，其性燥烈

风邪为阳邪，其善动不居，具有轻扬、升发、向上、向外的特性，常伤及人体的上部、阳经和肌表。阳邪易于化火化热，热盛则致血燥，引起肌肤失养，发生于皮肤可见皮肤粗糙、肥厚、干燥、脱屑及瘙痒不止。

（2）风性趋上，其性开泄

风为阳邪，具有开发、向上、向外的特点，故常侵犯人体的头面及肢体的上部。其性轻扬开泄，既使皮肤腠理疏松开张，又使汗孔开合异常，易引起卫气随汗液外泄而耗损致营卫不和，且易导致其他五邪乘虚而入。

（3）风性善行而数变

风邪致病，具有病位游移、行无定处的特点，即"善行"；且其致病变幻无常，发病迅速，变化快，即"数变"。皮肤科常见疾病如荨麻疹，多由风邪侵袭所致，常表现为皮肤瘙痒时作，疹块发无定处，此起彼伏，时隐时现等特征；皮肤瘙痒症表现为瘙痒阵发性发作；湿疹常表现为瘙痒、皮损多形性。

（4）风性主动

风邪致病具有动摇不定的特征，既表现为其可使机体某部分摇摆不定，也表现为其致病具有喜动的特点。皮肤科疾病多伴有瘙痒的症状，而瘙痒喜搔抓。

（5）风为百病之长

风为百病之长，包含两方面的意思。一是指风邪常兼他邪合而伤人，为外邪致病的先导。《临证指南医案·卷五》说："盖六气之中，惟风能全兼五气，如兼寒则曰风寒，兼暑则曰暑风，兼湿曰风湿，兼燥曰风燥，兼火曰风火。盖因风能鼓荡此五气而伤人，故曰百病之长……由是观之，病之因乎风起者自多也。"如风寒所致的瘾疹，风湿热三邪相搏所引起的湿疮等。二是指风邪袭人致病最多。风邪钟岁常在，故发病机会多；风邪侵入，无孔不入，表里内外均可遍及。

2. 外风致病病机

多因患者禀赋不耐，卫外不密，腠理空虚，风邪乘虚伤人卫表；或调摄不慎，感受风邪，客于肌肤而发。

3. 皮肤科常用治疗方法

外风致病，根据其所兼之邪的不同，常分为风盛型、风热型、风寒型、风湿型等。

（1）风盛型

临床多表现为皮肤瘙痒时作，遇风加重，日久可因搔抓形成苔癣样变，舌红，苔薄白，脉浮或缓。治宜疏风解表，多选用荆芥、防风、刺蒺藜等祛风药。如风盛所致荨麻疹，可选用消风散加减。

（2）风热型

临床多表现为患处皮肤瘙痒或疼痛，皮损色红，热甚者，伴身热，患处皮肤肿胀疼痛，或起水疱，肤温偏高，舌红，苔黄，脉浮数。治宜疏风清热，常用金银花、连翘、薄荷、桑叶、生地等疏风清热药。如风热所致头面部丹毒，可选用普济消毒饮加减。

（3）风寒型

临床多表现为瘙痒时作，遇风寒加重，得暖则减，皮损色白，口不渴，舌淡，苔薄白，脉浮紧。治宜疏风散寒，常用桂枝、麻黄、白鲜皮等疏散风寒药。如风寒所致荨麻疹，可选用麻桂各半汤加减。

（4）风湿型

临床多表现为瘙痒剧烈，由于反复搔抓可出现糜烂、渗液、溃疡等，舌红，苔白腻或黄腻，脉滑。治宜祛风燥湿止痒，常用苍术、泽泻、茵陈等药。如风湿所致紫癜风，可选用消风导赤散加减。

（二）内风

内风，是继发于热盛、阳亢、血虚、阴虚以及阳气亏虚等的一系列病理表现。

1. 病因病机

内风产生的原因有多种，不同医家观点各异。《备急千金要方》首载"内风"之论，曰："夫风眩之病，起于心气不定，胸上蓄实，故有高风面热之所为也；痰热相感而动风，风心相乱则闷瞀，故谓风眩，大人曰癫，小儿则为痫，其实是一。"认为"痰热相感而动风"；金·刘完素开"热极生风"先河，认为"风本生于热，以热为本，以风为标，凡言风者，热也，热则风动。"《临证指南医案》记载："血热风动，肤痒"；明·缪希雍认为"内虚暗风确系阴阳两虚，而阴虚者为多，与外来风邪迥别。"

皮肤科常见的可引起内风的病因有血热、血瘀、血虚、血燥等。血热炽盛，致营血耗伤，热则生风；血瘀致气血不通，正常运行受阻，瘀血内结，风自内生；生血不足，或失血过多，或久病耗血，均可致血虚不足，不能濡养肌肤，化燥生风；久病耗血，致津亏血少，失润化燥，肌肤失养，血燥动而生风。

2. 皮肤科常用治疗方法

根据引起内风的病因，分为血热生风、血瘀生风、血虚生风、血燥生风，临床治疗多以针对原发病因为主，酌加祛风药。

（1）血热生风

临床常见皮肤起疹，皮疹色红，瘙痒剧烈，甚者可见糜烂、渗出、结痂等，舌红，苔黄，脉数。治宜清热凉血，常用清热凉血之丹皮、赤芍、生地等配合荆芥、防风等祛风药。如血热型沥青毒，可选用四物汤加减，以清热凉血解毒。

（2）血瘀生风

临床常表现为皮疹暗红，或有色素沉着，干燥鳞屑，肌肤甲错等，舌暗红，有瘀斑，脉涩。治宜活血化瘀，养血润燥，常用桃仁、红花、生地、当归、赤芍等。如血瘀型银屑病，可用桃红四物汤加减。

（3）血虚生风

临床常见皮肤干燥、瘙痒，病程较久，伴头晕眼花，失眠多梦等，舌淡，苔薄，脉细数。治宜养血润燥，祛风止痒，常用当归、川芎、生地、芍药等。如血虚型风瘙痒，可用当归饮子加减。

（4）血燥生风

临床常见皮肤起红疹，干燥脱屑，瘙痒剧烈，甚者见抓痕、血痂，舌红，苔少，脉数。治宜凉血润燥，常用当归、生地、赤芍、丹皮等。如血燥型风热疮，可用当归饮子加减。

十三、浅谈萆薢渗湿汤异病同治的临床运用

萆薢渗湿汤来源于高锦庭所著《疡科心得集》，由萆薢、薏苡仁、黄柏、茯苓、牡丹皮、泽泻、滑石、通草组成，主治湿热下注，臁疮漏蹄。方中萆薢苦平利湿，分清去浊为君药；薏苡仁、泽泻、茯苓淡渗利湿，其中薏苡仁、茯苓兼可健脾，泽泻利水而不伤阴，上 3 味为臣，助君药去湿；佐以滑石、通草清热利湿，导邪从小便去；黄柏清热燥湿、泻火解毒；牡丹皮泻血中之伏火，诸药合用具有清热利湿，凉血解毒之功。灵活化裁萆薢渗湿汤治疗皮肤病、性病、前列腺炎等疾病，效如桴鼓。

（一）在湿疹治疗中的运用

湿疹是一种具有明显渗出倾向的过敏性、炎症性皮肤病；临床表现为多形性损害，对称分布，瘙痒糜烂，流滋结痂，反复发作，易演变为慢性湿疹。《医宗金鉴》云："遍身生疮，形如粟米，瘙痒无度，搔破时，津脂水，浸淫成片。"中医称其为"湿疮""浸淫疮"等。本病的发生虽形于外而实发于内，湿热相搏，郁于体内，外不能宣泄，内不能利导，泛于肌肤腠理所致。临床治疗湿热蕴结之湿疹，症多发于双下肢，如红斑、丘疹、丘疱疹，搔抓后见糜烂、渗液，舌红，苔黄腻，脉滑数。方以萆薢渗湿汤加减，常用黄柏、

蒲公英、土茯苓、白花蛇舌草清热解毒利湿；萆薢、泽泻、生薏苡仁淡渗利湿，诸药并用，导邪从小便而去，祛邪必给邪以退路，才能轻而取胜；牡丹皮、赤芍药凉血活血，两药均入血分，使血中热邪清除，营卫气血通和，以促疾病痊愈；苦参、白鲜皮清热燥湿、祛风止痒；牛膝引诸药下行。后期多用白术、山药益气健脾，截断生湿之源；丹参、生地黄养阴凉血活血，以善其后。

（二）在生殖器疱疹治疗中的运用

生殖器疱疹是由单纯疱疹病毒感染泌尿生殖器及肛门皮肤黏膜而引起的一种炎症性、复发性疾病。生殖器疱疹属中医"热疮""阴疮"范畴。本病主因是交媾不洁，湿热淫毒下注阴部，久羁则灼伤气阴，正虚邪恋，故病情反复发作。临床多用于湿热下注之证，湿热淫毒缠绵黏滞，蛰伏体内，久伏则耗气伤阴，形成正虚邪恋之势。因不洁性交，引触伏邪，湿热淫毒再度循经走窜，而见诸症。湿热下注之象较著，急则治其标，故初诊以萆薢、生薏苡仁、土茯苓、泽泻淡渗利湿；白花蛇舌草、淡竹叶、黄柏泻火解毒，清热利湿；板蓝根、大青叶清热解毒；并佐以黄芪益气托毒；生地黄养阴护正；牡丹皮泻血中伏火；丝瓜络通络引经。伏邪渐去，阴伤加以扶正养阴、清虚热之品。

（三）在慢性前列腺炎治疗中的运用

慢性前列腺炎是中青年男性常见的一种生殖系统综合征，根据其证候特点应归属于中医"白浊""精浊""淋证"等范畴。本病本虚标实，本虚责之于脾肾，标实体现在湿热蕴阻、气滞血瘀。临床多用于湿热夹瘀之证，患者嗜食肥甘酒酪、辛辣炙煿之品，脾胃受损，运化失常，积湿化热；后因交媾，湿热之邪由外浸淫，内外相合，蕴结不散，邪犯下焦则气机阻滞、气化失司而见诸症。常以萆薢、黄柏、生薏苡仁、土茯苓、泽泻清热利湿；白花蛇舌草、败酱草、蒲公英、栀子清热解毒兼利湿通淋；牛膝利尿通淋、活血，并可引诸药下行；延胡索行气活血，通络止痛；牡丹皮清热凉血，活血祛瘀；荔枝核、橘核通络散结止痛。辨证精当，切中肯綮，邪去则下焦气机调畅，气化复司，诸症悉除。虑湿热易伤气阴，脾胃运化失常，故加怀山药、白术以图"未病先防，已病防变"。结合前列腺的生理解剖特点，为使药物直达病所充分发挥作用，临床采用中药灌肠治疗前列腺炎可增强疗效。

纵览萆薢渗湿汤全方以祛湿邪为主，辅以泻火解毒，临证常以白花蛇舌草、栀子、蒲公英、淡竹叶、赤小豆等药代滑石、通草，既增泻火解毒之力，又可利湿通淋，因势利导使邪从小便而去；同时权衡湿热之孰轻孰重，病情之标本缓急，谨守病机，灵活变通。"在下部者，俱属湿火湿热，湿性下趋故也"，师古而不泥古，师古而重在创新，主张无论何种疾患但凡辨证属湿热下注之证，皆可用萆薢渗湿汤随症化裁治之。

十四、浅谈药膳与美发

头发是人体的一个重要附属器官，它不仅具有特殊的美容作用，还对头部和大脑有一定的保护作用，并且是机体健康与否的一个重要标志。祖国传统医学认为"发为血之余""察其毛色枯润，可以现脏腑之病"，由此可见头发与五脏的关系是十分密切的，五脏的生理病理变化直接影响头发的变化，而头发的荣枯亦直接反映出五脏气血的盛衰。故要想拥有健美的头发，除日常护发外，对脏腑功能的调节亦是一个重要途径。

药膳是中医的传统疗法，它是以中医的阴阳五行学说、脏腑经络学说为基础，结合本草学原理，采用辨证论治的理论，有针对性地将药食结合，而进行综合调整补养的治疗方法。药膳具有注重整体、辨证施食，防治兼容、效果显著，良药可口、服食方便等特点。

杨志波教授将药膳与美发相结合，根据辨证分型，对患者予以不同膳食调理，对脏腑功能进行调节，从而使头发更健美，其法简单易行，安全有效，同时避免了服药给患者带来的痛苦。

（一）从肾论治

肾为先天之本，藏先天之精，为人体生命之源，《素问·六节脏象论》曰："肾者，封藏之本。其华在发，其充在骨……"发为血之余，赖血以养，然其生机根源于肾，发为肾之外候，其生长与脱落，润泽与枯槁，常能反映肾精的盛衰。肾藏精，精化血，精血旺盛，则毛发粗壮而润泽；若肾精亏少，不能化生阴血，致使毛发生化无源，则见头发枯萎，早脱早白等。以下为临床上常见的可引起头发疾病的肾脏证候。

1. 肾阴虚证

症见头发干枯、易脱落，腰膝酸软而痛，头晕，耳鸣，齿松，发脱，失眠，健忘，口咽干燥，形体消瘦，五心烦热，潮热盗汗，小便短黄，舌红少津，少苔或无苔，脉细数。治以滋补肾阴，常用药膳方：熟地15g、山药20g、枸杞子15g、山茱萸15g、川牛膝15g、菟丝子10g、黑米100g。

2. 肾精不足证

症见头发枯槁、易脱落，伴见小儿生长发育迟缓，男子精少不育，女子经闭不孕，性欲减退；早衰，腰膝酸软，耳鸣耳聋，发脱齿松，健忘恍惚，神情呆钝，两足痿软，动作迟缓，舌淡，脉弱。治以补肾填精，常用药膳方：熟地黄15g、山茱萸15g、山药20g、泽泻15g、牡丹皮15g、白茯苓20g、黑米100g。

（二）从脾论治

脾为后天之本，能运化水谷精微和津液，并把水谷精微和津液吸收、传输到全身；脾为气血生化之源，五脏六腑、四肢百骸皆赖以输布、营养；脾能充养先天之精，促进人体的生长发育；脾主统血，血液的正常运行、输布皆赖脾之统摄作用。故脾之运化功能正常时，水谷、津微得以正常输布，气血充盛，故头发得到充分滋养而生长旺盛。若脾失健运，气血生化乏源，气血不充，可致发失所养而枯槁、脱落。若脾失健运，水湿内停，湿浊化热，熏蒸肌表，可致头发黏腻、脱落。以下为临床上常见的可引起头发疾病的脾脏证候。

1. 脾气虚证

症见头发枯黄，食少，腹胀，便溏，神疲乏力，少气懒言，舌淡，苔白，脉弱。治以补气健脾，常用药膳方：党参15g、白术15g、陈皮3g、山药15g、莲子10g、薏苡仁25g、大枣10g、粳米100g。

2. 脾虚气陷证

症见头发枯黄、易脱落，脘腹重坠，内脏下垂，食少，腹胀，便溏，神疲乏力，气短懒言，头晕目眩，面白无华，舌淡，苔白，脉缓或弱。治以补气健脾，升阳举陷，常用药膳方：黄芪20g、白术15g、陈皮10g、升麻10g、柴胡6g、当归10g、甘草6g、粳米100g。

3. 脾不统血证

症见头发干枯，头皮屑多，伴见各种慢性出血，如便血、衄血、紫斑、妇女月经过多等，神疲乏力，气短懒言，面色萎黄，舌淡，脉细无力。治以健脾统血，常用药膳方：白术15g、人参10g、黄芪15g、当归10g、茯苓15、远志15g、酸枣仁15g、龙眼肉10g、甘草5g、粳米100g。

4. 脾虚湿蕴证

症见头发油腻，头皮屑多，头发稀疏、易脱落，伴见脘腹胀满，口中黏腻，口淡不渴，纳呆食少，肢体困重，舌体淡胖有齿痕，苔白腻或白滑，脉濡缓。治以健脾化湿，常用药膳方：苍术 10g、厚朴 6g、陈皮 3g、猪苓 6g、茯苓 15g、泽泻 10g、甘草 6g、粳米 100g。

（三）从肺论治

肺在体合皮，其华在毛。肺气宣发，宣散卫气于皮毛，发挥卫气温分肉，充皮肤，肥腠理，司开阖及防御外邪的作用；肺气宣发，输精于皮毛以滋养之，使其红润光泽。若肺津亏，肺气虚，可因皮毛失去濡养而见枯槁不泽。以下为临床上常见的可引起头发疾病的肺脏证候。

肺气虚证

症见头发枯槁不泽、易脱落，伴见气短而喘，面色淡白，自汗，畏风，易于感冒，舌淡，苔白，脉弱。治以益气固表，常用药膳方：黄芪 20g、白术 20g、防风 10g、粳米 100g。

（四）从肝论治

肝主疏泄，调畅气机，能促进血液与津液的运行输布，使气血能达于头面，荣养头发。肝藏血，为经血之源，能调节血量，改变周围循环血量，以保证需要，并能涵养肝气，使其发挥正常的疏泄功能。若肝气郁结，肝之疏泄功能失常，可致血液瘀滞，不能荣养头发，致头发干枯易断，或蓬乱卷曲。以下为临床上常见的可引起头发疾病的肝脏证候。

1. 肝血虚证

症见头发枯槁不泽、易脱落，伴见眩晕，视力减退，经少、色淡，爪甲不荣，面白无华，舌淡，脉细。治以养血补肝，常用药膳方：当归 10g、生地 15g、白芍 10g、川芎 10g、大枣 10g、甘草 6g、粳米 100g。

2. 肝阴虚证

症见头发干枯、蓬乱，头晕眼花，两目干涩，视力减退，胸胁隐痛，口咽干燥，五心烦热，舌红少苔，脉弦细数。治以滋阴养肝，常用药膳方：生地黄 10g、沙参 10g、当归 10g、枸杞子 15g、麦冬 10g、粳米 100g。

3. 肝郁气滞证

症见头发干枯蓬乱，无光泽，伴见情志抑郁，善太息，胸胁、少腹胀满疼痛，舌苔薄白，脉弦。治以疏肝理气，常用药膳方：柴胡 6g、白芍 10g、川芎 10g、枳壳 10g、陈皮 3g、甘草 6g、粳米 100g。

4. 肝经湿热证

症见头发油腻，稀疏，伴见口干口苦，急躁易怒，胸胁灼痛，大便干结，

当代中医皮肤科临床家丛书（第三辑） 杨志波

小便黄，舌红，苔黄腻，脉弦滑。治以清泻肝胆湿热，常用药膳方：龙胆草6g、栀仁10g、黄芩3g、柴胡6g、生地黄6g、泽泻10g、甘草10g、红豆20g、薏苡仁30g、粳米100g。

（五）从心论治

心主血脉，既能推动血液运行，以输送营养物质于全身脏腑形体官窍，又能生血，即"奉心化赤"。"火者，心之所主，化生血液以濡养周身"，有总司一身血液的运行及生成的作用。若心火虚衰，可致血液化生障碍。以下为临床上常见的可引起头发疾病的心脏证候。

1. 心血虚证

症见头发枯槁不泽、易脱落，伴见心悸，头晕眼花，失眠，多梦，健忘，面色淡白，唇舌色淡，脉细无力。治以益气养血，补心安神，常用药膳方：人参10g、白术15g、茯苓15g、炙甘草6g、粳米100g。

2. 心阴虚证

症见头发干枯、蓬乱，心烦，心悸，失眠，多梦，口燥咽干，形体消瘦，潮热盗汗，舌红少苔乏津，脉细数。治以滋阴养血，养心安神，常用药膳方：黄柏10g、酸枣仁15g、天冬10g、麦冬10g、生地黄10g、人参10g、玄参10g、当归10g、远志10g、茯神15g、甘草6g、粳米100g。

3. 心阳虚证

症见头发干枯，无光泽，伴见心悸怔忡，心胸憋闷，气短，自汗，神疲乏力，面色㿠白，舌质淡胖，苔白滑，脉弱。治以温通心阳，常用药膳方：白参20g、黄芪30g、炙甘草10g、肉桂5g、粳米100g。

人体以五脏为核心，以五脏相互间的生理病理联系为疾病发生发展及表现的内在基础，每一种疾病都是五脏相关的局部体现。"发为血之余"，然血液的生成、运行、输布是与五脏息息相关的，故临床治疗头发方面的疾病，也应以脏腑辨证为基础。药膳通过辨证论治，将药食结合，"食借药之力，药助食之功"，能以更简便易行、安全有效的方法对脏腑功能进行调节，达到美发的目的。

十五、焦虑等不良情绪对痤疮患者的影响

痤疮是皮肤科的常见病、多发病，尤其以青春期男女发病率最高。压力和焦虑本身是否真可加剧痤疮皮损，相关研究报道极少。基于高三学生学习

期间处于一个相对封闭的环境，一般营养状态较好，睡眠作息多有规律；学生较关注学业，而对面部相对注意较少，应尽可能降低痤疮本身对情绪的影响；在计数皮损时尽量排除人工皮损，力图客观。高考对学生为一长期慢性刺激，部分考生造成自信心、自尊心受挫，使失败感、内疚感增加而形成一种紧张不安并带有恐惧的情绪状态，为一种常见的心理适应障碍。长期以来，人们均致力于痤疮患者精神心理因素的研究，而精神心理因素是否可加剧痤疮皮损研究甚少。

在考试所致焦虑状态对高三学生中痤疮患者面部皮损影响的初步研究中，采用王才康等汉化的 TAS 考试焦虑量表，经国内多家单位检验其信度、效度，与原版无显著差异，适于我国在校大、中学生评估焦虑状态。研究显示，受试者考前与平时 TAS、GAGS 积分差异有显著性；平时 TAS、GAGS 数据经 Spearman 相关分析无相关性（$P = 0.422$），反映出平时皮损未受到考试焦虑影响；另外，右颊与鼻部皮损具显著相关性，或是"肺开窍于鼻"理论的体现，与研究目的不符，暂不作分析。与平时检测结果不同，考前数据显示 TAS 与 GAGS 积分呈显著相关性（$P = 0.026$）；右颊皮损积分与 TAS 积分显著相关（$P = 0.002$）。平时与考前所测 GAGS 积分均与前额、右颊、左颊、下颏皮损呈相关性（$P \leqslant 0.05$），显示此评价工具的稳定性。

研究结果显示，高三学生受试者考前焦虑水平显著高于平时，痤疮患者面部痤疮皮损较平时加重，呈现与考试所致焦虑相关，支持 AnnieChiu 等研究结果。其机制或与焦虑对下丘脑－垂体－肾上腺轴的刺激而导致促肾上腺皮质激素（ACTH）分泌旺盛，因而肾上腺产生人血的雄激素（硫酸脱氢表雄酮 DHEAS、游离睾酮 rr）合成加速而调节皮脂生成，促使皮损加重。但必须指出本研究与 AnnieChiu 等结果不同的是：TAS 积分与右颊部皮损积分呈显著相关。皮损多表现为丘疹脓疱型，是否在右颊毛囊皮脂腺部位可使睾酮在靶器官转化为二氢睾酮（DHT）的 5 还原酶较其他部位密度较高，有待进一步研究。另外，Garg 等研究发现人体表皮渗透屏障功能随着精神压力的增加而减低，精神压力可扰乱表皮渗透性屏障的体内平衡。痤疮患者中，情绪压力与皮损之间的关系非常复杂，这是否是精神压力对痤疮皮损影响的内在机制之一，有待深入探讨。

十六、黄褐斑的中医药防治

黄褐斑是临床常见的一种获得性色素沉着性皮肤病，由黑色素在皮肤异常沉积所致，表现为局限性黄褐色或淡褐色皮肤色素沉着斑，对称分布于面颊两侧。本病好发于中青年女性，虽无明显自觉症状，但有损容貌，给患者带来心理负担，甚者可影响工作、生活。本病易诊难治，中医通过辨证论治对黄褐斑进行综合治疗，在黄褐斑治疗和防止复发方面都有其独特的优势。

（一）中医对黄褐斑病因病机的认识

《难经》最早对黄褐斑进行相关描述，曰："手少阴气绝，则脉不通，脉不通，则血不流，是色泽去，故面黑如黛，此血先死。"指出"血瘀"是本病的致病因素。隋·巢元方《诸病源候论》云："面黑皯者，或脏腑有痰饮，或皮肤受风邪，皆令血气不调，致生黑皯，五脏六腑、十二经血，皆上于面，夫血之行，俱荣表里，人或痰饮渍脏，或腠理受风，致血气不和，或涩或浊，不能荣于皮肤，故变生黑皯。"指出面部皮肤色素异常是由于各种内外因素导致体内脏腑功能失调，致气血不和，不能滋养皮肤而发。《医宗金鉴》云："黧黑如尘久始暗，原于忧思恼怒成。"指出了情志因素在本病发病中的重要作用。综上可知，黄褐斑与脏腑功能失调、气血失和、七情内伤、外邪侵袭等均有密切的关系。现代医家多认为本病的形成与肝、脾、肾三脏功能失调、情志失调、气血失和等密切相关。

（二）黄褐斑的辨证论治

黄褐斑的临床证型尚无统一规范，不同医家有不同观点，故辨证分型种类繁多，治疗方法不一。王一枫等将本病分为肝脾不和、脾胃虚弱、肝肾不足三型，分别选用逍遥散加减、桃红四物汤加味、六味地黄汤加减治疗。叶圣荣将本病分为肾虚型和肝郁型两种证型，分别选用自拟补肾消斑汤加减、逍遥散加减治疗。蔡瑞康将黄褐斑分为肝肾亏虚、气滞血瘀两型，认为其发病主要源于肝肾阴虚，治疗上分别选用六味地黄丸、桃红四物汤加减。杨志波教授认为肝、脾、肾三脏功能失调是引起本病的主要原因，治疗多从肝、脾、肾三脏论治，把黄褐斑分为三种基本证型：肝郁气滞证、脾虚湿蕴证、肝肾阴亏证。另外，"无瘀不成斑，有斑必有瘀"，认为血瘀亦是本病的重要病机，故治疗时，多配以活血化瘀药。

1. 肝郁气滞证

临床表现为颜面黄褐色斑片，伴月经不调，经前斑色加深，乳房胀痛，烦躁易怒，胸胁痞胀，纳差，舌红，苔薄白，脉弦滑。治以疏肝解郁，调和气血。方选经验方黄褐斑 1 号方：柴胡 10g、白芍 10g、赤芍 10g、当归 10g、川芎6g、白芷12g、冬瓜子10g、丹参10g、葫芦巴6g、白茯苓10g、白术10g、甘草3g。临证加减：胁胀胸痞，烦躁易怒者，加香附、丹皮、栀仁；月经不调者，加女贞子、旱莲草；乳房胀痛者，加延胡索、青皮；夜寐欠安者，加酸枣仁、茯神。

2. 脾虚湿蕴证

临床表现为颜面黄褐色斑片，伴神疲，纳差，脘腹胀闷，或带下清稀，或素有痰饮内停，舌淡红，苔腻，脉弦缓。治以健脾益气，化湿退斑。方选经验方黄褐斑2号方：党参15g、白术10g、白莲10g、白茯苓15g、怀山药15g、薏苡仁30g、白扁豆10g、砂仁6g、陈皮6g、红花5g、甘草3g。临证加减：脘腹闷胀者加大腹皮、厚朴；月经不调加当归，益母草。

3. 肝肾阴亏证

临床表现为颜面黄褐色斑片，伴腰膝酸软，胁痛，耳鸣，眩晕，咽干口燥，失眠多梦，健忘，五心烦热，盗汗颧红，月经量少。舌红，少苔，脉细而数。治以滋补肝肾，养颜退斑。方选经验方黄褐斑3号方：熟地黄15g、山茱萸10g、茯苓15g、丹皮10g、红花6g、丹参10g、泽泻10g、女贞子10g、旱莲草10g、甘草3g。临证加减：失眠多梦、五心烦热者加地骨皮、柏子仁。

（三）黄褐斑的外治法

黄褐斑外治常用的方法有中药面膜，中药外洗，中药制剂外涂、外敷、中药穴位按摩等。在选方用药上，各医家都有独到的见解。欧阳恒教授经过长期临床实践，发现白芷、白茯苓、白僵蚕等白色药物无论内服还是外用对色素沉着性皮肤病均有较好的治疗作用，总结出"以色治色"的治疗方法。亦有不少医家，结合现代药理及临床、实验研究，选择能够作用于黑色素的合成、转运、降解、排出等多个环节的中药，如当归、丹参、甘草、白芷、黄芩、白及、白茯苓等。杨志波教授外治黄褐斑多运用活血化瘀药，善用花类药物，并结合现代药理研究选用对黑色素生成有抑制作用的药物。如当归20g、白芷20g、白术20g、桃仁20g、红花20g、桃花20g、玫瑰花20g，研粉，蜂蜜调，外敷；二白药膏外涂，中药石膏倒模治疗等。黄褐斑的其他中医特色疗法包括针灸、放血、拔罐、穴位注射等中医特色疗法亦广泛应用于黄褐斑的治疗中。

黄褐斑是皮肤科疑难病症之一，因有碍美观，给患者带来烦恼，甚至造成严重的思想负担，影响身心健康。中医药治疗黄褐斑因选用辨证论治进行综合调理，常能起到不错的效果，且无明显毒不良反应，因而受到广泛重视。

但因目前对于黄褐斑的病因病机尚不明确，导致临床分型各异，治疗方法繁多，不便于后世学习及推广。故通过临床研究、实验研究对黄褐斑的病因病机进行更深入的探讨是有重要意义的。

十七、基于代谢组学"肺主皮毛"理论物质基础研究思路

脏腑经络相关研究是近年来中医基础研究领域的热点之一，在"肺主皮毛"理论指导下，临床实践和基础研究均提示肺和皮肤存在密切联系，而其共同物质基础和内在效应机制尚未阐明。基于代谢组学，从生理病理层面展开"肺主皮毛"理论研究，从内源性组织代谢层面探讨肺和皮肤的共同物质基础，具有现实研究价值。

（一）"肺主皮毛"中医理论基础

《黄帝内经》最早提出的"肺主皮毛"理论，是中医脏腑经络相关学说的重要组成部分，在理论内涵阐释及临床运用方面，后世医家多有论述。其临床实践和基础研究提示肺和皮肤存在密切联系，不仅通过脏腑经脉络属得以体现，同时在病机演变规律上相互影响，然而两者生理及病理关系模糊，其共同物质基础和内在效应机制尚未阐明，影响了中医理论内涵的阐述和临证治则的创新。进一步深化"肺主皮毛"理论物质基础研究，揭示中医从肺论治皮肤病的作用靶点，日益受到业界科研工作者的重视。深入分析中医理论基础研究的独特性和复杂性，理清其科学内涵，促进中医理论的创新和跨越式发展，具有重要的历史意义和现实价值。

（二）代谢组学在中医基础研究中的现状

代谢组学（Metabonomics）是研究生物整体、器官或组织的内源性代谢物质种类、数量及其所受内外因素影响变化规律的多学科交叉的学科，作为全局系统生物学的基础和重要组成部分，是基因组、转录组和蛋白组的"终端"，能够更直接准确地反映生物体的病理生理状态，细胞内许多生命活动是发生在代谢层面的，如细胞信号释放、能量代谢、细胞间通信等都受代谢物调控。临床代谢组学作为代谢组学最重要的应用领域，其高通量、高分辨率的分析技术与信息学相整合，在临床药物开发、疾病诊断与防治等方面推进了基础医学与临床医学的结合，以期在人类重要疾病的防治方面取得重大突破。目前在肿瘤、肝脏、心血管、内分泌、神经系统疾病及中医证候研究方面取得显著成果，为系统研究系统生物学提供了新的思路。

利用代谢组学揭示中医药治疗疾病过程中所发生的代谢产物及其通路变化，强调从整体角度研究人体功能水平，与中医理论的"整体观"相一致，符合中医药多组分、多靶点、综合效应的特点。采用代谢组学技术对中医药基础理论及作用机制进行研究，有望突破传统，加快中医药研究的现代化进程。近年来，代谢组学在中医证候、经络与针刺、中药药效、作用机制和物质基础，以及中药安全性评价等中医药研究领域，显示了广阔的应用前景。运用代谢组学技术检测组织样本中代谢产物的变化，揭示特异内源性代谢化合物，阐明疾病发病机制、药物作用靶点，并用于中医基础领域研究，技术成熟，成果卓著。

（三）基于代谢组学研究"肺主皮毛"理论物质基础的意义与思路

临床实践和基础研究提示肺和皮肤存在密切联系，不仅通过脏腑经脉络属得以体现，同时在病机演变规律上相互影响，然而两者生理及病理关系模糊，其共同物质基础和内在效应机制尚未阐明，影响了中医理论内涵的阐述和临证治则的创新。进一步深化"肺主皮毛"理论物质基础研究，揭示了中医从肺论治皮肤病的作用靶点，日益受到业界科研工作者的重视。深入分析中医理论基础研究的独特性和复杂性，理清其科学内涵，促进中医理论的创新和跨越式发展，具有重要的历史意义和现实价值。

代谢组学是"后基因组学"时期的新兴学科，其与基因组学、转录组学、蛋白质组学共同构成了系统生物学的核心内容，随着多种分析技术与数学建模技术的不断完善，以代谢组学为基础的全局系统生物学，以其独特的优势被广泛应用于生命科学各领域。其系统而宏观的研究思路，符合中医整体观念，在中医基础和临床科研方面多有借鉴。

拟以正常健康大鼠、急性肺支气管损伤大鼠模型、急性皮肤损伤大鼠模型为研究对象，运用色谱－质谱联用（LC－MS）与核磁共振（NMR）相结合的代谢组学技术，从生理、病理、临床三个层面展开"肺主皮毛"理论基础研究，从内源性组织代谢层面探讨肺和皮肤的共同物质基础，筛选鉴定二者共同的潜在代谢标志物，运用代谢组学数据库及生物信息学方法，构建特异性代谢产物相关网络图，并进行代谢通路及关联分析，探讨其内在效应机制，以阐明"肺主皮毛"理论的科学内涵，为皮肤和脏腑相关理论研究提供新思路。同时分析银屑病患者相对健康人群的差异性代谢标志物，并与肺－皮肤共同代谢标志物进行关联分析，为"从肺论治"治则提供实验依据。

十八、皮肤围激光期的中医药干预

美容激光，作为新时代的产物，在对抗皮肤衰老及治疗色素性皮肤病、血管病、毛发病、皱纹、瘢痕及其他皮肤赘生物等损容性皮肤病中，发挥了重要的作用，给广大的爱美人士带来了福音。然而，现有的激光在实现治疗作用的同时，也会出现一些不良反应及后续效应，如治疗过程中的灼热、疼痛，治疗后的红肿、灼痛感，或水疱，甚至血疱、感染，以及皮肤干燥、敏感、异色，甚至瘢痕增生等，这些都是阻碍美容激光发展的因素。因此如何在更好的实现激光治疗作用的同时减轻后续不良反应及并发症，成为广大皮肤科医生关注的问题。基于此，杨志波教授提出围激光期的概念，并结合中医理论的指导，主张在围激光期融入中医的干预，运用中医药干预的方法最大限度地减轻后续效应并提高疗效。

（一）中医对激光的认识

众所周知，激光的作用主要是通过对靶组织的加热来实现的，其作用原理是通过产生高能量，聚焦准确，具有一定的穿透单色光的作用，在人体组织或局部产生高热量，以达到去除或破坏目标组织的目的。

从中医角度讲，激光作用于人体，完成光能到热能的转变。在正常情况下，这种热能能温煦肌肤腠理，疏通经络，调和气血，活血化瘀，祛腐生肌长肉。当热能过大，超过人体耐受程度或因人体气血不足，不能耐热时，热便转变成热邪、火邪，或进一步发展为毒邪，火热之邪蕴结于肌肤、腠理、经络，则可使机体遭受损伤，如火热之邪致经络阻隔，气血瘀滞，则使机体产生灼热、疼痛感；热灼脉道，迫血妄行，则导致红斑、紫癜、血疱的产生；热伤腠理，开阖失司，风邪趁虚而入，可导致瘙痒、肌肤敏感；热伤气血、津液，致肌肤失养，而产生皮肤干燥、异色；热炼液为痰，与瘀血、气滞相搏，则产生瘢痕。

由上可见，机体气血充足与否、机体所承受的热能的多少，及火热之邪作用于机体的时间均决定着激光治疗后出现后续不良反应及并发症的严重程度。

（二）皮肤围激光期的概念

围激光期是杨志波教授从围手术期衍生出的概念，具体是指围绕皮肤激光治疗的一个全过程，时间上是指从患者决定接受激光治疗开始，到激光治疗直至基本康复，包含激光前、激光中及激光后的一段时间。即约在激光治疗前5~7天至激光术后1~3个月。

由于患者更多的是以美容为目的而接受激光治疗，对于激光治疗普遍存在期望值过高的情况；而激光治疗不可避免地会出现一些不良反应，如灼热、疼痛、皮肤干燥、敏感；甚至可能出现某些并发症，如异色、红斑、水肿、瘢痕、感染等；或者由于激光治疗出现意外，而导致损伤血管出现紫癜、出血等。这两者的冲突可直接激化医患之间的矛盾，造成医患之间信任的缺失，不仅使得治疗难以继续，也使紧张的医患关系进一步恶劣。故如何在更好地实现激光治疗作用的同时避免或减轻后续不良反应及并发症的发生显得尤为重要。也正是基于此，加强围激光期处理的主张应运而生。

（三）皮肤围激光期的中医干预

1. 理论指导

皮肤围激光期的中医干预理论均源于中医基础理论的指导。

（1）激光治疗前

其理论源于《内经》的"治未病"思想。中医治病，讲究未病先防，既病防变。《内经》云："正气充足，邪不可干。"激光治疗前患者气血充足与否直接影响着患者对于火热之邪的耐受程度，故在激光治疗前主要以调和患者自身状态为主，使阴平阳秘，正气充足。

（2）激光治疗中

其理论源于中医的辨证论治思想。此期为火热之邪侵袭的极期，患者感灼热、疼痛，甚者还出现红斑、血疱等，此时对症处理为治疗的关键，并可将中医内外治法相结合，以促进疗效。

（3）激光治疗后

中医治病既讲究辨证论治，又注重预防调摄。故在激光治疗后，既要根据出现的不良反应及并发症，选择合适的内外治疗方法，也要注意从饮食、情志及其他方面加强调摄护理。

2. 作用

①提高激光治疗的效果；②减轻不良反应的程度；③避免并发症的发生；④降低复发；⑤增效减毒。

3. 治疗方法

（1）激光治疗前（激光治疗前7天）

此期治疗以内治法为主，包括：①调和营卫法，适用于激光治疗前营卫不和，表证自汗者，症见身不发热而时自汗出，或时发热而自汗，不发热则无汗。治疗予以桂枝汤加减（桂枝、芍药、炙甘草、生姜、大枣、白鲜皮、桑白皮等）。②调和气血法，适用于激光治疗前，女性气血不调者，症见心悸失眠，头晕目眩，面色无华，虚羸少气，妇人月经不调，经量少或闭经，舌淡，脉细弦或细涩。治疗予以四物汤和炙甘草汤加减（熟地黄、当归、白芍、川芎、炙甘草、人参、麦门冬、麻仁、大枣等）。

（2）激光治疗中（激光治疗后 1～3 天）

此期为火热之邪侵袭极期，治疗予以内外结合。

其中内治法包括：①清热解毒法，适用于激光治疗后灼热、疼痛剧烈者。常用方为黄连解毒汤加减（黄连、黄芩、黄柏、栀子、丹皮、怀山、延胡索、甘草等）。②凉血解毒法，适用于激光治疗后出现红斑、血疱、灼热、疼痛者。常用犀角地黄汤加减（水牛角、生地黄、芍药、牡丹皮、槐花、延胡索、怀山等）。

外治法为中医外科治疗的重要手段，此期针对不同情况可选用以下外用药物：①矾冰液（明矾、冰片、氯化钠），适用于激光术后灼热、疼痛者，具有收敛、止痒、止痛之功效。②湿润烧伤膏（黄连、黄柏、黄芩、地龙、罂粟壳），适用于剥脱型激光治疗术后局部剥脱，灼热、疼痛者，具有清热解毒，止痛生肌之功效。③烫疮油（冰片、紫草、当归、白芷、龙血竭、虫白蜡、麻油、甘草），适用于剥脱型激光治疗术后局部剥脱，灼热、疼痛者，具有清热止痛，解毒消肿，祛腐生肌之功效。④紫草油（紫草、当归、生地黄、白芷、防风、乳香、没药等），适用于剥脱型激光治疗术后灼热疼痛者，具有凉血解毒，化腐生肌之功效。

（3）激光治疗术后（激光治疗 1～3 个月）

此期治疗主要针对激光术后产生的并发症，治疗周期相对较长，治疗时以内治法为主，外治法为辅，并可配合口服中成药。

内治法包括：①疏风止痒法，适用于激光治疗后出现皮肤灼热、干燥、瘙痒者。常用方为消风散加减（防风、荆芥、沙参、麦冬、生地、苦参、白鲜皮、甘草、金银花、赤芍、桑白皮等）。②以色治色法，适用于激光术后皮肤异色者。其中色素减退者常用紫铜消白方加减（铜绿、紫丹参、紫草、紫背浮萍、紫苏、紫河车、核桃、红花、郁金、鸡血藤、豨莶草等）；色素沉着者常用祛斑汤加减（白芍、白术、白鲜皮、冬瓜仁、白蒺藜、淡竹叶、丝瓜络、泽兰、金银花、红花、杭菊、甘草、白茯苓、怀山等）。③祛斑养颜法，对于激光术后色素沉着者还可用祛斑养颜法，可用桃花膏（枸杞、桃仁、桃花、红花、玫瑰花、月季花、冬瓜子、白芍、薏苡仁、橘络、白茯苓、当归、桑白皮、白鲜皮、泽泻、益母草、甘草）。

外治法常用药物有：①二白药膏（白及、白附子、珍珠粉、紫河车），适用于激光术后色素沉着者，具有美白祛斑之功效。②复方消白酊（铜绿、紫丹参、紫草、紫背浮萍、紫苏、紫河车、核桃、红花、郁金、鸡血藤、豨莶草），适用于激光治疗术后色素减退者，具有活血复色之功效。

中成药：①复方甘草酸苷片，适于激光治疗术后瘙痒、色沉。②沙棘冲剂，适于激光治疗术后色沉。③延胡止痛片，适于激光治疗术后疼痛。④金蝉止痒胶囊，适于激光治疗术后瘙痒。⑤西黄丸，适于瘢痕激光术后，预防瘢痕复发。

4. 预防和调摄

①饮食宜清淡，少刺激，禁食鱼腥发物及光敏食物。②调节情志，保持心情舒畅，调整生活作息规律。③注意防晒，避免日光照射。

（四）问题与展望

在围激光期融入中医药干预，对减轻激光治疗的后续不良效应及提高疗效无疑都是具有积极意义的。然而该理论的提出尚缺乏足够的临床、实验研究数据的支撑，且对于不同时期的选方用药也缺乏足够的中医药理论的指导，故目前较少作为理论指导意见应用于临床。积极开展激光配合中药的理论研究、临床研究、实验研究，制定更规范、合理的治疗方案，并研究出相应的靶向制剂，以使药物更好地被靶组织吸收，是我们下一步的研究方向。

第七章　学术传承与创新

一、深化湖湘欧氏皮科学派精髓，勇于实践，大胆创新

　　湖湘欧氏皮科学派根植于湖南，渊源于刘氏，成形于欧门，形成了独特的学术思想理论体系。杨志波教授作为欧阳恒嫡传弟子，近20年来，致力于湖湘学派的理论挖掘与传承创新，对湖湘欧氏皮科学派的发展倾注了大量心血，对学术理论体系进行了全面诠释发挥，在中医"阴阳五行""天人相应""取象比类"理论基础上，结合临床实践将"皮肤病中医直观论治"思想运用于临床皮肤病的中医治疗，并不断成熟，深化了学派"以色治色，以形治形，以皮治皮，寓搔意治瘙，以毒攻毒，给邪以出路，治未病"的核心论治思想，突出中医治疗皮肤病的特色，发挥了中医防治皮肤病的优势，延伸了直观论治法的治疗范畴，拓宽了中医取象治疗的适应证，运用有形之药辨治纷繁复杂之皮肤外科诸证，衍化出多种中医外科皮肤病及男性病特色治疗方法，并在长期的临床实践中得以验证，疗效显著。

　　同时杨志波教授运用西医学生物技术手段，从微观层面探讨了"以色治色，以形治形，以皮治皮"等治法的作用机制，从不同层面分析阐明了本学派学术思想的微观机制，为学派理论的临床防治指导和特色技术应用推广奠定了实验基础。在学派主要思想的指导下，开发了系列制剂，包括"紫铜消白片、竹黄颗粒剂、菊藻丸"在内的多种制剂，已广泛用于临床相应外科疾病的治疗，收效尤佳。

　　通过不懈的探索与实践，湖湘欧氏皮科学派具备了学派长足发展的基础，形成了完备的理论构架和理论发展空间。有理论功底扎实、临床经验丰富的代表人物，逐步明确了传承脉络，聚集了一大批传承人才，并不断吸引众多杰出青年中医学子加入本学派的研究与实践中来，为学派的传承奠定了坚实的基础和储备了后发力量。在学术上从理论创新到临床应用拓展，再到微观层面治疗机制及作用靶向的探索，形成了集理论、实践、实验基础三位一体的研究模式，并不断形成创新机制。学派提出的"以色治色，以形治形，以皮治皮，寓搔意治瘙，以毒攻毒，给邪以出路，治未病"等皮肤病取象论治

法则，深受同行的认可和赞誉，体现了学术上的独特风格。通过杨志波教授等整理出版了系列学派著述，对国内中医皮科行业内外影响深远，为推动本学派的理论创新和临床诊疗体系的发展提供了思路和实践经验，充分发挥了学派特色优势，在创建中医学术学派传承发展的创新模式上进行了积极探索。

（唐雪勇）

二、杨志波教授学术思想的形成、实践与创新

　　杨志波教授学术思想的形成受欧阳恒潜移默化的影响深远，同时在临床实践中多得益于科室元老三湘名医肖梓荣和男科名家李彪，在《内经》"有诸内必形于外，有诸外必本于内"的理论指导下，基于中医外科皮肤病的学科特点和论治特色，同时也汲取了皮肤疮疡和中医男科学的理论与临床精华，认为"外科之病虽形于表，其本在脏腑，治疗之法应内外通调，内治为本，外治为标，注重皮肤病的内外调治"，形成了学术思想框架：因机首推风湿热，众方尤重消风散；湿热造化有出路，火毒诸证必清解；瘙痒顽癣须治风，斑疹病久当理血；部位辨证重药象，面部年轻用花类；制化权衡中病止，固本健脾贯始终。临证强调病机演变，以内治为主，外治为辅，提倡病证结合，善于权衡标本缓急，突出皮肤病"治未病"的思想。重方剂之理，灵活变通；辨病机之因，防治皆宜。逐渐形成了集理、法、方、药于一体的皮病中医论治体系。

　　杨志波教授认为皮肤病病机演变以"风、湿、热"为三大主要病机，皮肤所患之"风"有内外之别，风为百病之长，易兼夹他证，其善行数变；皮肤之所患"湿"有有形和无形之分，有内湿和外湿之别；皮肤所患之"热"，有湿久而蕴之，有素体而得之，有七情而化之，热之极则成火，火热盛则成毒。三者联系紧密，相互传变，易于兼夹，宜谨守病机，灵活变通，方能游刃有余。三大病机之中杨志波教授尤为重视"皮肤病从风论治"，善于运用消风散加减而成系列类方，运用于临床。他认为当中"消风散"可谓冠皮肤病论治群方之首，全方从疏风、除湿、清热、养血四端立论处方，其治远超出湿疹、风疹之范畴，诚然抓住皮肤病"风、湿、热、血"之基本病机，其立意深远，组方考究，实为皮肤杂症辨证论治之圭臬。此外"瘙痒顽癣"之慢性湿疮、牛皮癣、白疕、风瘙痒、瘾疹、四弯风、癣疥、风热疮、面游风、土风疮、粟疮等皮肤病，仍从风论治，应分清内风和外风，首先久病致肌表门户洞开，易受外风侵扰，同时病久必暗耗营阴，内风频生，终必成内外合

邪，风客肌肤，发而为痒，风再兼夹湿、热、燥、虫、虚、瘀，必致瘙痒无度，缠绵难愈。认为治疗顽风之要在四端：固表疏风，潜阳息风，养血祛风，剔邪搜风。常用荆芥、防风、蝉蜕、浮萍、黄芪、白术、桂枝、麻黄以疏风固表；用生龙骨、生牡蛎、磁石、石决明以潜阳息风；用熟地、当归、白芍、首乌、枸杞子以养血润肤祛风；用僵蚕、地龙、蜈蚣、全蝎、乌梢蛇、蕲蛇等虫类药以搜风剔邪。同时配合祛湿、清热、杀虫、凉血、化瘀之药，共奏治风止痒之功。

湿热病机的辨治过程中重视"给邪以出路，不遗后患"，杨志波教授认为湖南省乃至全国皮肤病患者的体质多以湿热为主，皮肤疾患尤多湿热病机，单纯除湿或清热较易，然湿热多胶着难解，单清热有蕴湿之患，单燥湿有助热之弊。提出解湿热之难有三：其一，当理清湿热造化之机，外感湿热之邪，嗜食肥甘生冷，是成湿热之外因，而劳倦内伤，脾失健运，水谷精微不得敷布，内聚成湿，郁而化热，是为湿热之内因，二者相互影响，湿热郁于中焦，内不得化，上下不得宣降，必泛溢肌表，而生皮肤湿热癣疮，此为湿热造化之机。其二，给湿热之邪以出路，即发汗、通腑、利小便三条途径，然有形之湿可以通利，无形之热不能速解，更何况湿热缠绵，除湿宜分步进行，清热在先，通腑次之，除湿在后。清热必用大剂量生石膏、滑石之类，以釜底抽薪，凉遏沸腾之湿热。待热势退却，继以行气通腑之生大黄、厚朴、枳壳，既荡涤肠胃积滞，又有利于湿热下泻。待有形积滞稍减，再以辛香、苦温、淡渗之品消散无形湿气，如麻黄、佩兰、藿香、淡豆豉、白芥子宣散肌表之湿；黄柏、苍术、苦参、陈皮燥化三焦之湿；猪苓、茯苓、泽泻、车前草渗利肠胃之湿。其三，绝湿热生化之源，主要在慎起居饮食，起居有常，饮食有节，不妄作劳，杜绝内外湿邪生化之源。

杨志波教授在辨治火毒诸证之疮疡，如疮、疖、疔、痈、发、疽、丹毒等感染化脓性疮疡以及急性疱疹性皮肤病时，认为其发病多由湿热病机转化而来，火毒与热不能截然分开，只是程度不同的两种状态，火为热之极，热为火之渐，火热炽盛则成毒，病机易于传变。治疗上应当机立断，火毒易入营血，治当清营凉血解毒之法，常用大剂量水牛角、鲜生地、赤芍、丹皮、大青叶、板蓝根、野菊花、紫花地丁、七叶一枝花、白花蛇舌草等，配生大黄、厚朴、枳壳以通府泻热，釜底抽薪，加生石膏、黄连、知母清气分之热，同时又加薏米、茯苓淡渗利尿解热，且能健脾护胃，防寒凉败伤。此外，在治疗进展期的皮肤病时，如银屑病、特应性皮炎等，注意观察咽部及扁桃体情况，认为风热火毒之外邪常可导致病情再发或加重，临床上常使用清热解毒疏风之药含漱，如金银花、马齿苋、黄芩、甘草、黄精等煎水含漱以清解在表之热毒外邪，达到祛邪外出，阻敌于关门之外。

杨志波教授对于诸多慢性反复发作的皮肤病，注重"久病入络、必虚必瘀"的病机演变，如白驳风、黧黑斑、过敏性紫癜、瓜藤缠、红斑狼疮、皮痹等，邪气久留于肤腠之间，必致皮肤肌腠气滞而血瘀，若与精气相争，渐趋深入，伏于经络，积于脏腑，郁于气血，日久正气渐耗而成虚证。故治当理血，理血之要在养血、活血、逐瘀、行气。常用药：养血以当归、熟地、鸡血藤、黄芪、党参、白术；活血以桃仁、红花、丹参、桂枝、丹皮、川芎、赤芍；逐瘀以䗪虫、鼠妇、三棱、莪术；行气以柴胡、枳壳、香附等。

杨志波教授基于"中药药象""中医取象论治"理论基础，深化了"皮肤病中医直观论治"的论治思想。在辨证用药方面，一方面注重部位辨证在皮肤科中的运用，另一方面重视中药药象理论的实践，根据中药气、味、形、色、质地、性情等方面的特性，运用于不同部位的皮肤病变，使药达病所。此外，在治疗面部皮肤病的同时，引入当前时髦概念"面部年轻化"用于中医美容养颜的临床实践。认为头面部"头为诸阳之会"，头面部主要分布有手足太阳、阳明、少阳经络，面部皮肤病多风热、血热、气郁、火郁之病机，内外合邪，内有血热而外有风、湿、燥等邪气，内外之邪相互搏结于肌肤，因而发病，而外邪中又尤以"风邪"辨病较为多见，治疗上从疏风、清热、凉血、疏肝、解郁等方向处方用药，喜用具有"上行、外散、宣畅、凉润"特性之花类中药。

杨志波教授临证之道不喜浮华，精于制化，善于权衡，平治出奇，中病即止，他认为临证首先要活人，然后是治病，用药应有轻有重，君臣佐使各有考究，绝非千篇一律；配伍需有制有化，讲求阴阳平衡，"一阴一阳为之道"，如用寒凉之品当虑及败胃，处温燥之剂需顾及伤阴，用峻猛之药不失破气，处补益之品谨防助邪等。再者必权衡利弊，新疾沉疴，标本缓急，必分清主次先后，方能药到病除，效如浮鼓。不专用猛药贵药，处奇方险方，贵在平治，中病即止，常见杨志波教授所处方药价格少则数元，多不过十几，但能收效颇佳，常令患者啧啧称奇。他在临床实践中考虑皮肤病病种繁多，多属难治顽固反复发作之疾，创造性提出了"皮肤治未病"的防治思想，常教导学生要立志做"上工"，注重"未病先防，既病防变"，而不要盲目追求短期疗效，贪求功利。中医治疗皮肤病的优势在探病求本，标本兼治，这个本本于阴阳平秘、脏腑协调、气血充盈、经络通畅，此有赖于先天之本肾的禀赋强弱和后天之本脾胃的调养充实。所以杨志波教授在治疗反复发作的慢性皮肤病过程当中必重脾胃调养，方中每每见到薏苡仁、茯苓、党参、白术、山药、麦冬等，且贯穿治疗始终，实取其固本健脾护胃之意，同时告诫患者饮食有节，起居有常，劳逸适度，情志调畅，使正气存内，邪不可干，方能颐养天年。

（唐雪勇）

三、杨志波教授以萆薢渗湿汤异病同治验案

笔者为杨志波教授的硕士研究生，自 2010 年至 2012 年跟诊于老师，屡见杨师灵活化裁萆薢渗湿汤治疗皮肤病、性病、前列腺炎等疾病，效如桴鼓。整理其中几则验案，管中窥豹。

医案一　湿疹

刘某，男，25 岁。初诊 2011 年 9 月 15 日。

【主诉】双下肢起疹伴瘙痒 5 天。

【刻诊】双下肢对称性红斑、丘疹、丘疱疹，部分融合成片，瘙痒明显，因搔抓可见糜烂、渗出，尿赤，舌红，苔黄腻，脉滑数。

【诊断】湿疹。

【中医辨证】湿热浸淫证。

【治法】清热利湿、凉血解毒。

【方药】萆薢渗湿汤加减。

萆薢 15g	黄柏 15g	生薏苡仁 25g	甘草 5g
白花蛇舌草 15g	土茯苓 15g	牛膝 10g	赤芍药 10g
泽泻 10g	苦参 12g	白鲜皮 15g	牡丹皮 8g
蒲公英 15g			

水煎服，1 剂/天，早晚分服，连服 7 剂。外用黄柏溶液湿敷，2 次/天，15 分钟/次。

【二诊】糜烂面趋于愈合，瘙痒减轻，疹色变淡，纳少、便溏。继用上方减苦参、蒲公英、白花蛇舌草，加苍术、白术各 15g，连进 14 剂。

【三诊】原发皮损基本消失，遗留暂时性色素沉着斑。继上方加生地黄15g、丹参 20g，再进 14 剂，以巩固疗效，嘱其饮食禁忌。随访半年未复发。

【按语】湿疹是一种具有明显渗出倾向的过敏性、炎症性皮肤病；临床表

现为多形性损害，对称分布，瘙痒糜烂，流滋结痂，反复发作，易演变为慢性湿疹。《医宗金鉴》云："遍身生疮，形如粟米，瘙痒无度，搔破时，津脂水，浸淫成片。"中医称其为"湿疮""浸淫疮"等。杨师认为本病的发生虽形于外而实发于内，湿热相搏，郁于体内，外不能宣泄，内不能利导，泛于肌肤腠理所致。本案双下肢红斑、丘疹、丘疱疹，搔抓后见糜烂、渗液，辨证当属湿热浸淫，外走肌肤；舌红苔黄腻，脉滑数此乃湿热蕴结之候。杨师四诊合参，遂投以萆薢渗湿汤加减。方中黄柏、蒲公英、土茯苓、白花蛇舌草清热解毒利湿；萆薢、泽泻、生薏苡仁淡渗利湿，诸药并用，导邪从小便而去，祛邪必给邪以退路，才能轻而取胜；牡丹皮、赤芍药凉血活血，两药均入血分，使血中热邪清除，营卫气血通和，以促疾病痊愈；苦参、白鲜皮清热燥湿，祛风止痒，牛膝引诸药下行。"良医不废外治"，辨证选用黄柏溶液湿敷，内外并用。药后邪盛之势已折，见脾虚湿滞之证，故减苦寒败胃之苦参、蒲公英、白花蛇舌草，加苍术辛苦温，燥湿健脾；白术益气健脾，截断生湿之源。三诊仅有色素沉着，酌加丹参、生地黄养阴凉血活血以善其后。杨师详审病情辨证用药，方药切中病机，疗效颇佳。

医案二　生殖器疱疹

患者王某，男，40岁。初诊：2011年9月26日。

【主诉】外阴出现水疱、糜烂伴痒痛3年，复发2天。

【观病史】3年前患者因不洁性交而患病，曾口服及外用阿昔洛韦，皮损消失，但以后反复发作。两天前因不洁性交，病情复发。

【刻诊】阴茎见簇状水疱，基底潮红，龟头小片糜烂，少许渗液，腰膝酸软，尿黄，大便调，舌红，苔薄黄，脉弦滑细。

【诊断】生殖器疱疹。

【中医辨证】湿热下注，素有阴虚。

【治法】清热利湿解毒，佐以益气养阴。

【方药】萆薢渗湿汤加减。

萆薢 15g	黄柏 15g	生薏苡仁 25g	甘草 5g
土茯苓 15g	泽泻 10g	白花蛇舌草 15g	牡丹皮 8g
丝瓜络 8g	淡竹叶 8g	板蓝根 15g	生地黄 15g
大青叶 15g	黄芪 15g		

水煎服，1剂/天，早晚分服，连服14剂，同时给予水煎液外用。

【二诊】水疱消失，糜烂面愈合，神疲乏力、五心烦热。继用上方减淡竹叶、大青叶，加怀山药 15g、山茱萸 10g、知母 10g，嘱其洁身自好，连续用药 1 个月，诸症消失，随访半年未复发。

【按语】生殖器疱疹（GH）是由单纯疱疹病毒（HSV）感染泌尿生殖器及肛门皮肤黏膜而引起的一种炎症性、复发性疾病。生殖器疱疹属中医"热疮""阴疮"范畴。杨师认为 GH 主因是交媾不洁，湿热淫毒下注阴部，久羁则灼伤气阴，正虚邪恋，故病情反复发作。本案湿热淫毒缠绵黏滞，蛰伏体内，久伏则耗气伤阴，形成正虚邪恋之势。因不洁性交，引触伏邪，湿热淫毒再度循经走窜，而见诸症。湿热下注之象较著，急则治其标，故初诊以萆薢、生薏苡仁、土茯苓、泽泻淡渗利湿；白花蛇舌草、淡竹叶、黄柏泻火解毒，清热利湿；板蓝根、大青叶清热解毒；并佐以黄芪益气托毒，生地黄养阴护正；牡丹皮泻血中伏火；丝瓜络通络引经。二诊伏邪渐去，阴伤之象暴露，遂加以扶正养阴、清虚热之品。纵观全方，清补并举，共奏解毒除湿，滋阴清热之功。药证相合，故能徐建远功。

病案三　慢性前列腺炎

患者丁某，男，29 岁。初诊：2012 年 3 月 28 日。

【主诉】尿频，尿后滴白 1 年，加重 1 周。

【观病史】患者平素嗜酒及辛辣厚味，1 年前因劳累、过度饮酒而发病，曾自服抗生素，症状有所缓解，未予重视，病程迁延未愈。1 周前，房事后症状加重。

【刻诊】尿频、尿急、尿道灼热刺痛，大便后尿道口出现滴白，右侧腹股沟处胀痛连及睾丸，偶感刺疼，纳少眠差，大便调，舌暗红，苔黄腻，脉弦滑。前列腺液常规：卵磷脂小体（＋＋），白细胞（＋＋）。

【诊断】慢性前列腺炎。

【中医辨证】湿热蕴阻下焦。

【治法】清热利湿、解毒散结。

【方药】萆薢渗湿汤加减。

萆薢 15g	黄柏 15g	生薏苡仁 25g	甘草 5g
土茯苓 15g	泽泻 10g	白花蛇舌草 15g	橘核 6g
败酱草 15g	蒲公英 10g	栀子 10g	荔枝核 6g
延胡索 15g	牡丹皮 10g	川牛膝 15g	

7 剂，水煎，内服及灌肠。

【二诊】症状减轻，效不更方，守上方继投 7 剂，用法同上。

【三诊】服药后，诸症皆失，继上方减败酱草、栀子、荔枝核、橘核，加怀山药 15g、白术 10g，连进 7 剂，以巩固疗效。

【按语】慢性前列腺炎是中青年男性常见的一种生殖系统综合征。根据其证候特点应归属于中医"白浊""精浊""淋证"等范畴。杨师认为慢性前列腺炎的病理本质为本虚标实，本虚责之于脾肾，标实体现在湿热蕴阻、气滞血瘀。本案患者嗜食肥甘酒酪、辛辣炙煿之品，脾胃受损，运化失常，积湿化热；后因交媾，湿热之邪由外浸淫，内外相合，蕴结不散，邪犯下焦则气机阻滞、气化失司而见诸症。方中萆薢、黄柏、生薏苡仁、土茯苓、泽泻清热利湿；白花蛇舌草、败酱草、蒲公英、栀子清热解毒兼利湿通淋；牛膝利尿通淋、活血，并可引诸药下行；延胡索行气活血，通络止痛；牡丹皮清热凉血，活血祛瘀；荔枝核、橘核通络散结止痛。杨师辨证精当，切中肯綮，邪去则下焦气机调畅，气化复司，诸症悉除。虑湿热易伤气阴，脾胃运化失常，故加怀山药、白术以图"未病先防，已病防变"。另外，杨师结合前列腺的生理解剖特点，为使药物直达病所充分发挥作用，临床采用中药灌肠治疗前列腺炎，疗效满意。

【结语】萆薢渗湿汤来源于高锦庭所著《疡科心得集》，由萆薢、薏苡仁、黄柏、茯苓、牡丹皮、泽泻、滑石、通草组成，主治湿热下注，臁疮漏蹄。方中萆薢苦平利湿，分清去浊为君药；薏苡仁、泽泻、茯苓淡渗利湿，其中薏苡仁、茯苓兼可健脾，泽泻利水而不伤阴，上 3 味为臣助君药去湿之功；佐以滑石、通草清热利湿，导邪从小便去；黄柏清热燥湿、泻火解毒；牡丹皮泻血中之伏火，诸药合用具有清热利湿，凉血解毒之功。纵览全方以祛湿邪为主，辅以泻火解毒。杨师临证常以白花蛇舌草、栀子、蒲公英、淡竹叶、赤小豆等药代滑石、通草，既增泻火解毒之力，又可利湿通淋，因势利导使邪从小便而去；同时权衡湿热之孰轻孰重，病情之标本缓急，谨守病机，灵活变通。"在下部者，俱属湿火湿热，湿性下趋故也"，杨志波教授师古而不泥古，师古而重在创新，主张无论何种疾患但凡辨证属湿热下注之证，皆可用萆薢渗湿汤随症化裁治之。余等耳濡目染，受益匪浅，亦见杨师临证，尽管诊务繁忙，也耐心详述于患者病情及其所用之药物及注意事项，嘱其生活饮食禁忌，几十年如一日，潜心医学，诲人不倦，实乃我辈之楷模。

（王建茹，唐雪勇，刘学伟）

四、杨志波教授临床应用凉血消风汤的经验总结

杨志波教授通过临床 30 年的治疗经验总结，将凉血消风汤用于荨麻疹、皮肤瘙痒症、湿疹、敏感性皮炎、接触性皮炎等瘙痒性皮肤病，以及寻常性银屑病进展期，玫瑰糠疹等红斑鳞屑性皮肤病，颇有验效。凉血消风汤出自《朱仁康临床经验集》，由生地、当归、苦参、蝉蜕、白蒺藜、知母、生石膏及甘草组成，由消风散加减化裁而来。具有凉血祛风、清热润燥止痒之功效。方中当归、生地养血活血，滋阴润燥为君药；荆芥、蝉蜕疏风透表，白蒺藜、苦参清热燥湿止痒为臣药；知母、生石膏清热泻火、滋阴润燥为佐药；生甘草调和诸药。

1. 慢性荨麻疹

荨麻疹中医称之为"瘾疹"，以风热、血热证多见。西医以抗组胺药为主，需长期服用，且效果不佳。中医以凉血解毒、祛风止痒为法，方选凉血消风汤，再根据患者兼夹症进行加减。热象偏重者，酌加紫草、牡丹皮、土茯苓以清热凉血；瘙痒剧烈者酌加地肤子、白鲜皮以祛风止痒；心烦口渴者，酌加淡竹叶、玄参、麦冬、生玳瑁以滋阴安神；热盛便秘者，加大黄、枳壳；阴亏便秘者，加火麻仁；腹泻者，加银花炭、炒黄芩。

【典型病例】患者，女，32 岁，1998 年 5 月初诊。红斑风团伴痒，反复发作 2 年余。患者自 1995 年底以来，全身皮肤反复出现风团、红斑、阵发性剧痒。多在白天，遇热后诱发或加重。诊断为慢性荨麻疹。曾用氯苯吡胺、特非那定、盐酸羟嗪等抗组胺剂治疗。仅能短期控制，停药即复发。近半个月来发作频繁，伴心烦少寐，口干，大便结，舌红，苔黄，脉弦细。中医诊断：瘾疹。考虑患者禀赋不耐，感受风邪，风邪善行数变，客于腠理，致气血不荣，故瘙痒；患者年轻，血气方刚，易致血热内蕴，热灼阴津，致肌肤失养，口干，大便结；血热扰神，致心烦少寐。证属血热风燥型。治以清热凉血，滋阴润燥。方用凉血消风汤：当归、生地、荆芥、知母、苦参、白蒺藜、地肤子、淡竹叶、玄参、火麻仁、枳壳、紫草、生石膏各 10g，珍珠母（后下）15g，蝉蜕、甘草各 6g。每日 1 剂，水煎服，分 2 次服。服上方 2 周后，风团发作次数明显减少，瘙痒减轻。继服原方 14 剂后，患者痊愈。随访半年未复发。

2. 皮肤瘙痒症

瘙痒症中医称之为"风瘙痒"。临床特征为皮肤瘙痒剧烈，搔抓后引起抓痕，血痂，皮肤肥厚，苔藓样变等继发皮损，以血热生风证多见。西医以抗

组胺药为主，效果不佳。中医注重全身调理，以凉血祛风止痒为法。方选凉血消风汤，再根据患者兼夹症进行加减。伴有血瘀症状者，酌加赤芍、丹皮、桃仁、红花、凌霄花等以活血化瘀；瘙痒剧烈者，酌加白僵蚕、全蝎、蜈蚣等虫药，透皮膜外之邪，以搜风止痒；伴有湿症者，酌加茯苓、泽泻、车前子等以祛湿；伴有皮肤粗糙、脱屑、阴血亏虚者，酌加何首乌、阿胶、熟地黄等以养血润燥；夜不得寐者，酌加酸枣仁、柏子仁等滋阴安神。

【典型病例】患者，男，68 岁，2000 年 10 月初诊。反复发作全身皮肤瘙痒 1 年。否认严重内脏疾患，否认糖尿病、肝炎等病史。近半个月来剧痒难忍，夜寐不安，口渴不欲饮，尿黄。全身皮肤见散在抓痕，血痂，色素沉着。舌质暗，苔薄黄，脉弦数。中医诊断为风瘙痒。考虑患者年老体弱，易受风邪侵袭，风邪客于腠理，致经气不宣，故瘙痒不已。日久郁而血热灼伤津血，致瘀血内停，故肌肤失养，色素沉着，口干不欲饮，舌质暗；风致脉弦；血热致脉数，尿黄。证属血热瘀阻型。治以凉血活血，清热止痒。方用凉血消风汤加活血安神药：生地、当归、荆芥、苦参、知母、白蒺藜、酸枣仁、桃仁、红花、淡竹叶各 10g，全蝎 5g，蝉蜕、甘草各 6g。每日 1 剂，水煎服，分 2 次服。服上方 2 周后，瘙痒明显减轻。继服原方加减 28 剂后，患者痊愈。随访 1 年未复发。

3. 湿疹

湿疹中医称之为"湿疮"，本病一般分为急性、亚急性、慢性三期。亚急性期水疱，流滋减少，以红斑、丘疹、脱屑为主，瘙痒时轻时重，以血燥风盛证多见，以凉血祛风为法，方选凉血消风汤。慢性期患者，诱因导致病情加重，瘙痒加剧，新发红斑，可用凉血消风汤加减。滋水较多者，酌加茯苓、泽泻、苍术、薏苡仁、陈皮等；皮肤肥厚粗糙者，酌加何首乌、赤芍、女贞子、旱莲草、丹参等；瘙痒剧烈者，酌加乌梅、穿山甲、乌梢蛇等；热象重者，酌加龙胆草、大青叶、黄芩、栀子等。

【典型病例】患者，女，44 岁，2002 年 5 月初诊。反复发作全身起疹伴瘙痒 8 月余。患者 8 个月前开始不明原因全身起丘疹、丘疱疹，流滋、糜烂、西医诊断为湿疹，经西药抗过敏对症治疗后病情好转、但皮疹不消，出现红斑、干裂、粗糙、脱屑，少许色素沉着，瘙痒时轻时重，大便不爽，舌质红，苔黄腻，脉弦滑。中医诊断：湿疮。考虑患者禀赋不耐，感受风湿之邪，迁延不愈，郁而化热，湿热内蕴，故舌红，苔黄腻，大便不爽；风热搏结肌肤，故瘙痒时轻时重，脉弦滑；血热则有红斑；热灼阴液，肌肤不荣，则干

当代中医皮肤科临床家丛书（第三辑） 杨志波

裂，粗糙，脱屑。证属血燥风盛型，治以凉血疏风，清热除湿为法。方选凉血消风汤加清热除湿润燥之药：生地、当归、荆芥、苦参、白蒺藜、知母、何首乌、旱莲草、茯苓、泽泻、薏苡仁、大青叶各 10g，滑石 15g，蝉蜕、甘草各 6g。每日 1 剂，水煎服，分 2 次服。服上方 3 周后，皮疹好转，瘙痒缓解。继服原方加减 14 剂后，患者皮疹消退，留下色沉，无痒感。随访 1 年未复发。

4. 玫瑰糠疹

玫瑰糠疹中医称之为"风热疮"。主要因血热内蕴，外感风邪，致风热客于肌肤，腠理闭塞，营血失和而发病。血热则发为红斑，风盛则痒，气血不荣则有鳞屑。中医以清热凉血，祛风止痒为法，方选凉血消风汤。瘙痒剧烈者，酌加刺猬皮、白鲜皮、蛇蜕等祛风止痒；伴有湿象者，酌加茯苓皮、大腹皮、陈皮、姜皮、青皮等以利湿化水；伴血瘀症者，酌加牡丹皮、赤芍等以活血化瘀；热盛者，酌加紫草、苦楝皮、大青叶等以清热解毒。

【典型病例】患者，男，38 岁，1997 年 4 月初诊。患者躯干红斑脱屑瘙痒 6 天。6 天来，胸背腰腹出现玫瑰红斑，脱屑，瘙痒剧烈，自服氯苯吡胺，外涂复方地塞米松乳膏，无明显好转。专科情况：躯干部散在玫瑰红色椭圆形斑片，附少许细薄鳞屑，腰部有一稍大母斑，暗红色，斑块与皮纹长轴方向一致，舌质边红，苔薄黄，脉浮滑。中医诊断为风热疮。证属风盛血热证。方用凉血消风汤加祛湿止痒药：生地、当归、荆芥、苦参、白鲜皮、知母、白蒺藜、牡丹皮、陈皮、茯苓皮各 10g，生石膏 15g，蝉蜕、蛇蜕、甘草各 6g。每日 1 剂，水煎服，分 2 次服。服上方 7 剂后，红疹颜色变淡，疼痛减轻，无新发皮疹。继服原方加减 7 剂后，皮损消退，患者痊愈。

5. 寻常性银屑病

寻常性银屑病中医称之为"白疕"。按临床表现病程可分为进行期、静止期及恢复期。进行期皮损较红，新疹不断出现，炎症浸润明显，鳞屑增厚，瘙痒较重。多为风热之邪侵袭，致毛窍闭塞不通，气血运行不畅，阻于肌表而生。中医治疗以凉血祛风为法，方选凉血消风汤。伴有血瘀症状者，酌加红花、凌霄花、玫瑰花、鸡冠花等以活血化瘀；热象较重者，酌加板蓝根、茜草根、白茅根、紫草根等以清热凉血；伴有血虚证者，酌加女贞子、旱莲草、何首乌、熟地黄等以养血润燥；伴有湿象者，酌加土茯苓、泽泻、茵陈等以利湿。

【典型病例】患者，女，28 岁。2004 年 3 月初诊。全身起红斑，伴脱屑，瘙痒1个月余。患者1个月来,从四肢开始起红疹,渐扩大成点滴状红斑,上覆厚鳞屑,蔓延至躯干。瘙痒时轻时重。曾自服消炎药,未见好转。专科情况:躯干、四肢散在钱币大小红斑,上覆白色鳞屑,部分融合成片。钝刮试验(+)。舌质红,苔薄白,脉弦数。中医诊断:白疕。考虑患者禀赋不耐,易生风生燥,风盛则肌肤作痒,经气不利,肌肤失养则起鳞屑;日久郁而血热,发为红斑;舌红,脉弦数为一派风热之象。证属血热证。治以凉血清热,祛风止痒为法。方用凉血消风汤:生地、当归、荆芥、苦参、白蒺藜、知母、板蓝根、茜草根、紫草根各10g,生石膏15g,蝉蜕、甘草各6g。服上方2周后,红斑颜色变浅,未有新发皮损,瘙痒减轻。继服原方加减28天后痊愈,留下色沉。随访1年未复发。

【按语】所述5例患者,除玫瑰糠疹外均为临床常见却较难根治,易反复发作的皮肤疾病。病程长,瘙痒剧烈,迁延难愈。以上疾病,风邪是主要致病因素,"风为百病之长",易夹热,夹燥。患者禀赋不耐,易感风邪,"风盛则痒""风性善行数变",故瘙痒时轻时重,发无定处。"风为阳邪",侵入体内致血热,血热则发斑,发红。风热客于腠理,肌肤失养则发为鳞屑。治疗宜以凉血祛风为主。用凉血消风散以凉血清热,消风止痒。中医认为"痒自风来,止痒必疏风",而"治风先治血,血行风自灭"。治疗各类风证,风药之中常配以凉血活血药,从而加强风药的祛风作用。凉血消风汤,即在荆芥、蝉蜕、白蒺藜、苦参之中配以生地、当归凉血活血,相辅相成,刚柔并济。适用于由血热生风,风燥引起的病证。在治疗不同疾病时,根据患者具体症状,随症加减。如治疗瘙痒性疾病荨麻疹、皮肤瘙痒症、湿疹时,可加地肤子、白鲜皮等增强止痒的功效;瘙痒剧烈,可加蜈蚣、乌梢蛇、蚯蚓等虫类药,透皮里膜外之邪,搜风止痒。瘙痒性疾病和红斑鳞屑性皮肤病病程日久,"久病则瘀",酌加牡丹皮、赤芍、红花等活血化瘀之药,可促进药物到达经络,发挥药效。"久病则虚",酌加何首乌、阿胶、熟地黄、女贞子等滋补阴血之药,可养血润燥,祛邪不伤正。杨志波教授将此方用于临床多年,疗效颇良,值得临床研究推广应用。

(刘翔,匡琳,李小莎)

五、杨志波教授论治慢性前列腺炎经验

杨志波教授从医三十载,学验俱丰,治学严谨,擅治外科疾病,尤擅治前列腺疾病,现将其治疗慢性前列腺炎(Chronic Prostatitis,CP)的主要经验

介绍如下。

1. 病因病机

慢性前列腺炎是青壮年男性的常见病、多发病，是以排尿刺激症状和膀胱生殖区疼痛为主要表现的临床综合征。其致病因素和发病机制较为复杂，目前研究认为与病原微生物感染、尿液反流、神经及免疫系统功能异常、电解质部分紊乱等有关。由于前列腺胞膜的屏障作用，药物不易渗透至前列腺上皮的脂质膜，使得药物到达前列腺组织中的浓度较低，难以达到治疗目的。故本病病情复杂，反复迁延，缠绵难愈。慢性前列腺炎属中医"劳淋""白浊""白淫精浊"等。《素问·至真要大论》指出："诸淋反戾，水液混浊，皆属于热。"巢元方《诸病源候论》曰："诸淋者，由肾虚而膀胱热故也，肾虚，便数，膀胱热则水下涩，数而且涩则淋漓不宣。"《景岳全书·淋浊》认为："移热膀胱，则溺孔涩痛，清浊并至，此皆白浊之因热证也。"

杨志波教授认为慢性前列腺炎病理本质是本虚标实，本虚主要体现在脾肾两脏，标实主要体现在湿热下注，气滞血瘀，其中湿热下注始终贯穿疾病全过程。慢性前列腺炎的诊断是建立在细胞学、组织学、免疫学等西医学微观研究基础上，而中医辨证所采用的观察方法尚难以对这些微观病理变化做出确切诊断，不能达到临床证候和微观病理变化同步改善。因此，杨志波教授临证坚持宏观辨证与微观辨证相结合，既以证候、舌脉等作为辨证的主要依据，又重视前列腺液镜检、肛门指诊，扩大了辨证论治的内涵和外延。如指诊前列腺饱满，按摩前列腺液易出者多为湿热蕴结；而指诊前列腺平软，触痛不明显，按摩前列腺液难出者多从肾虚论治；前列腺质韧或有结节，多兼瘀血痰浊。镜检白细胞满视野者多为湿热蕴结；前列腺液稀薄如水，镜检白细胞不多而卵磷脂小体明显减少者多为中气不足或肾元虚损。四诊合参，结合肛诊，扩大望诊、触诊的内容，提高了辨证论治的精度和广度，取得了较为显著的临床疗效。

2. 辨证论治

杨志波教授临床多以自拟黄白液加减化裁，对于湿热下注为主证的早期患者以黄白液加减，方中萆薢，苦，微寒，利湿去浊，祛风除湿为君；黄柏、败酱草、野菊花、清热解毒利湿为臣；泽泻、茯苓、丹参、赤芍、连翘，健脾利湿，活血祛瘀为佐；使以牛膝引药下行；甘草调和诸药。病程中期湿热兼瘀者多在黄白液中重用治淋圣药牛膝至30g，以活血祛瘀，通淋涩；若兼少腹痛、睾丸坠胀、痛引精索者，多加荔枝核、橘核理气散结；痛甚者加延胡索、川楝子行气止痛。对病程长，疗效不理想者，在黄白液的基础上重用小茴和合欢皮以宁心定志，疏肝解郁，同时加以心理疏导；久病迁延虚象明显，以脾肾两虚为主者，以无比山药丸加减。杨志波教授还十分重视给药途径，除了口服汤药外，常以金黄散或黄白液制成汤药灌肠，效果十分理想。

【典型病例】张某，男，40岁。腰膝酸软1年，加重7天。伴见身重，排尿无力，尿后余沥不尽，夜尿频繁，舌质红，苔黄腻，脉滑。前列腺液常规：卵磷脂小体（＋＋），白细胞（＋＋＋＋）。辨证为湿热下注。治以清热利湿解毒，方以黄白液加味：萆薢18g，黄柏10g，川牛膝30g，黄柏、败酱草、野菊各15g，泽泻、茯苓、丹参、赤芍、连翘各10g。4剂，水煎服，每日1剂，早晚分服。

六、杨志波教授运用活血化瘀法治疗黄褐斑经验

导师杨志波教授治疗黄褐斑颇有独到见解，强调"无瘀不成斑，有斑必有瘀"，运用活血化瘀法治疗黄褐斑疗效显著，现介绍如下。

1. 病因病机

《诸病源候论》云："面黑墨暗者，或脏腑有痰饮，或皮肤受风邪，皆气血失调，致生黑暗，素体禀赋不足，或劳心过度，房事频繁，或久病伤阴，致阴精亏虚，肝肾不足，头面失荣，或阴不制阳，虚火上炎，熏灼面部。"黄褐斑多因脾虚失健，不能化生精微，气血两亏，肌肤失养，湿热熏蒸而成；或肾水不足，不能制火，以致水火不济，虚火上炎，虚热内蕴，郁结不散，阻于皮肤所致；或肝郁气滞，情志不畅，气郁化热，血瘀于面，灼伤阴血，以致颜面气血失调，不能养肤。

2. 辨证论治

（1）肝肾不足证

面部色斑，斑色黄暗；头目晕眩，腰膝酸软，月经量少，月经先期，手足心热，虚烦不得眠，目涩便干；舌红，苔薄白，脉细弦。肝肾阴血不足，肾阴亏损，阴精亏虚，肌肤失养，不能上荣于面部，故面部色斑黄暗。头目眩晕，腰膝酸软，为肾虚阴亏，清窍失养，肾腑失济之征。阴虚而生内热，虚火内治，故见手足心热，虚烦不得眠，目涩便干。舌红，苔薄白，脉细弦为阴虚所致。治宜滋阴补肾，调和气血。方以六味地黄丸加减：益母草15g，当归10g，丹参15g，熟地20g，山药20g，山茱萸15g，泽泻10g，茯苓15g，丹皮15g，女贞子15g，白芍10g。方中以熟地、女贞子滋养肾阴、填精补髓

为主；山茱萸养肝肾而益精固肾，收敛虚火；山药补脾而摄精微，使脾气健运而肾经由源；益母草、当归、丹参养血活血消斑；白芍疏肝敛肝；泽泻通利水道，以防熟地滋腻；丹皮清泻虚火，以助山茱萸之功；茯苓渗湿健脾，以强山药之用。肾阳虚重加菟丝子、淫羊藿，以补阳壮肾。

（2）肝郁气滞证

面部色斑，时深时淡，每随经临而加重；伴性情急躁，心烦不舒，喜叹息，舌红，苔薄，脉弦。肝气不畅，情志不遂，疏泻失调，故性情急躁，心烦不舒；气血相悖，气血不能上荣于面而生斑。治宜疏肝理气，调和气血。方用逍遥散合桃红四物汤加减：益母草30g，柴胡9g，当归10g，白芍10g，栀子9g，香附9g，生地10g，丹皮6g，丹参20g，红花9g，川芎9g，甘草6g。益母草活血化瘀，祛瘀生新；川芎、红花、丹参活血化瘀行气；当归、白芍柔肝养血补血；柴胡、香附疏肝理气；生地、栀子、丹皮清热凉血，活血散瘀；甘草益气健脾、调和气血。

（3）脾虚湿热证

面部色斑，苍暗不泽，脘腹胀痛，神疲乏力，四肢困重，便秘溲赤，舌淡，苔薄，脉濡数。脾为后天之本，主运化，若饮食不节或忧思过虑伤脾，脾气不足，运化失调，则脘腹胀痛，神疲乏力，四肢困重；脾气不运，湿热内蕴，故便秘溲赤；脾失运化，水湿内蕴，以致气血不荣于面而水湿之气上犯于面，故黄褐斑生成。治宜清热化湿，健脾益气。方用除湿胃苓汤加减：党参10g，黄芪10g，白术10g，山药10g，黄柏10g，黄芩10g，茯苓15g，泽泻10g，薏苡仁25g，当归10g，川芎12g。方中以党参补血健脾；当归、川芎活血化瘀；黄芪、白术、山药补脾胃之气；黄柏、黄芩清热利湿；茯苓、薏苡仁利水渗湿健脾；泽泻利水渗湿。皮损久不能消退加红花、益母草、丹参。

（4）气血亏虚证

斑色浅褐，晦暗无光泽，肤色苍白，伴有头晕目眩，倦怠乏力，唇爪苍白无华，月经量少或闭经，舌淡，苔薄白，脉细弱。久病不愈，耗伤气血，或脾胃虚弱，不能健运水谷，生化气血，以致气血两虚。气虚则清阳不展，血虚则脑失所养，故有头目眩晕，倦怠乏力，唇爪苍白无力；气血日久亏虚，不能上荣于面，故渐生黄褐斑。治宜益气养血，活血化瘀。方用桃仁四物汤合归脾汤加减：益母草30g，红花6g，桃仁6g，川芎10g，黄芪10g，当归10g，党参10g，白术10g，茯神15g，甘草6g。益母草、桃仁、红花以活血祛瘀为主；当归助活血之力而补血；党参、白术、茯神健脾安神；川芎活血行气；黄芪益气生血；甘草调和气血。气虚湿盛，加泽泻、炒白扁豆；气虚及阳兼见畏寒肢冷等阳虚证，加桂枝、干姜等。

【典型病例】患者，女，40 岁，2012 年 5 月 18 日诊。2 年前不明原因双颧部出现小片淡褐斑，未治疗，现左侧色斑较右侧色淡，边界不清、时深时淡，每随经临而加重。性情急躁，心烦不舒，喜叹息，舌红，苔薄，脉弦。诊断为黄褐斑，属肝郁气滞证，治宜疏肝理气，调和气血。方用：益母草 30g，柴胡 9g，当归 10g，白芍 10g，栀子 9g，香附 9g，生地 10g，丹皮 6g，丹参 20g，红花 9g，川芎 9g，甘草 6g。30 剂，水煎，每日 1 剂，分 2 次服。二诊：色斑减轻，颜色变淡，少寐多梦，舌淡红，苔薄白，脉弦。原方加酸枣仁 20g，继服 30 剂。三诊：左侧色斑基本减退，右侧变淡，面黄不华，舌淡红，苔薄白，脉细。原方去栀子加黄芪 20g，继服 30 剂，以巩固疗效。

【讨论】黄褐斑病因病机属气血瘀滞，不能上荣于面。治疗主要采用活血化瘀，同时兼以疏肝理气、益气养血健脾、滋阴补肾等。研究发现，黄褐斑患者硫氢基（SH）水平升高，而活血化瘀类中药能降低 SH，改善内分泌。同时，活血化瘀药能降低血液黏稠度，促进血液循环，改善微循环。研究表明，活血化瘀类中药中益母草能改善子宫、卵巢血液循环，调节性激素，促进性激素的分泌水平。当归、川芎能减少皮肤色素沉着。因此，中药治疗黄褐斑有较好效果。

（徐庆）

七、杨志波教授分期辨治黄褐斑

黄褐斑是临床上一种常见的色素障碍性疾病，多见于女性，好发于面部，临床表现为黄色或深褐色斑片，边缘清楚，无鳞屑，亦无自觉症状。临床上易诊难治，是皮肤科的难题，影响美观，对患者心理和社会交往有较大影响，降低患者的生活质量。杨志波教授临床上灵活运用中医中药分三期辨治黄褐斑，并予自制桃花膏治疗，简单、有效、安全，临床上收效颇丰。导师杨志波教授系湖南中医药大学教授，博士研究生导师，师从我国著名中医外科专家欧阳恒教授，从医三十余载，临床经验丰富，治学严谨，擅治各类皮肤疾病，对顽固的皮肤病颇有独到见解，现整理其治疗黄褐斑的经验及思路，以供临床借鉴。

1. 病因病机

中医认为黄褐斑的形成与肝、脾、肾三脏功能失调关系密切，气血不能上荣于面为主要病机，证多虚实夹杂，但血虚、血瘀是其总的病机。临床上情志不畅，导致肝郁气滞，气郁化热，熏蒸于面，灼伤阴血而生；或冲任失调，肝肾不足，水火不济，虚火上炎所致；或慢性疾病，营卫失和，气血运行不畅，气滞血瘀，面失所养而成；或饮食不节，忧思过度，损伤脾胃，脾失健运，湿热内生，熏蒸而致病。因此许多中医专家认为脏腑不和、情志、气血、女子冲任失调是产生黄褐斑的根本原因。隋·巢元方《诸病源候论·卷三十九·面黑皯候》谓："面黑皯者，或脏腑有痰饮，或皮肤受风邪，皆令血气不调，致生黑皯，五脏六腑、十二经血，皆上于面，夫血之行，俱荣表里，人或痰饮渍脏，或腠理受风，致血气不和，或涩或浊，不能荣于皮肤，故变生黑皯。"明《外科正宗》对此有明确论述："黧黑斑者，水亏不能制火，血弱不能华肉，以致火燥结成斑黑，色枯不泽。"又如《灵枢·经脉》言："不流则毛色不泽，故其面黑如漆柴者。"

2. 三期分治

黄褐斑发展缓慢，病程较长，具有顽固和复发的特点，临床上治疗周期较长。近代医家多认为其与肝、脾、肾三脏功能失调，血瘀，气血亏虚，情志失调有关，治疗多从肝、脾、肾三脏着手，采用疏肝解脾、健脾益气、调补肝脾、养血和血法。临床常用逍遥散、柴胡疏肝散、桃红四物汤、知柏地黄汤等加减治疗。杨志波教授将黄褐斑的治疗分为初、中、后三期辨治，灵活运用中医基础理论，结合临床经验，化裁中药经方治疗各证型黄褐斑，临床上常能收到满意的疗效。

（1）初期

多表现为肝郁气滞，临床表现为面部斑色时深时淡，每随经临而加重，弥漫分布，伴有烦躁不安，胸胁胀满，经前乳房胀痛，月经不调，口苦咽干，舌红，苔薄，脉弦细。多数患者因工作、生活等压力较大，造成心情抑郁或者焦虑紧张，导致肝气郁结，肝失疏泄条达，气机阻滞，气血不能上荣于面，而致面部皮肤颜色晦暗，积为暗斑。此期重在疏肝理气，条达气机，调和气血。处方：柴胡6g，香附9g，川芎9g，佛手10g，益母草30g，当归10g，白芍10g，栀子9g，生地黄10g，牡丹皮6g，丹参20g，红花9g，甘草5g。脘闷不适者加厚朴、陈皮等。

（2）中期

多气滞血瘀，临床上表现为斑色灰褐或黑褐。伴有慢性肝病，或女性多见痛经、闭经。或经色紫黑有块，崩漏，舌暗红有瘀斑，脉象细涩或结代。还可能伴肌肤干燥或肌肤甲错等。气机瘀阻，血行不畅，气不行血，导致气血瘀滞，血不上荣，肌肤失养，面色暗淡。治法：理气活血调经，化瘀消斑。处方：桃花膏烊化冲服。本膏方为导师经多年潜心研究并结合大量的临床实践总结出的经验方，具有活血化瘀调经，祛斑养颜除皱之功效。方药：桃仁6g，桃花3g，红花3g，枸杞子15g，玫瑰花3g，月季花6g，冬瓜子15g，白芍10g，薏苡仁15g，橘络3g，白茯苓15g，当归10g，桑白皮15g，白鲜皮12g，泽泻10g，益母草15g。以气滞血瘀为病因病机辨证施治，达到活血化瘀，兼以疏肝健脾、调经益肾、除皱祛斑之功。另外，方中花类药物居多，取其轻扬升散，易达病灶之功效。

（3）后期

多为肝肾不足，表现为斑色褐黑，面色晦暗，伴头晕耳鸣，腰膝酸软，失眠健忘，五心烦热，舌红少苔，脉细。久病肝肾亏虚，肾精不足，肝肾阴血乏源，上不荣肤，导致面色晦暗，斑色褐黑。治法：补益肝肾，滋阴活血。方药：熟地黄20g，山药20g，山茱萸15g，泽泻10g，茯苓15g，牡丹皮15g，女贞子15g，白芍10g，益母草15g，当归10g，桃仁6g，红花3g，丹参15g。失眠多梦加酸枣仁、制远志、百合、何首乌等。

杨志波教授强调活血化瘀应贯穿黄褐斑三期分治的整个过程，认为"无瘀不成斑，有斑必有瘀"。另外，治疗药物中多选用花类药物，取其"轻清宣畅，善走上焦"的特点，引药上行，易达头面，增强疗效。

【典型病例】患者，女，40岁。2013年10月20日初诊。主诉：颜面褐色斑3年。现病史：患者平素性情急躁易怒、容易生气，3年前妊娠时开始面部起褐斑，生育后稍有减轻，但未全部消退。近1年来因生活、工作压力增大，面部斑块明显加重，伴月经前双乳胀痛，月经色暗，血块多，睡眠较差，饮食尚可，二便调。舌质暗有瘀斑，苔薄黄，脉弦细。辨证为肝郁气滞血瘀，治以疏肝理气，活血化瘀。方药：柴胡6g，香附9g，川芎9g，佛手10g，郁金6g，益母草30g，当归10g，白芍10g，栀子9g，生地黄10g，牡丹皮6g，丹参20g，红花9g，合欢花6g，甘草5g，水煎服，1剂/天，早晚饭后分服，连服30剂。2014年1月22日二诊：诉面部褐斑稍有减轻，仍伴月经色暗，血块多，痛经，睡眠尚可，二便可。舌暗红，苔薄黄，脉弦细。辨证为气滞血瘀，予桃花膏内服，活血化瘀调经，祛斑养颜除皱。桃花膏烊化冲服，每次20g，2次/天，连服1个月。2014年2月27日三诊：面部褐斑颜色较前明显变淡，肤色转亮，范围缩小大部分，月经色红，但月经量较前少，痛经减轻，稍觉腰酸，睡眠欠佳，纳尚可，小便较多，大便可。辨证为后期肝肾不足，处方：熟地黄20g，山药20g，山茱萸15g，泽泻10g，茯苓15g，牡丹皮15g，女贞子15g，白芍10g，益母草15g，当归10g，桃仁6g，红花3g，丹参15g，酸枣仁10g，合欢皮10g，水煎服，1剂/天，早晚饭后分服，连服30剂巩固治疗。

【按语】《医宗金鉴》指出："黧黑皯暗原于忧思抑郁，血弱不华，火燥结滞而生于面上，妇女多有之。"患者平素性情急躁易怒、易生气，造成肝气郁结，不得疏泄，气机升降失调，故而为病，方中予柴胡、香附、川芎、佛手、郁金行气解郁；舌暗，有瘀斑，月经色暗，块多，予益母草、当归、白芍、丹参、红花活血调经止痛；夜寐较差，予合欢花解郁安神。二诊：面部褐斑改善，仍伴月经色暗，血块多，痛经，为血瘀阻络，予导师经验方桃花膏活血化瘀调经，祛斑养颜除皱，膏方药效缓和持久，可有效改善患者褐斑及月经不调。三诊：面部褐斑明显改善，肤色转亮，但偶觉腰酸，睡眠欠佳，遂改膏方，予补肾之方继续调理巩固，方中熟地黄、山药、山茱萸、泽泻、茯苓、牡丹皮为六味地黄丸，滋阴补肾；久病必瘀，女子月经情况在疾病判断中有举足轻重之作用，予女贞子、白芍、益母草、当归、桃仁、红花、丹参活血调经，另继续予酸枣仁、合欢皮解郁安神。

【结语】黄褐斑是皮肤科疑难病症之一，由于有碍美观，常给患者带来烦恼，甚至造成严重思想负担，影响身心健康。导师对黄褐斑有独到的见解，强调"无瘀不成斑，有斑必有瘀"，活血化瘀法应贯穿黄褐斑治疗的始终，并对不同证型黄褐斑辨证施治。导师擅于运用花类药物治疗面部疾病，认为花类轻扬上浮，易达病位，面皮干黑，多用桃花、红花、玫瑰花、月季花、鸡冠花、梨花、辛夷花等。女性黄褐斑多与情志及月经相关，诊病时详细询问患者月经、性格、脾气等情况，并酌情加入益母草、桃仁、当归、白芍、柴胡等活血调经疏肝之品。肺主皮毛，对发于皮肤的疾病常考虑肺失宣发、肃降之功，可于方中加入桑白皮、冬瓜子等宣肺润肺之药，宣畅气机。女性黄褐斑日久多瘀多虚，郁而化热，虚火上炎，可于活血化瘀中加少许桑白皮、泽泻清泻虚火。现代药理研究证实，膏方中药物对黄褐斑等色素性皮肤病有较好作用。桃花，含有山萘酚、优质蛋白质、锌等，这些物质扩张血管，促进皮肤营养和氧供给，可加快人体衰老的脂褐质素排泄，有效预防黄褐斑、雀斑、黑斑。红花具有免疫增强作用，在红花对小鼠免疫功能影响的实验中，红花可增强小鼠在各种不利环境中的生存能力并显著抑制中老龄大鼠体内过氧化脂质（LPO）生成，表明红花具有抗衰老作用。

（胡银瑶）

八、杨志波教授应用桃红四物汤治疗皮肤病验案三则

桃红四物汤源自于清·吴谦的《医宗金鉴》，为活血化瘀方中的经典方剂，方由四物汤加桃仁、红花而成，功效为养血活血，以祛瘀为核心，辅以养血、行气。方中以强劲的破血之品桃仁、红花为主，力主活血化瘀；以甘温之熟地、当归滋阴补肝、养血；配以芍药养血和营，以增补血之力；川芎活血行气，调畅气血，以助活血之功。全方配伍严谨，使瘀血祛、新血生、气机畅，化瘀以生新是该方的显著特点。

杨志波教授临诊注重"斑疹病久当理血"，临床擅于运用桃红四物汤加减治疗皮肤病，疗效颇佳，举验案三则介绍如下。

1. 黄褐斑

黄褐斑，又称"肝斑"，多表现为对称分布于颜面部局限性黄褐色或淡褐色皮肤色素沉着斑，男女均可发病，以中青年女性多见。西医通常口服维生素 C 或局部外用脱色剂治疗，疗程较长且疗效欠佳。《叶氏医案存真》云："斑疹久发，频发之恙，必伤及络，络乃聚血之所，久病必瘀闭。"久发之斑疹当治以养血活血、祛瘀消斑之法，方选桃红四物汤随症加减。

【典型病例】熊某，女，45 岁，2012 年 6 月 12 日初诊。主诉：双面颊褐色斑片 4 年。患者诉 4 年前左侧面部出现蚕豆大小浅褐色斑片，后右面颊对称部位亦出现类似斑片，近几年来斑片面积逐渐增大，多在日晒后、经前期颜色加深，曾予维生素 C、谷胱甘肽内服，氢醌霜外用未见明显改善。现双侧面颊部可见褐色斑片，伴有月经不调，经色较暗，经前斑色加深，易心烦发怒。舌暗红，少苔，脉弦涩。中医诊断：黄褐斑。辨证为瘀血阻滞证，拟方桃红四物汤加减。处方：桃仁 6g，红花 6g，桑叶 6g，玫瑰花 3g，杭菊花 3g，白芍 6g，白鲜皮 15g，白术 10g，柴胡 6g，生地黄 15g，川芎 10g，当归尾 10g，甘草 5g。每日 1 剂，水煎服。连服 30 剂后复诊，患者斑片面积缩小，颜色变浅，得到较明显改善，月经亦有所改善。

【按语】中医认为黄褐斑与情志、饮食、经血不调等有关。本例患者易心

烦发怒，肝火旺盛，热盛灼伤阴液，血属阴，阴伤使气血运行不畅，血液瘀滞，肌肤失养，因而见面部色斑。女子以血为先天，易引起月经失调，瘀血阻滞，因此运用桃红四物汤加减活血化瘀，养血调经，瘀血去，新血生，气机畅。方中桃仁、红花活血化瘀；归尾活血养血；川芎活血行气；生地凉血养阴；柴胡行肝经逆结之气；桑叶、菊花、玫瑰花、红花均为清扬之品，易引药上行；白芍、白鲜皮、白术取之色白治色斑，其中蕴含"以色治色"之大法；甘草调和诸药。

2. 肺风粉刺

肺风粉刺相当于西医的"痤疮"，是一种发病于毛囊皮脂腺的慢性炎症性皮肤病，以皮肤出现散在性粉刺、丘疹、脓疱、结节、囊肿及瘢痕等损害，且常伴皮脂溢出为临床特征。本病多发生于青春期男女。西医予以抗生素、维A酸类药物治疗，疗效一般，易反复发作。

【典型病例】黄某，女，22岁，2014年6月17日初诊。主诉：颜面部红斑丘疹8年。患者诉自青春期开始面部起红斑、丘疹，当时并未系统治疗，每食辛辣、油炸之品后加重，曾口服四环素类抗生素、维A酸类药物治疗，能缓解，但仍有反复发作。现症见面部皮损以结节、囊肿为主，可伴有粉刺、丘疹、脓疱、瘢痕等多形损害。素来喜食肥甘厚味之品，睡眠尚可，大便干，小便尚可，舌暗红、苔薄黄，脉滑。中医诊断：肺风粉刺。证属痰瘀互结证，拟方桃红四物汤加减。处方：桃仁6g，红花3g，槐花3g，生地黄15g，赤芍10g，黄芩10g，夏枯草15g，栀仁10g，连翘15g，桑白皮10g，枇杷叶10g，陈皮6g，茯苓15g，甘草6g。每日1剂，水煎服，连服14剂，同时配合红蓝光照射，每周3次。守上方加赤小豆15g、薏苡仁25g、山药15g，水煎服，每日1剂，兼以中药石膏倒膜，每周2次，连续14天后，皮损未见新发，原有皮疹得到改善。

【按语】中医认为肺风粉刺总由内热炽盛，外受风邪所致。杨志波教授认为风邪袭表，肺先受之，肺经感受风邪，加之内热炽盛，致肺热熏蒸，蕴阻肌肤。过食辛辣、油腻之品，生湿生热，结于肠腑，不能下达，反蒸于上；湿热内阻于脾，易致脾虚，脾虚酿生痰，郁而化热，阻滞经络，气血运行不畅而成瘀，痰瘀互结，凝滞肌肤所致。方中桃仁、红花活血化瘀；槐花、生地、赤芍凉血活血；夏枯草、栀仁、连翘清热散结；桑白皮、枇杷叶清肺热；陈皮、茯苓、黄芩健脾燥湿；甘草调和诸药。处方严谨，肺脾同治。

3. 蛇皮癣

蛇皮癣相当于西医的寻常性鱼鳞病，是一组以皮肤干燥并伴有片状鱼鳞样固着性鳞屑为特征的遗传性慢性角化异常的皮肤病。本病是一种先天性角化病，出生时或出生后不久即发病，随年龄的增长而皮疹加剧，到青春期最显著，以后可减轻或停止发展。皮疹常冬重夏轻。

【典型】喻某，男，24岁，2014年11月15日初诊。主诉：双下肢脱屑24年。患者诉自出生便出现双下肢鱼鳞样脱屑，试图使用多种润肤剂，均未见明显改善。现症见双下肢皮肤细碎的糠秕样鳞屑，尤以胫前为重，伴有皮肤干燥。舌质暗，边有瘀斑，苔薄，脉弦。辨证为血虚夹瘀。拟方桃红四物汤加减。处方：桃仁6g，红花3g，当归10g，生地黄15g，赤芍10g，丹参10g，鸡血藤10g，山药15g，薏苡仁25g，山茱萸10g，茯苓15g，大枣10g，甘草6g。每日1剂，水煎服。服药30剂后，患者皮损脱屑减少，舌质暗，边有瘀斑，苔薄，脉弦。守上方加黄芪20g。服药20剂后，患者皮损明显改善。

【按语】中医认为本病的发生总由先天禀赋不足，后天脾胃失养，营血不足，以致血虚，肌肤失于濡养而成肌肤甲错。杨志波教授因此认为该患者治疗的关键在于血分，故而用桃红四物汤养血活血、去瘀润燥，温经通络，使瘀血化，经络通，肌肤得荣，从而达到治疗目的。桃红四物汤加丹参、鸡血藤活血化瘀，养血合营；黄芪、山药、山茱萸补脾益肾，补益先天之肾气与后天之脾气；黄芪与当归配伍寓意补气以生血，脉管得以充盈；配以茯苓、薏苡仁淡渗以利水，滋补而不腻。诸药合用，气血得以调和，肌肤得以濡养，恢复正常，症状得到改善。

以上病例虽属不同病种，临床上虽易诊却难治，但中医皆辨证为血瘀证，杨志波教授灵活运用桃红四物汤，并根据兼症进行加减，如易心烦发怒者酌加柴胡、白芍；失眠多梦者酌加酸枣仁、远志；月经不调者酌加茜草、香附。根据病位辨证，适当增加引经药，如在面部者酌加花类、叶类等；在四肢者酌加桂枝、牛膝等直达病灶，加快疾病的恢复。根据脏腑辨证，如在肺者酌加桑白皮、枇杷叶、桑叶等；在脾胃者酌加怀山、茯苓；在肾者酌加生地、泽泻等。杨志波教授对色素性皮肤病、皮肤附属器官疾病、红斑鳞屑性皮肤病同用桃红四物汤，属异病同治，因辨证准确，选方遣药恰当，故能取得较好的治疗效果。

（唐祯）

九、杨志波教授治疗玫瑰痤疮经验

杨志波教授是博士生导师、全国名老中医学术继承人，临床工作 30 余年，对玫瑰痤疮诊疗经验丰富，疗效显著。余有幸侍诊，受益颇多，现将恩师之诊疗经验介绍如下。

1. 病因病机

玫瑰痤疮是一种发生在颜面中部，以皮肤潮红、毛细血管扩张、丘疹、脓疱为主要表现的慢性皮肤病，常并发痤疮及脂溢性皮炎，本病大多发生于中年女性，但病情严重者常为男性。本病属于中医学"酒渣鼻"范畴。

玫瑰痤疮的发病主要与肝、肺、脾、胃、心的失调及瘀血为患有关，《诸病源候论》记载："此由饮酒，热势冲面，而遇风冷之气相搏所生，故令鼻面生齇，赤疱匝匝然也。"《景岳全书》云："肺经素多风热，色为红黑，而生皶疙者，亦有之。"《素问·生气通天论篇》曰"劳汗当风，寒薄为。"《素问·刺热论》云："脾热病者，鼻先赤。"《外科大成》曰："酒齇鼻者，先由肺经血热内蒸，次遇风寒外束，血瘀凝结而成。"《灵枢·热病》言："苛轸鼻，索皮于肺，不得索之火，火者心也。"

①初发期，肺经外感风热邪毒，致肺经热盛，则肺克肝而肝气耗，肝失疏泄，推动无力，无法调畅一身气机，不能将精微物质布散肌肤，使肌肤失于濡养，故发为病；或由于情志不畅，肝郁化火，肝侮肺，致肺气升降失职，毛孔开合失度，邪气浸淫皮肤，致面部出现皮损。②中期，玫瑰痤疮病变皮损多为皮肤出现红色丘疹、脓疱，《素问·至真要大论》："诸热瞀瘛，皆属于火……诸湿肿满，皆属于脾。"脾气主升，胃气主降，若脾胃气机升降失职，运化失司，则水湿内停聚而成痰，或恣食肥甘厚腻，湿浊内生，后又外合风热邪毒化腐成脓。③后期，病久入络，络气虚而不能推动血行，血行不畅化而为瘀，而郁、痰、瘀互结久之生毒邪，败坏组织形体，故终成鼻赘。

2. 辨证分型论治

玫瑰痤疮临床主要可以分为以下 4 型。

（1）红斑毛细血管扩张型（肺经风热证）

临床表现为鼻部及双面颊部出现油腻发亮，红斑时隐时现或持久不退，伴有或不伴有毛细血管扩张。

风为百病之长，易合邪为害，而肺为娇脏，易被邪侵，又因肺朝百脉，主治节，在体合皮，其华在皮毛，故肺感风邪，夹杂热邪，则影响肺气调节全身的气机及血液的运行，故肺气失于敷布与调节，临床症见颜面皮肤无光泽、干燥，面、眼潮红，红斑，毛细血管扩张，自觉灼热瘙痒。伴口干、便干，舌质红，苔薄黄，脉数。

方选克玫Ⅱ号：枇杷叶10g，桑白皮10g，栀仁10g，白花蛇舌草15g，赤芍10g，生地15g，泽泻10g，银花15g，黄芩10g，甘草6g。方中枇杷叶味苦，性微寒，归肺、胃经，清肺降逆；桑白皮味甘，性寒，归肺经，泻肺平喘，利水消肿；黄芩清肺泻火；栀仁味苦，性寒，入心、肝、肺、胃经，清热泻火凉血；白花蛇舌草味苦、淡，性寒，归肺、胃、肝、胆经，清热解毒，消痈散结，利尿除湿；银花清热解毒。诸药合用，疏风清热，解毒宣肺，主上焦风热之证。

（2）丘疹脓疱型（脾胃湿热证）

临床表现为在红斑的皮损区出现扩张的毛细血管，毛囊孔扩大，可经常出现针头至高粱粒大小样的红色丘疹或脓疱。

因皮损主要聚集于鼻旁、口周等纵向部位，故从脾胃论治。饮食不节损伤脾胃，脾胃升降气机失司，聚而生痰，而又恣食肥甘厚腻辛辣之品，可助湿化热，使湿热互结，熏蒸头面，致皮脂分泌过旺，皮肤油腻，复感毒邪，阻塞毛孔，使气机壅滞，外发肌肤而生脓疱等。临床症见面、鼻在红斑的基础上出现丘疹、脓疱，毛细血管扩张明显，自觉灼热瘙痒、疼痛，伴口臭口干，便溏腹胀，舌质红，苔黄腻，脉滑数。

方选克玫Ⅲ号：黄连3g，黄柏15g，黄芩10g，蒲公英10g、栀子10g，苍术6g、赤芍10g，泽泻10g，甘草3g。方中黄柏味苦，性寒，归肾、膀胱经，清热燥湿，泻火除蒸，解毒疗疮；黄连、黄芩、栀子清热解毒，利湿泻火；苍术味苦，性温、辛，归脾经，燥湿、化浊、止痛；赤芍、泽泻通瘀利水，使瘀热随水而去。诸药合用，清热解毒，健脾利湿。

（3）鼻赘型（痰瘀互结证）

临床表现为鼻部为主或前额、颊部及耳朵皮肤肥厚，表面出现不规则痛性结节，皮肤纤维化及皮脂腺增生。

此证乃肝郁日久，久病必瘀，形成气滞血瘀，肝郁则乘脾，致脾失健运，聚湿生痰，痰瘀互结而生鼻赘，临床症见鼻头增大，出现紫红色结节，舌暗，苔薄，脉涩。

方选克玫Ⅳ号：桃仁6g，红花3g，赤芍10g，川芎10g，当归10g，浙贝母10g，夏枯草15g，陈皮3g，皂角刺10g，甘草6g。其中桃红四物汤主活血化瘀；夏枯草味辛、苦，性寒，归肝、胆经，清热泻火，明目，散结消肿；皂角刺、浙贝母消痈散结，破瘀消癥。诸药合用，活血化瘀，软坚散结，全方着眼一个"通"字，通则气血行，瘀结散，痰湿消，为治疗此证之根本。

（4）眼型（肝郁血热证）

临床表现为眼睛异物感、烧灼感或刺痛感，干燥，瘙痒，光敏，视物模糊，可以见到巩膜及其他部位毛细血管扩张或眶周水肿。

《素问·至真要大论》云："诸痛痒疮，皆属于心。"心主血脉，推动和调控血液的运行和生成，输送精微物质以营养周身形体官窍，若肝气郁滞，久而化火，则心火亦随之亢盛，使血脉扩张、皮肤发红、眼周干痒及水肿红斑等，肝开窍于目，皮损主要聚集在双颊等横向部位及眼周者，故从肝论治。玫瑰痤疮的发病以及整个病情发展都与肝有很大关系。肝郁气滞，阻碍气机，郁久生热，熏蒸于面则颜面失养，临床症见面、眼潮红，红斑，自觉灼热或干燥，伴烦躁易怒，舌红，苔薄黄，脉弦数。方选克玫Ⅰ号：牡丹皮6g，栀子10g，柴胡6g，当归10g，香附6g，茯苓10g，白芍10g，赤芍10g，合欢皮6g，甘草6g。方中丹皮味苦、辛，性微寒，归心、肝、肾经，清热凉血，活血化瘀，退虚热；柴胡味苦，性微寒，归肝、胆经，和解表里，疏肝升阳；香附疏解肝经郁热；栀子味苦，性寒，归心、肺、三焦经，泻火除烦，清热利湿，凉血解毒；牡丹皮、当归、赤芍凉血活血。诸药合用，共奏疏肝解郁、清热凉血之效。

【典型病例】陈某，男，49岁，2016年4月29日初诊。患者因"颜面皮肤反复出现瘙痒灼热伴潮红、红斑半年"来湖南中医药大学第二附属医院皮肤科就诊。症见鼻尖、面颊部有红斑丘疹，毛细血管扩张，舌暗红，苔薄黄，脉缓。诊断：玫瑰痤疮（红斑毛细血管扩张型）。辨证属肺经风热证。治以疏风清热，解毒宣肺。投克玫Ⅱ号方：枇杷叶10g，桑白皮10g，栀仁10g，白花蛇舌草15g，赤芍10g，生地15g，泽泻10g，银花15g，黄芩10g，夏枯草15g，陈皮6g，丹参10g，甘草6g。7剂，水煎，早晚温服。嘱患者：①忌食牛、羊、狗肉、热带水果等发物，及烧烤、油腻、辛辣等刺激类食物，少食甜食，多食蔬菜。②纠正胃肠障碍，防止便秘。③保持心情愉快。④忌熬夜。⑤注意面部清洁卫生，注意生活环境的气温选择。

5月13日二诊：患者颜面仍感皮肤瘙痒灼热，但较前好转，证见鼻尖、面颊部红斑时隐时现，舌暗红，苔薄黄，脉滑。上方加刺蒺藜8g、连翘15g。7剂，水煎，早晚温服。

6月3日三诊：患者颜面部偶感瘙痒，无灼热感，症见鼻尖红斑时隐时现，面颊部未见红斑及毛细血管扩张，上方加薏苡仁15g、淡竹叶6g。7剂，水煎，早晚温服。随访：患者服药后，颜面部未新发红斑丘疹及毛细血管扩张，临床治愈。

（胡亮晶，黄盼）

附　　录

年　　谱

1956 年 11 月出生于湖南省津市市。

1974 年 6 月～1976 年 7 月津市窑坡公社阳油大队知青队。

1976 年 8 月～1978 年 8 月津市木材公司参加工作。

1978 年 8 月参加全国高考。

1978 年 9 月～1983 年 6 月湖南中医学院中医系（本科）。

1983 年 6 月～1986 年 8 月湖南中医学院第一附属医院中医外科工作。

1986 年 9 月～1989 年 6 月湖南中医学院研究生部（硕士）。

1990 年 9 月～1996 年 12 月湖南中医学院第一附属医院中医外科主治医师、讲师。

1997 年 9 月升中医外科副主任医师。

1997 年 10 月调湖南中医学院第二附属医院皮肤疮疡科工作。

1998 年 9 月任湖南中医学院第二附属医院皮肤疮疡科主任。

1999 年 8 月被聘为中医外科硕士研究生导师。

1999 年 9 月～2000 年 6 月参加了"湖南省中医药跨世纪人才培训班"理论学习。

2000 年 3 月课题《竹黄颗粒剂治疗银屑病的临床与实验研究》获湖南省中医药科学技术进步奖一等奖。

2000 年 5 月课题《竹黄颗粒剂对银屑病胶元细胞增殖和分化影响的实验研究》获湖南省教育厅科技进步二等奖。

2002 年 5 月升中医外科主任医师、教授。

2002 年 9 月任湖南中医学院中医外科学教研室主任。

2002 年 11 月《中医皮肤病学 CIA 课件》获湖南中医学院教学成果二等奖。

2002 年 11 月《中医外科系列教材》获湖南中医学院教学成果三等奖。

2003 年 5 月主编教材《中医疮疡病学》获湖南省中医学院教材优秀奖。

2003 年 5 月副主编教材《中西医结合外科学》获湖南中医学院教材特等奖。

2004 年主编著作《中医诊治要诀－外科诊治要诀》获中华中医药学会科学技术奖优秀奖。

2004 年 10 月当选为中华中医药学会皮肤科分会副主任委员。

2005 年 11 月主编著作《白癜风的诊断与治疗》获中华中医药学会科学技术著作优秀奖。

2006 年 10 月课题《肾着祛斑颗粒剂对黄褐斑及黑素影响的研究》获湖南医学科技奖三等奖。

2007 年 1 月被聘为湖南省中医药科技奖评审专家库专家。

2007 年 3 月被聘为《中国中西医结合皮肤性病学杂志》编委。

2007 年 11 月担任 "2007 年湖南省卫生系列高级专业技术职务职称评审委员会" 委员。

2008 年 4 月当选为湖南省中西医结合学会第五届皮肤性病专业委员会主任委员。

2008 年 5 月当选为湖南省中西医结合学会常务理事。

2008 年 5 月课题《中药 "竹黄颗粒剂 II 号" 治疗银屑病临床与实验研究》获浙江省中医药科学技术创新奖二等奖。

2008 年 10 月当选为湖南省中西医结合学会第一届变态反应专业委员会副主任委员。

2008 年 11 月任国家中药管理局皮肤病理三级实验室主任。

2009 年 8 月被聘为中医外科博士研究生导师。

2009 年 9 月当选为世界中医药学会联合会第一届皮肤科专业委员会副会长。

2009 年 12 月被聘为中国中西医结合学会第五届疡科专业委员会副主任委员。

2010 年 9 月继任中华中医药学会皮肤科分会副主任委员。

2010 年 12 月主持《竹黄颗粒剂治疗银屑病的临床基础研究》获得湖南省科技进步三等奖。

2011 年 2 月被聘为湘潭科林医院名誉院长。

2011 年 4 月被聘为中国中西医结合学会第六届皮肤性病专业委员会委员。

2011 年 9 月被聘为《中医药导报》第二届编辑委员会委员。

2011 年 9 月被聘为湖南保健专家会诊专家。

2011 年 9 月当选湖南省麻风防治协会第三届常务理事。

2011 年 11 月被聘为中国医师协会皮肤科医师分会第三届委员会委员。

2011 年 12 月被聘为《湖南中医药大学学报》第六届编辑委员会委员。

2011 年课题《中药"黄白液"治疗复发性生殖器疱疹的研究》获浙江省中医药科学技术三等奖。

2011 年 12 月获得"郭春园式好医生"荣誉称号。

2012 年 12 月入选长沙市专家人才库。

2013 年 10 月继任湖南省中西医结合学会第六届皮肤性病专业委员会主任委员。

2013 年 10 月当选为中华中医药学会皮肤科分会第三届主任委员。

2015 年湖南省首届"三湘好医生健康卫士"奖。

2015 年 1 月主持《局限性慢性湿疹喷涂治疗技术的研究与应用》课题获湖南省科学技术进步二等奖。

2015 年 10 月获得湖南省政府特殊津贴。

2017 年当选第五届全国名老中医传承指导老师。